实用常见肿瘤诊治学

王 媛等 主编

江西科学技术出版社

江西·平昌

图书在版编目（CIP）数据

实用常见肿瘤诊治学 / 王媛等主编 . — 南昌：江西科学技术出版社，2019.10（2024.1 重印）

ISBN 978-7-5390-6984-5

Ⅰ . ①实… Ⅱ . ①王… Ⅲ . ①肿瘤 – 诊疗 Ⅳ . ① R73

中国版本图书馆 CIP 数据核字（2019）第 205436 号

选题序号：ZK2019213

责任编辑：王凯勋 林 勇

实用常见肿瘤诊治学
SHIYONG CHANGJIAN ZHONGLIU ZHENZHIXUE

王 媛等 主编

封面设计	卓弘文化	
出　版	江西科学技术出版社	
社　址	南昌市蓼洲街 2 号附 1 号	
	邮编：330009　电话：（0791）86623491　86639342（传真）	
发　行	全国新华书店	
印　刷	三河市华东印刷有限公司	
开　本	880mm×1230mm　　1/16	
字　数	292 千字	
印　张	9	
版　次	2019 年 10 月第 1 版　　2024年1月第1版第2次印刷	
书　号	ISBN 978-7-5390-6984-5	
定　价	88.00 元	

赣版权登字：-03-2019-293

编 委 会

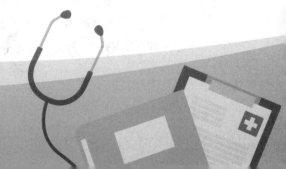

目 录

第一章

肿瘤总论

第一节　概述

（一）定义

肿瘤（tumor，neoplasm）是指机体内易感细胞在各种致瘤因子的作用下，引起的遗传物质改变，包括原癌基因突变或扩增，抑癌基因失活或缺失，基因易位或产生融合性基因等，导致细胞内基因表达失常，细胞异常增生而形成的新生物。肿瘤细胞失去正常生长调节功能，具有自主或相对自主生长能力，当致瘤因子停止后仍能继续生长。

（二）肿瘤的性质

根据肿瘤的生长特性和对身体危害程度可将肿瘤分为良性肿瘤、恶性肿瘤以及介于良、恶性肿瘤之间的交界性或中间性肿瘤 3 种类型。

1. 良性肿瘤　是指无浸润和转移能力的肿瘤，ICD-O 编码为 XXXX/0。肿瘤通常有包膜包绕，或周界清楚，多呈膨胀性生长，生长速度缓慢，瘤细胞分化成熟，对机体危害小，经局部切除后一般不会发生局部复发。少数良性肿瘤或瘤样病变所发生的局部复发多因切除不净或病变的再生所致，对局部不会造成破坏性，经完整切除后仍可获得治愈。极少数在组织学上看似良性的肿瘤可发生远处转移，但并无可靠的组织学指标来预测转移，如发生于皮肤的富于细胞性纤维组织细胞瘤。

2. 交界性或中间性肿瘤（borderline or intermediate tumor）　是指组织学形态和生物学行为介于良性和恶性肿瘤之间的肿瘤，ICD-O 编码为 XXXX/1。在临床实践中，良、恶性难以区分的肿瘤并不少见，这类肿瘤的诊断标准往往不易确定。因此，在作交界性或中间性肿瘤的诊断时，常需附以描述和说明。

交界性肿瘤又分为局部侵袭型（locally aggressive）和偶有转移型（rarely metastasizing）两种亚型。前者是指肿瘤可在局部形成侵袭性和破坏性生长，并易发生局部复发，但不具备发生转移的潜能，临床上常需作局部扩大切除以控制局部复发；后者是指肿瘤除在局部呈侵袭性生长外，还具备转移的能力，多转移至区域淋巴结和肺，但转移率多小于 2%，并无可靠的组织学指标可供来预测转移。

3. 恶性肿瘤　是指具有浸润和转移能力的肿瘤。肿瘤通常无包膜，周界不清，向周围组织浸润性生长，生长速度快，瘤细胞分化不成熟，有不同程度的异型性，对机体危害大，常可因复发或转移而导致患者死亡。ICD-O 编码有两种，XXXX/2 代表原位癌或Ⅲ级（高级别）上皮内瘤变，XXXX/3 代表恶性肿瘤。

（三）肿瘤的相关术语

1. 增生（hyperplasia）　组织中正常细胞的细胞数目异常增多称为增生。增生的细胞形态正常，无异型性。引起增生的刺激因子（物理性、化学性或生物性）一旦去除，组织可以恢复到正常状态。

2. 化生（metaplasia）　一种终末分化的细胞转化为另一种分化成熟的细胞称为化生。现已知化生的细胞实际上来自正常细胞中的储备细胞，并非是终末分化的正常细胞。在化生的基础上，化生细胞发生异型增生可进展为恶性肿瘤。

3. 分化（differentiation）　从胚胎到发育成熟过程中，原始的幼稚细胞能向各种方向演化为成熟的细胞、组织和器官，这一过程称为分化。肿瘤可以看成是细胞异常分化的结果，不同肿瘤中瘤细胞分化的水平不同。良性肿瘤细胞分化成熟，良性肿瘤在很大程度上相似于其相应的正常组织，如脂肪瘤中的瘤细胞相似于正常的脂肪细胞，有时甚至难以区别，平滑肌瘤中的瘤细胞与正常的平滑肌细胞极为相似。恶性肿瘤根据其瘤细胞分化程度的不同，与其相对应正常组织的相似程度各异，如脂肪瘤样脂肪肉瘤中的瘤细胞相似于正常的脂肪细胞，而多形性脂肪肉瘤中的瘤细胞在形态上与正常的脂肪细胞却相差甚远。一般来讲，恶性肿瘤可分为分化好（well differentiated）、中分化（moderately differentiated）和分化差（poorly differentiated），或分为Ⅰ级、Ⅱ级和Ⅲ级。少数肿瘤分化太差，以至于无法确定分化方向时，称为未分化（undifferentiated）。偶尔，部分恶性程度较低或分化良好的恶性肿瘤在发展过程中出现分化差的区域，提示肿瘤向高度恶性的肿瘤转化或发生去分化（dedifferentiation），如在原发或复发的隆突性皮纤维肉瘤中，有时可见到类似成年型纤维肉瘤的区域，发生于腹膜后的分化良好的脂肪肉瘤可发生去分化。

4. 间变（anaplasia）　恶性肿瘤细胞失去分化称为间变，相当于未分化。间变性肿瘤（anaplastictumor）通常用来指瘤细胞异型性非常显著，如间变性脑膜瘤、大细胞间变性淋巴瘤和间变性横纹肌肉瘤等。

5. 癌前病变（precancerous lesion）　是恶性肿瘤发生前的一个特殊阶段，所有恶性肿瘤都有癌前病变，但并非所有的癌前病变都会发展成恶性肿瘤。当致癌因素去除以后，可以恢复到正常状态。如致癌因素持续存在，可演变成恶性肿瘤。癌前病变不同于癌前疾病（precancerous disease），前者不是一个独立疾病，后者是一种独立的疾病，如黏膜白斑、慢性炎症、慢性溃疡、结节性肝硬化、未降睾丸、结肠多发性腺瘤性息肉病、色素痣和着色性干皮病等。

6. 非典型性（atypia）　指细胞学上的异常，在炎症、修复性增生和肿瘤性病变中，可出现不同程度的非典型性。

7. 异型增生（dysplasia）　一种以细胞学异常和结构异常为特征的癌前病变。细胞学异常主要体现在细胞核上，包括细胞核增大、核形不规则、核仁明显、核质比例增大和核分裂象增多；结构异常包括细胞排列紊乱，极性丧失。

8. 上皮内瘤变（intraepithelial neoplasia）　或称上皮内瘤形成，是指上皮性恶性肿瘤浸润前的肿瘤性改变，包括细胞学和结构两个方面的异常。上皮内瘤变与异型增生的含义非常近似，有时可互用，但前者更强调肿瘤形成的过程，后者强调形态学的改变。上皮内瘤变涵盖的范围也比异型增生要广些，通常还包括原位癌。

9. 原位癌（carcinoma in situ）　又称上皮内癌（intraepithelial carcinoma）或浸润性前癌，是指细胞学上具有所有恶性特点，但尚未突破上皮基底膜的肿瘤。

10. 早期浸润性癌（early invaslve carcinoma）　癌细胞突破上皮基底膜或黏膜腺体，但侵犯周围组织局限在一定范围内，成为早期浸润性癌。早期浸润性癌的诊断标准一般以浸润深度为准，但不同器官或部位不完全一致。早期浸润性癌发生转移的危险性小，绝大多数能完全治愈。

（1）早期宫颈癌：指浸润性鳞状细胞癌的浸润深度在距基底膜 3mm 以内。

（2）早期食管癌：指癌组织累及黏膜下层以上的浅表部位而未侵及肌层，无淋巴结或远处转移。

（3）早期胃癌：指癌组织仅累及黏膜层和（或）黏膜下层，不论癌的大小和有无淋巴结转移。

（4）早期大肠癌：指癌组织穿过黏膜肌层，累及黏膜下层，但尚未侵及浅肌层。仅局限于黏膜层内的黏膜内癌仍包括在高级别上皮内瘤变中，一般无淋巴结转移，但浸润至黏膜下层的早期大肠癌 5% ~ 10% 可发生局部淋巴结转移。

（5）早期肝癌：单个癌结节或相邻两个癌结节直径之和 <3cm。

（6）早期肺癌：经手术和病理证实的Ⅰ期（$T_1N_1M_1$ 或 $T_2N_0M_0$）肺癌。

11. 浸润性癌（invasive carcinoma）　突破上皮基底膜侵犯间质的上皮性恶性肿瘤。依据浸润的深度分为早期癌、中期癌和进展期（晚期）癌。

（四）良性肿瘤和恶性肿瘤的区别

良性肿瘤和恶性肿瘤的区别主要依据肿瘤的分化。此外，复发和转移也是重要的依据，但这些区别均具有相对性，如发生于皮肤的富于细胞性纤维组织细胞瘤和发生于唾液腺的多形性腺瘤可转移至肺，依据目前的常规组织学无法预测其转移潜能。有时良性肿瘤与恶性肿瘤的界限并非截然可分，故要判断肿瘤的良、恶性绝非易事，需要长期工作经验的积累。良性肿瘤和恶性肿瘤的一般区别点参见表1-1。

表 1-1 良性肿瘤和恶性肿瘤的区别

	良性肿瘤	恶性肿瘤
生长速度	缓慢	快
生长方式	膨胀性	浸润性,破坏性
包膜	常有包膜	无包膜或包膜不完整,或为假包膜
色泽和质地	接近相应的正常组织	与相应的正常组织相差甚远
分化	好	差
细胞形态和组织结构	变异较小	有明显的异型性,排列紊乱或极性丧失
核分裂象	不易见到	明显增多
肿瘤性坏死	无	常有
复发和转移	一般无	常复发,易转移

（五）恶性肿瘤的病理分级和分期

1. 恶性肿瘤的病理分级 国际上普遍采用的是 3 级分级法,有些肿瘤采用 4 级或 2 级或不做进一步分级。

Broders 将鳞状细胞癌分成 4 级,代表由低到高逐步递增的恶性程度。Ⅰ级:未分化间变细胞在 25% 以下。Ⅱ级:未分化间变细胞在 25% ~ 50%。Ⅲ级:未分化间变细胞在 50% ~ 75%。Ⅵ级:未分化间变细胞在 75% 以上。这种分级法曾被普遍应用于其他肿瘤,但由于 4 级法较烦琐,现已普遍采用 3 级法。

以皮肤鳞状细胞癌为例,Ⅰ级:癌细胞排列仍显示皮肤各层细胞的相似形态,可见到基底细胞、棘细胞和角化细胞,并有细胞间桥和角化珠;Ⅱ级:细胞分化较差,各层细胞区别不明显,仍可见到角化不良细胞;Ⅲ级:无棘细胞,无细胞间桥,无角化珠,少数细胞略具鳞状细胞癌的形态。3 级法可用Ⅰ、Ⅱ和Ⅲ级表示,也可用高分化、中分化和低分化表示。

种类型的腺癌也可根据其腺管结构和细胞形态分为 3 级。Ⅰ级的癌细胞相似于正常的腺上皮,异型性小,且有明显的腺管形成;Ⅱ级的癌细胞显示中等程度的异型性,有少量腺管形成;Ⅲ级的癌细胞异型性大,且无腺管形成,呈巢状或条索状生长。

神经胶质瘤（星形细胞瘤、少突胶质瘤、室管膜瘤）分为 4 级,Ⅰ级为良性,Ⅱ、Ⅲ、Ⅳ级分别为低度、中度和高度恶性。

畸胎瘤也分为 4 级,0 级:全部组织分化成熟;Ⅰ级:有小灶性的胚胎性或未成熟组织;Ⅱ级:中等量胚胎性或未成熟组织,可见到核分裂象;Ⅲ级:大量胚胎性或未成熟组织,核分裂象多。

法国癌症中心联合会（French Federation Nationale des Centres de Lutte Contre le Cancer, FNCLCC）根据软组织肉瘤的分化、有无肿瘤性坏死及其在肿瘤内所占的比例以及核分裂象的计数将其分为 3 级,详见表 1-2 和表 1-3。

表 1-2 FNCLCC 评分及分级标准

组织学参数	评分
Ⅰ. 肿瘤分化	
肉瘤与正常成人组织极其相似（如分化良好的脂肪肉瘤,低度恶性的纤维肉瘤、恶性周围神经鞘膜瘤、平滑肌肉瘤和软骨肉瘤）	1
组织学类型确定的肉瘤（如黏液性脂肪肉瘤,经典型纤维肉瘤和恶性周围神经鞘膜瘤,分化良好的恶性血管外皮瘤,黏液性和席纹状恶性纤维组织细胞瘤,黏液性软骨肉瘤,经典型血管肉瘤）	2
组织学类型不能确定的肉瘤（如差分化和上皮样恶性周围神经鞘膜瘤,巨细胞和炎症型恶性纤维组织细胞瘤,横纹肌肉瘤,滑膜肉瘤,差分化平滑肌肉瘤,圆细胞、多形性或去分化性脂肪肉瘤,骨外尤因肉瘤/外周原始神经外胚瘤,骨外骨肉瘤,腺泡状软组织肉瘤,上皮样肉瘤,透明细胞肉瘤,差分化/上皮样血管肉瘤,间叶性软骨肉瘤）	3
Ⅱ. 肿瘤性坏死	

续　表

组织学参数	评分
无	0
≤ 50%	1
>50%	2
Ⅲ. 核分裂象计数	
0～9/10 高倍视野	1
10～19/ 高倍视野	2
≥ 20/ 高倍视野	3
组织学分级	总分
1	2，3
2	4，5
3	6，7，8

表 1-3　软组织肉瘤的 FNCLCC 分级

组织学类型	分级
分化良好的脂肪肉瘤	1
黏液性脂肪肉瘤	2
圆细胞脂肪肉瘤	3
多形性脂肪肉瘤	3
去分化脂肪肉瘤	3
分化良好的纤维肉瘤	1
经典型纤维肉瘤	2
差分化纤维肉瘤	3
分化良好的恶性周围神经鞘膜瘤	1
经典型恶性周围神经鞘膜瘤	2
差分化恶性周围神经鞘膜瘤	3
上皮样恶性周围神经鞘膜瘤	3
恶性蝾螈瘤	3
恶性颗粒细胞瘤	3
分化良好的恶性血管外皮瘤	2
经典型恶性血管外皮瘤	3
黏液性恶性纤维组织细胞瘤	2
经典型席纹状 / 多形性恶性纤维组织细胞瘤	3
巨细胞型 / 炎症性恶性纤维组织细胞瘤	3
分化良好的平滑肌肉瘤	1
经典型平滑肌肉瘤	2
差分化 / 多形性 / 上皮样平滑肌肉瘤	3
双相型 / 单相纤维型滑膜肉瘤	3
胚胎性 / 腺泡状 / 多形性横纹肌肉瘤	3
分化良好的软骨肉瘤	1

组织学类型	分级
黏液性软骨肉瘤	2
间叶性软骨肉瘤	3
经典型血管肉瘤	2
差分化/上皮样血管肉瘤	3
骨外骨肉瘤	3
尤因肉瘤/原始神经外胚层瘤	3
腺泡状软组织肉瘤	3
上皮样肉瘤	3
恶性横纹肌样瘤	3
透明细胞肉瘤	3
未分化肉瘤	3

2. 恶性肿瘤的病理分期 国际抗癌联盟（Union Internationale Contre le Cancer，UICC）建立了一套国际上能普遍接受的分期标准，即 TNM（Tumor-Node-Me-tastasis）分期，其目的是：①帮助临床医师制订治疗计划；②在一定程度上提供预后指标；③协助评价治疗效果；④便于肿瘤学家之间相互交流。美国癌症联合会（American Joint Committee on Cancer，AJCC）与 UICC 在软组织肿瘤的分期上意见基本一致。

分期系统必须对所有不同部位的肿瘤都适用，且在手术后获得病理报告予以补充。为此，设立了两种分期方法：临床分期（治疗前临床分期），又称 TNM 分期；病理分期（手术后病理分期），又称 pTNM 分期。pTNM 分期是在治疗前获得的证据再加上手术和病理学检查获得新的证据予以补充和更正而成的分期。pT 能更准确地确定原发性肿瘤的范围，浸润深度和局部播散情况；pN 能更准确地确定切除的淋巴结有无转移以及淋巴结转移的数目和范围；pM 可在显微镜下确定有无远处转移（表 1-4）。

表 1-4 恶性肿瘤的 pTNM 分期

pT: 原发性肿瘤
　PT_X　原发性肿瘤不能评估
　pT_0　无原发性肿瘤证据
　pT_{is}　原位癌
　pT_1、pT_2、pT_3、pT_4　组织学上原发性肿瘤体积增大和（或）局部范围扩大
pN: 区域淋巴结
　PN_X　区域淋巴结不能评估
　pN_0　区域淋巴结无肿瘤转移
　pN_1、pN_2、pN_3　组织学上区域淋巴结累及增多
pM: 远处转移
　pM_X　远处转移灶不能评估
　pM_0　无远处转移
　pM_1　有远处转移（根据转移部位可用下列字母表示：pul=肺，OSS=骨，hep=肝，bra=脑，lym=淋巴结，pleu=胸膜，per=腹膜，ski=皮肤，oth=其他）
G: 组织病理学分级术
　G_X　分化程度不能确定
　G_1　分化好
　G_2　中等分化
　G_3　低分化
　G_4　未分化

第二节 肿瘤的病因

近年来，恶性肿瘤的总体发病情况在世界各国多呈上升趋势，估计到 2020 年，全世界肿瘤死亡人数可达 900 万，发病人数可达 1 500 万，其中三分之二将发生在发展中国家。在我国，恶性肿瘤在不同地区分别列入

第一位、第二位死因。肿瘤是一种体细胞遗传病，其发生是一个复杂的多步骤过程，是环境因素和遗传因素相互作用的结果，不同的肿瘤，环境因素和遗传因素所起的作用大小各异。

（一）遗传因素

随着肿瘤遗传学的研究，人们逐渐认识到肿瘤是一种遗传学疾病，其实质为原癌基因的活化和抑癌基因的失活，通过改变控制和调节正常细胞生长发育的协调性，导致细胞的恶性增生。癌变的复杂性体现在它是一个多因素、多基因和多途径的过程，相关基因的改变发生在癌变的每一阶段，它促进了具有生存优势克隆的选择性扩增及其恶性程度的提高。在不同类型的癌，甚至同一种癌的独立起源癌灶间，所发生遗传学改变的基因的种类、数目和顺序都可能是不同的，因而肿瘤的发生存在多种遗传学途径。癌基因是一大类基因族，通常是以原癌基因的形式普遍存在于正常基因组内，其在生物进化过程中高度保守，编码的蛋白质介导细胞生长、信号传递和核转录，调控机体的生长、发育和组织分化。已知的原癌基因有 90 多种，根据其功能不同可分为：①生长因子类，如编码血小板源性生长因子的 c-sis 基因；②生长因子受体类，如编码上皮生长因子受体的 erbB 基因；③主要在生长信号的传递和细胞分裂中发挥作用的蛋白激酶类，如编码酪氨酸蛋白激酶的 src、abl、yes xfgr 基因等；④使 G 蛋白结构发生改变，不能与细胞调节因子结合导致恶性转化的，如编码 p21 蛋白的 ras 基因；⑤主要参与基因的表达或复制的调控的 DNA 结合蛋白，如 myc 基因。原癌基因的活化是一个复杂的过程，有多种诱因可导致原癌基因的活化，如：①病毒的插入或染色体重排；②抑制因子的消除；③碱基序列突变。抑癌基因是人类正常细胞中所具有的一类基因，具有促使细胞的终末分化、维持遗传的稳定性、控制衰老、调节细胞生长、抑制蛋白酶、调节组织相容抗原、调节血管生成等作用。常见的有 Rbl、WTI、p53、NF、MCC、DCC、APC 和 MEN-l。仅在少数遗传性肿瘤和遗传性肿瘤前疾病中起作用，特异性较高，多为实体瘤，如乳腺癌、结肠癌、肝癌、骨肉瘤、视网膜母细胞瘤、肾癌、神经纤维瘤病等。目前，细胞癌基因激活和抑癌基因的失活作用理论已用于解释各种环境因素（病毒、化学、物理等）的共同致癌机制。

（二）病毒因素

1911 年 Rous 报道了白血病鸡的无细胞滤液可于健康鸡中诱发细胞表型相同的白血病，为病毒致癌的实验性研究奠定了基础。但直到 1964 年 Epstein 等从 Burkitt 淋巴瘤患者的淋巴母细胞中分离出疱疹病毒样颗粒，才真正开始了人类肿瘤病毒病因学研究。近年来随着科技迅猛发展，肿瘤病毒病因的研究已深入到分子机制水平。病毒按其所含核酸不同分为两大类：DNA 病毒和 RNA 病毒。DNA 病毒一般为水平传播，病毒感染机体进入细胞后可有两种反应。一种为 DNA 病毒大量复制，同时细胞发生溶解死亡；另一种为 DNA 病毒整合于细胞内，通过编码转化蛋白，使细胞转化恶变。嗜肝 DNA 病毒科的乙型肝炎病毒（hepatitis B virus，HBV）感染和肝癌的发病有关；疱疹病毒科的 EB 病毒（Epstein-Barr virus，EBV）感染和 Burkitt 淋巴瘤、免疫母细胞性淋巴瘤、鼻咽癌、霍奇金淋巴瘤，平滑肌肉瘤及胃癌的发病有关，人疱疹病毒（human herpesvirus，HHV）-8 感染和 Kaposi 肉瘤（Kaposi's sarcoma，KS）、Castleman 病发病有关；乳头状病毒科的人乳头状病毒（human papillomavirus，HPV）-16，-18，-33，-39 感染和肛门生殖器肿瘤、上呼吸道肿瘤的发病有关。

人类只有两类 RNA 病毒家族（反转录病毒科和黄病毒科）和肿瘤的发生有关，前者包括人 T 细胞白血病病毒（human T-lymphotropic virus，HTLV）和 HIV，后者包括丙型肝炎病毒（hepatitis C virus，HCV）。RNA 病毒的复制过程可简略表示为 RNA → DNA → RNA →蛋白质，通过前病毒 DNA 整合到宿主细胞 DNA，参与病毒的复制、转录，并传递其遗传信息。外源性 RNA 病毒以水平传播方式感染宿主相应的细胞，并有病毒的复制和颗粒形成，但不引起宿主细胞的死亡。其中 HTLV-1 直接介导成人 T 细胞白血病（adult T-cell leukemia，ATL）的发生，而 HIV 和 HCV 对肿瘤的发生只起间接作用。血清学检测证实 100% 的 ATL 患者携带 HTLV-1，患者的白血病细胞中含有 HTLV-1 原病毒，而患者体内其他细胞却不含有此原病毒，虽然 HTLV-1 在 ATL 发生中的分子病理学机制还不明了，但是 HTLV-1 基因组所编码的 Tax 蛋白和 p121 蛋白通过和细胞蛋白的相互作用，在转录、细胞-细胞间调节、细胞增殖和凋亡中起重要作用。HIV-l 和 HIV-2 属于反转录病毒科的慢病毒属，感染人体后都可引起获得性免疫缺乏综合征（acquired immune deficiency syndrome，AIDS），但现在绝大多数的 AIDS 患者是 HIV-1 感染者。虽然 HIV 感染所致的免疫缺陷和肿瘤的发生相关，但现无证据支持 HIV 本身可直接导致肿瘤发生。AIDS 患者可伴发非霍奇金淋巴瘤（non-Hodgkin's lymphoma，NHL）、KS、宫颈癌和肛管鳞癌，但这些肿瘤也和某些 DNA 病毒感染有关，如 HHV-8、EBV 和 HPV。约 1% ～ 5% 的 HCV 患者可发展为肝癌，但有明显的地域性，在意大利、西班牙和日本，约 50% ~ 70% 的肝癌患者和 HCV 感染有关，而在中国主要和 HBV 感染相关。现在已可通过注射疫苗预防 HCV 感染，而对已感染的患者联合应用干扰素 – α 和利巴韦林可有效减低病毒复制，改善肝细胞的组织改变，其有效率为 50% ~ 80%。除了肝细胞，HCV 也可感染造血细胞，如淋巴细胞和 CD34⁺ 前体细胞，感染者为 B 细胞 NHL 的高危人群。

（三）化学因素

自从 1775 年英国医师 Pott 发现扫烟囱工人的阴囊癌与多年接触煤烟灰和沥青有关，人们逐渐认识到肿瘤的发生和某些化学物质有关，并已被大量的体外实验和动物模型予以证实。化学致癌物通过引起基因的点突变、染色体易位、DNA 重排、DNA 缺失和 DNA 甲基化能力缺失，从而激活癌基因，并使抑癌基因失活，它具有明显的器官特异性。在动物和人类中已知有上百种化学致癌物。通过降低某些致癌物如己烯雌酚的摄入和特异性致癌物，例如氯乙烯、苯和芳香胺的接触，使肿瘤的发病率下降；并可通过给予某些肿瘤干预剂，如维 A 酸、抗雌激素药、花生四烯酸降低高危人群的肿瘤发病率。

在这中间吸烟和多种肿瘤的发病有关，如肺癌、喉癌、膀胱癌、食管癌、肾癌、口腔癌、胰腺癌和胃癌，且可能和白血病、宫颈癌、大肠癌、肝癌、前列腺癌、肾上腺癌、胆囊癌及甲状腺癌有关。吸烟者的肿瘤发生率较非吸烟者高 3 ~ 10 倍，在肺癌中甚至可高达 20 倍，且和吸烟的剂量和烟龄呈正相关，二手烟也可提高非吸烟人群肺癌的发病率。戒烟可降低肿瘤发生的危险性，在戒烟后的 2 年起患癌的危险度即开始下降，随着戒烟时间的延长其患癌的危险度逐渐下降。雪茄和烟斗可能要较香烟的危险性和成瘾性低，但有研究表明其也可提高肺癌、口腔癌、喉癌、肝癌、胰腺癌和膀胱癌的发病率。

（四）物理因素

物理致癌因素主要包括：电离辐射和紫外线。在自然界如土壤、岩石、植物和建筑材料中，广泛存在电离辐射，最常见的是氡。尽管理论上电离辐射可诱导各种类型的肿瘤，但某些器官、组织和细胞类型对电离辐射较敏感，最常见的为白血病、甲状腺癌、乳腺癌和肺癌，其次为唾液腺肿瘤、食管癌、胃癌、结肠癌、肝癌、卵巢癌、膀胱癌、皮肤癌和中枢神经系统肿瘤。潜伏期的长短和发病概率受多种因素影响，包括受辐射时的年龄、剂量、宿主的易感基因及肿瘤类型，如白血病在受辐射后 2 年即可发生，4 ~ 8 时的发生率最高；而实体瘤的潜伏期可长达 5 ~ 20 年。现在低剂量射线广泛应用于医学诊疗，相关的放射学工作人员及接受放射诊疗的患者的安全性正越来越受到关注，特别是随着肿瘤放疗的发展，长期生存的患者逐渐增多，放疗后的继发肿瘤的报道逐渐增多。一组研究发现宫颈癌患者接受大剂量的放疗后其照射野区的膀胱癌、直肠癌、小肠癌、骨肿瘤的发病率较手术组的高，最早于放疗后 2 年即可发生第二原发肿瘤；另一组研究发现前列腺癌患者放疗后第 10 年起其照射野区的软组织肿瘤、膀胱癌和直肠癌的发病率较手术组提高。电离辐射致癌是由于放射线能量直接或间接通过细胞内的水分子产生自由基作用于 DNA，导致碱基损伤，DNA 链断裂。

紫外线（ultraviolet, UV）根据波长可分为 UVC（240 ~ 290nm）、UVB（290 ~ 320nm）和 UVA（320 ~ 400nm）。太阳产生的 UVC 在大气层中已被吸收，并没有到达地球，而导致皮肤癌的是太阳光中的 UVB 和 UVA。UVB 和 DNA 相互作用可引起一系列的分子学改变，最常见的是相邻的嘧啶形成二聚体，其中环丁烷二聚体和 6-4 光产物具有强烈的致癌性和致突变性。UVA 很少被大气层吸收，可作用于皮肤，但 DNA 和蛋白质很少吸收 UVA，主要是通过和生色团相互作用后间接导致 DNA 损伤，但是已证明它有致癌性。因而皮肤癌常见于暴露于日光的部位，如头颈和手臂。

虽然石棉纤维是一化学物质，由于其致癌作用主要是由于它和细胞间的物理作用，而不是化学作用，所以现在将其归入物理致癌物。石棉是纤维结晶后形成的硅酮，可致间皮瘤。有石棉接触史者间皮瘤的发病率可高达 2%，且肺癌、咽部肿瘤、喉癌、肾癌、食管癌和膀胱癌的发病率亦有所上升。石棉纤维通过引起双链断裂、突变和染色体损伤导致 DNA 损伤，同时还可影响有丝分裂和染色体分离，从而形成异倍体；同时石棉还可诱导炎性反应，导致细胞因子的释放，从而促进细胞的生长和克隆的选择。

第三节　肿瘤的诊断

（一）细胞学诊断

1. 方法　正确采集肿瘤细胞是诊断的先决条件，也是提高确诊率的关键。采集样本要尽可能从疾病处直接取样方能代表主要病变。采集方法要安全、简便，患者不适感小，并不至引起严重的并发症或促进肿瘤播散。

（1）脱落细胞学检查：对体表、体腔或与体表相通的管腔内的肿瘤，利用肿瘤细胞易于脱落的特点，取其自然脱落或分泌排出物，或利用特殊器具吸取、刮取、刷取表明细胞进行涂片检查，也可在冲洗后取冲洗液或抽取胸、腹离心沉淀涂片检查。用于脱落细胞学检查的标本有痰液、尿液、乳头排液、阴道液涂片；宫颈刮片、鼻咽涂片、管拉网涂片、各种内镜片。抽取胸腔积液、腹腔积液、心包积液和脑脊液离心涂片；支气管冲洗液沉淀涂片。

（2）穿刺细胞学检查：用直径 <1mm 的细针刺入实体瘤内吸取细胞进行涂片检查。对浅表肿瘤可用手固定肿块后直接穿刺，如淋巴结、唾液腺、甲状腺、乳腺、前列腺以及体表软组织等处的肿块穿刺。对深部肿瘤则需在 B 超或 CT 扫描引导下进行穿刺，如肺、纵隔和腹腔等处的肿块穿刺。

（3）涂片制片：取材后立即涂片，操作应轻巧，避免损伤细胞，涂片须厚薄均匀。涂片后应在干燥前立即置于 95% 乙醇或乙醇乙醚（各 50%）固定 15 分钟，以保持良好的细胞形态，避免自溶变形。常用的染色方法有苏木精伊红法（HE）、巴氏法（Papanicoloau）和瑞氏法（Wright）等，应用薄层涂片和自动染色技术可获得背景清晰的高质量涂片，且可以对玻片进行自动扫描来区分出正常或异常改变。

2. 诊断报告　如下所述。

（1）三级法：分阳性、可疑和阴性。阳性为找见肯定的癌细胞，临床医师可依据细胞学报告行手术切除或化学治疗；可疑为找见难以确认的异型细胞，临床医师应重复细胞学检查或做活检，如临床表现和 X 线影像强烈提示恶性，也可进行治疗；阴性为仅找见正常或炎症细胞。

（2）四级法：分为阳性、可疑、非典型性和阴性。非典型性属于侠义的癌前病变中见到细胞，在细胞学诊断中还可能包括异型显著的炎症变性细胞，甚至数量很少、形态不典型的癌细胞。非典型细胞的临床意义不明确，需进一步检查，不能单独依据此结果进行治疗。

（3）五级法：Ⅰ级为无异型性或不正常细胞；Ⅱ级为细胞学有异型，但无恶性证据；Ⅲ级为细胞学怀疑为恶性，但不能肯定；Ⅳ级为细胞学高度怀疑为恶性；Ⅴ级为细胞学确定为恶性。

（4）Bethesda 系统分级法：用于宫颈和阴道涂片，采用巴氏染色法的诊断报告。WHO 推荐细胞学报告应采用诊断名称，如有可能还应说明类型（鳞癌、腺癌、小细胞癌等），不宜采用数字式分级诊断。细胞学诊断报告力戒或避免诊断过头，而阴性报告决不能解释为没有肿瘤。

3. 应用　肿瘤的细胞学诊断阳性率较高，对宫颈癌、食管癌和淋巴结转移癌的诊断阳性率可高达 90% 以上，对乳腺癌、肺癌、肝癌和淋巴瘤的诊断阳性率也可高达 80% ~ 90%。多数病例通过细胞学检查还可确定肿瘤的组织学类型。

细胞学检查还适用于宫颈癌和食管癌的普查；也可用来观察女性内分泌激素水平的变化，指导乳腺癌患者术前化疗；以及了解癌症患者的放疗反应和食管癌癌前病变及其演变过程的前瞻性研究等。

细胞学检查取材方便，所需设备较简单，操作、制片和检查过程快速，给患者造成的痛苦小，易于推广和重复检查，是一种较为理想的肿瘤诊断方法。然而，肿瘤的细胞学诊断有一定的局限性，阴性结果并不能否定肿瘤的存在；深部肿瘤如肝癌、肺癌、胰腺癌和肾癌等，常难以取得较为理想的标本，早期食管癌、贲门癌和肺癌，尽管拉网或痰液细胞学检查为阳性，因影像学检查不能显示出肿瘤的部位，难以精确定位而影响治疗，还需进一步做内镜检查确定肿瘤的部位。

（二）病理学诊断

所有的病变组织均应送病理检查，绝对不允许将标本丢弃，以致延误病情而影响诊断。如本院或本地无病理科时，应及时将标本送外院或外地申请病理检验。路程遥远又不能很好地使标本保持在新鲜状态时，可事先将标本固定在 10% 的中性福尔马林固定液中，以避免标本腐败或干枯。

1. 标本的获取　如下所述。

（1）空心针活检标本：空心针活检（core-needle biopsy，CNB）是采用套管类活检针采集约 1mm×10mm 的细长组织条，适用于位于深部的软组织肿瘤。CNB 采集的组织量虽比采用 FNA 者多，但对病理诊断来说仍有相当大的难度，特别是在未取到肿瘤性的组织时。过去认为，空心针活检可能会引起血肿形成或导致肿瘤播散，这一观点现在看来似无根据。与开放式活检对照性研究显示，90% 的病例通过空心针活检能确定组织学类型及分级。在 CT 引导下行 CNB 将会得到比较广泛的应用。

（2）切取活检标本：切取活检（incisional biopsy）是采用手术方法切取的小块肿瘤组织。切取活检适用于肿瘤体积较大或位置较深的部位，如位于躯干或四肢等部位的巨大肿瘤。切取活检的目的在于获取肿瘤组织并得到明确的病理诊断，以便选择下一步治疗方案。

（3）切除活检或摘除标本：切除活检或摘除（excisional biopsy or enucleation）是采用手术方法切除整个肿瘤组织，常附带少量正常的周边组织。切除活检或摘除适用于位置浅表、体积较小的肿瘤，对多数良性肿瘤而言，多能达到诊断和治疗的双重目的，对恶性肿瘤则根据肿瘤的病理类型决定下一步的治疗方案，如补行局部扩大切除等。

（4）咬取活检标本：咬取活检（bite biopsy）标本是采用咬检钳咬取的少量肿瘤实质。咬取活检适用于暴露、有破溃的浅表肿瘤。

（5）手术切除标本：是经外科手术切除的标本，包括局部切除标本、局部扩大切除标本、间室切除（compartment ectomy）标本、根治性切除标本和截肢（amputation）标本等多种类型。无论选择何种活检方法，均以不导致肿瘤播散为原则，除手术中予以保护措施外，活检后如考虑肉瘤可能，应及时应用化疗药物预防。

2. 标本的处理　对于各种活检标本应全部送病理检查，其他检查可待根治性切除以后再做。对于手术标本，特别是恶性肿瘤，如肿瘤的体积相对较大（如 >1cm），建议在肿瘤尚处于新鲜时，在不影响病理诊断的前提下，在无菌状态下切取少量肿瘤组织，存入组织库，以备日后所需。如需做电镜检测，则还需切取 $1mm^3$ 的组织块，并及时固定在戊二醛固定液中。然后将标本及时固定在甲醛固定液中。在标本固定前，外科医师除对标本进行拍摄外，应对标本作适当标记，特别是提供病变的解剖方向，包括上、下、内、外切缘和基底切缘，并记载于病理申请单上。

病理科医师在接受标本后，应拍摄标本的大体形态，标本旁应附带标尺。对所有的小标本应用染料（如印度墨汁或碳素墨汁）标识。对手术切除标本应标识出各个切缘，并用染料标识（如宫颈锥形切除标本和前列腺切除标本），并测量离肿瘤最近切缘的距离。观察肿瘤的外观形状，包括形状、色泽、有无包膜和周界情况，测量肿瘤的大小（长径 × 横径 × 纵径）并记录。沿肿瘤的最大径纵行切开以暴露最大切面，观察切面情况，包括色泽、质地、有无出血、坏死、囊性变、钙化和骨化，若有坏死，应估算坏死的范围在整个肿瘤中所占的百分比。

3. 标本的取材　如下所述。

（1）活检小标本：对内镜和穿刺活检的标本应全部包埋，如组织太小，可用染料标识，并用软纸或细纱布包好，以防脱水过程中丢失。对活体小组织或小标本，取其最大剖面，注意连带四周切缘，剩余部分留存备查或必要时补取材。

（2）手术大标本：依据各种脏器或组织的取材规范进行，可参考《中国常见肿瘤诊治规范》《阿克曼外科病理学》或相关书籍，必须做好详细的记录。有条件者，可对所取材的标本进行拍摄或复印，并标明各自的取材部位。也可对标本描绘简图，并标明具体的取材部位。对取材部位较多者或附有区域淋巴结者，可采用编号，并注明各编号所代表的组织，常用者有英文字母和阿拉伯数字，例如 2012-1A、2012-1B、2012-1C……，或 2012-1（1）、2012-1（2）、2012-1（3）……对骨化明显的组织或骨肿瘤，在取材前可经脱钙处理。对伴有坏死的肿瘤组织，在取材前应估算坏死的区域在整个肿瘤中所占的比例，取材时不仅要取肿瘤的实性区域，也要取肿瘤连带坏死的区域。

4. 病理切片的类型　如下所述。

（1）常规石蜡切片：是病理学中最常用的制片方法。各种病理标本固定后，经取材、脱水、浸蜡、包埋、切片、染色和封片后光镜下观察。全部制片过程一般 1 天左右完成，3 天内就可以做出病理诊断。石蜡切片的优点是取材广泛而全面，制片质量稳定，阅片清晰，适用于钳取、切取和切除等各种标本的组织学检查。

（2）快速石蜡切片：将上述常规切片过程简化，在加温下进行。通常用甲醛固定，丙酮脱水和软石蜡浸蜡后包埋、切片、染色和封片后光镜下观察。整个制片过程仅 20 分钟左右，约 30 分钟即可做出病理诊断。缺点是制片质量不易掌握，现多已被冷冻切片代替。

（3）冷冻切片：整个切片过程在恒冷箱内进行，制片质量稳定良好，接近于常规石蜡切片，出片速度快，仅需 15 分钟左右即可出片并做出病理诊断。

（4）印片：将玻片与肿瘤组织接触制成印片，做出快速诊断，此法可与冷冻切片同时应用，以提高确诊率，也可作为无法进行冷冻切片时的应急措施。

5. 病理诊断报告　组织学诊断应包括标本类型、大体形态、组织学类型或亚型、病理分级、浸润深度、脉管（血管和淋巴管）、神经侵犯情况及各组淋巴结转移情况，切除标本的切缘和（或）另送切缘有无肿瘤累及等情况。对于罕见或特殊类型的肿瘤、交界性肿瘤或生物学行为不明确的肿瘤，应加以备注，或提供参考文献，以供临床参考。部分病例的诊断报告中还需包括特殊检查（免疫组织化学、电镜、分子病理学等）的结果和相关解释。病理学报告还提供恶性肿瘤的预后相关性指标（癌基因、抑癌基因的表达情况和增殖活性等），以及供临床进一步治疗选择的指标，如 ER、PR、c-erbB2、CD20、MUM-1 和 CD117 等表达情况。

（三）肿瘤病理诊断的辅助技术

1. **特殊染色** ①苦味酸－酸性品红染色（Van Gieson，VG）：用来区分胶原纤维和肌纤维，结果：胶原纤维呈鲜红色，肌纤维、细胞质和红细胞呈黄色，细胞核呈蓝褐色或棕蓝色。②Mallory 三色染色：胶原纤维、网状纤维呈深蓝色，黏液、软骨和淀粉样物质呈淡蓝色，肌纤维呈鲜艳的红色或粉红色，胞核呈蓝黑色。③Masson 改良三色染色：主要用于鉴别胶原纤维和肌纤维，尤适用于平滑肌肿瘤的诊断，结果：平滑肌纤维染成红色，而胶原纤维呈蓝色，细胞核呈蓝褐色。④弹力纤维染色：用来显示皮肤组织中弹力纤维的变化（如增生、卷曲、变性和崩解）、观察心血管疾病中弹力纤维的变化（如异常增多、弹力板变性、增厚、崩解、断裂或发生灶性破坏等）。在软组织肿瘤中，主要用来证实弹力纤维瘤。⑤网状纤维染色：可用来鉴别癌和肉瘤，前者网状纤维围绕在癌细胞巢的周围，巢内癌细胞周围无网状纤维分布，后者则围绕在瘤细胞之间。此外，网状纤维染色还多用来显示一些特殊的排列结构（巢团状、器官样、腺泡状、血管外皮瘤样和管腔样），这些结构可分别出现在"滑膜"肉瘤、透明细胞肉瘤、副神经节瘤、腺泡状软组织肉瘤、腺泡状横纹肌肉瘤、血管外皮瘤、具有血管周上皮样细胞分化的肿瘤（PEComa）和上皮样血管肉瘤等。⑥Mallory 磷钨酸苏木素染色：也称 PTAH 染色（phosphotrichrome acid-hematoxylin），能显示骨骼肌细胞中的横纹，用于辅助诊断横纹肌瘤、横纹肌肉瘤和一些含有横纹肌母细胞分化的肿瘤。⑦黏液染色：可显示糖原和中性黏液物质。如肿瘤内含有糖原和中性黏液，过碘酸雪夫那（Periodic-acid-Schiff，PAS）染色可呈阳性反应，前者能被淀粉酶消化。软组织肿瘤中能显示 PAS 阳性的肿瘤包括横纹肌瘤、横纹肌肉瘤、间皮瘤、透明细胞肉瘤、腺泡状软组织肉瘤、骨外尤因肉瘤和具有血管周上皮样细胞分化的肿瘤等。在腺泡状软组织肉瘤的瘤细胞内可见到具有特征性的 PAS 阳性、耐淀粉酶消化的菱形或针状结晶物。在卡波西肉瘤和肝胚胎性肉瘤中，于细胞内外均可见到 PAS 阳性并耐淀粉酶消化的嗜伊红小体，恶性横纹肌样瘤中的胞质内玻璃样内含物或包涵体，PAS 染色也可呈阳性反应。⑧脂肪染色：常用油红 O、苏丹Ⅲ或苏丹黑来显示细胞内的脂质。除脂肪肉瘤中的脂肪母细胞外，纤维黄色瘤、幼年性黄色肉芽肿和黄色瘤中的泡沫样组织细胞也可呈阳性反应。⑨其他：Masson Fontana 银染色可用来区别含铁血黄素和黑色素颗粒，刚果红和甲基紫染色可显示组织和脏器中的淀粉样变性以及淀粉样瘤中的淀粉样物质，Giemsa 染色显示肥大细胞胞质内的颗粒，嗜铬细胞染色可用来显示嗜铬细胞瘤胞质内棕黄色的颗粒。

2. **电子显微镜** 电子显微镜能观察到细胞的超微结构，不仅能观察到细胞质内的细胞器和分泌颗粒，还能观察到细胞膜表面特殊结构和细胞间的连接结构，对肿瘤的诊断和鉴别诊断有一定的辅助价值。主要用于：①区别分化差的鳞癌和腺癌：鳞癌有发育良好的桥粒和张力微丝，腺癌有微绒毛、连接复合体、细胞质内黏液颗粒或酶原颗粒；②区别分化差的癌和肉瘤：癌有细胞连接和基底膜；③无色素性黑色素瘤：细胞质内存在黑色素小体和前黑色素小体；④区别肺腺癌和间皮瘤：间皮瘤有很大细长的微绒毛，细胞质内不含黏液颗粒或酶原颗粒；⑤神经内分泌肿瘤：细胞质内可见不同类型的神经内分泌颗粒；⑥软组织梭形细胞肿瘤和小圆形细胞肿瘤的鉴别诊断；⑦其他：如在朗格汉斯细胞组织细胞增生症中能见到特征性的 Birbeck 颗粒，精原细胞瘤中可见显著的核仁丝。

3. **免疫组织化学** 依据抗原－抗体特异性结合原理，用已知抗体检测肿瘤组织和细胞内是否存在相应抗原的方法。在肿瘤病理学诊断中的应用主要有以下几种：①差分化恶性肿瘤的诊断和鉴别诊断：应用 cytokeratin（上皮性）、vlementin 等（间叶性）、LCA（淋巴细胞性）、S100 蛋白和 HMB45 可将癌、肉瘤、淋巴瘤和恶性黑色素瘤区分开来；②确定转移性恶性肿瘤的原发部位：实际应用比较有限，目前仅限于甲状腺癌（TG）、前列腺癌（PSA）、肝癌（AFP，Hepa）和精原细胞瘤（PLAP）等少数几个恶性肿瘤；③淋巴造血系统肿瘤的分类：确定霍奇金或非霍奇金淋巴瘤，在非霍奇金淋巴瘤中，再根据相应的抗体确定 B 细胞性（CD20）、T 细胞性（CD3）、间变性（CD30，ALKI）或 NK 细胞性（CD56），并具体分出若干亚型；④协助临床进一步治疗的指标：如乳腺癌患者 ER 和 PR 阳性，应用内分泌治疗（他莫昔芬），c-cerbB2 阳性表达为 +++ 者应用赫赛汀，胃肠道间质瘤 CD117 阳性者应用格列卫，多药耐药基因产物 P170 表达提示肿瘤对化疗药物有耐药性等；⑤内分泌肿瘤的激素测定：用于诊断和分类内分泌肿瘤；⑥探讨肿瘤的分化方向：如伴有血管周上皮样细胞分化的肿瘤（PEComa），除可表达 actin 外，还表达色素性标记物；⑦探讨肿瘤与某些病毒的关系：如鼻咽癌、鼻腔 NK 细胞淋巴瘤、霍奇金淋巴瘤、Burkitt 淋巴瘤和 EBV 相关性平滑肌肉瘤与 EBV 的关系，卡波西肉瘤与人类疱疹病毒 8（HHV8）的关系，宫颈 CIN 与人类乳头状瘤病毒（HPV）的关系，肝癌与 HBV 的关系等；⑧肿瘤的预后指标：各种癌基因、抑癌基因和增殖活性指标的检测，以供参考。

4. 细胞和分子遗传学　包括：①细胞遗传学分析（cytogenetic analysis）是通过获取新鲜的肿瘤组织，经短期培养后用秋水仙碱处理，使细胞停留在有丝分裂中期，收集细胞，制片后经 10%Giemsa 染色显带，进行 G 带分析。该方法用于分析染色体核型（karyotype），可发现肿瘤细胞中染色体数目和结构异常，包括三体、单体、异倍体、环状染色体、缺失、重排、易位、倒位、重复和插入等。②荧光原位杂交（FISH）是应用荧光素标记的 DNA 特定探针与组织切片或细胞涂片上的肿瘤组织杂交，以 DAPI（diamidino-2-phenylindole）衬染其他染色体和间期核，在荧光显微镜下能显示与之相应的染色体某个区段或整体染色体。此法可用于新鲜组织，也可用于固定组织的石蜡包埋切片，只需要很少的肿瘤细胞，而印片和细胞穿刺涂片标本尤为适宜。FISH 方法可用于有丝分裂中期细胞和间期细胞，能有效地检测染色体数目和结构异常，尤其适用于证实染色体易位、缺失和基因扩增。常用的 FISH 检测包括乳腺癌中 c-erbB2 基因扩增、滑膜肉瘤中的 SYT 相关易位等。③光谱染色体组型分析（spectral karyotyping，SKY）是一种波谱影像分析方法，其物理原理略，检测时采用包含 24 种染色体的综合探针，在分裂中期相中以不同颜色标记每一个染色体，并通过抑制杂交来实现染色体的特异标记。④比较基因组杂交（comparative genomic hybridization，CGH）分别提取肿瘤细胞和正常淋巴细胞中的 DNA，用不同荧光染料染色后与正常人中期染色体进行杂交，根据两种探针荧光信号的强度差异确定肿瘤细胞所有染色体整个基因组上是否存在整条染色体或染色体某些区段的增加或减少。⑤ DNA 印迹（southern blot）将从肿瘤细胞中提取的 DNA 用限制性核酸内切酶消化，凝胶电泳分出 DNA 片段，再使其变性，形成单链 DNA 片段，然后吸印在硝酸纤维素滤膜上，与已知 DNA 或 cDNA 探针杂交，检测是否存在被探针杂交的 DNA 片段，从而确定有无染色体易位和基因扩增。⑥聚合酶联反应（PCR）是以肿瘤组织内提取的 DNA 为模板，在耐热 TaqDNA 多聚酶的作用下，以混合的核酸（dNTPs-A，C，G，T）为底物，在引物的引导下，扩增靶基因或靶 DNA 片段。反转录聚合酶联反应（reverse transcription-PCR，RT-PCR）是提取肿瘤组织中的 mRNA，在反转录酶的作用下，合成 cDNA，再以此为模板进行聚合酶联反应。肿瘤中存在的异常 mRNA，可用此法用特定的引物，扩增染色体易位断裂两端的 cDNA 而获得染色体易位的条带。此法敏感、快速，少量肿瘤细胞即可被检测。不仅可用于新鲜组织，也可用于甲醛固定、石蜡包埋的组织块。⑦ DNA 测序（DNA sequencing）检测肿瘤 DNA 的核苷酸序列，与正常 DNA 序列比较，以确定突变的类型、突变位置或基因融合点。⑧其他检测技术包括 PCR 单链构象多态性技术、限制性片段长度多态性分析、微卫星不稳定性分析、端粒重复扩增法、基因表达连续分析、生物芯片、蛋白组学和微切割技术等。

5. 流式细胞术　一种利用流式细胞仪对细胞定量分析和细胞分类研究的技术。主要用于：①肿瘤细胞增殖周期分析、染色体倍数测定、S 期比率和染色体核型分析；②淋巴瘤和白血病的分型；③肿瘤相关基因定量分析，有助于估计肿瘤的生物学行为；④多耐药基因产物的定量，为化疗药物选择提供依据；⑤肿瘤疗效监测、残存肿瘤细胞检测以判断有无复发等；⑥判定同时性或异时性发生的肿瘤来源。

6. 图像分析技术　采用图像分析仪，将观察到的组织和细胞二维平面图像推导出三维立体定量资料，包括组织和细胞内各组分的体积、表面积、长度、平均厚度、大小、分布和数目等。

（四）肿瘤的影像学及核医学诊断

肿瘤的影像学诊断对肿瘤的早期发现、肿瘤的定位、分期、术前手术切除可能性的估计、治疗计划的制订以及治疗后的随访都有十分重要的意义。影像学的内容也从传统的 X 线发展到现代的超声、CT、MRI、核医学以及 PET-CT 的诊断。

（1）肿瘤的 X 线诊断：包括透视、摄片、体层摄影和造影等检查。①X 线透视（目前均用高分辨率电视透视）、摄片、体层摄片等用于检查肺、纵隔肿瘤、骨肿瘤、头颈部肿瘤和某些软组织肿瘤。虽然 X 线检查特别是体层摄影对纵隔、肺门、支气管等检查不如 CT 检查而大部分为 CT、MRI 所取代，但常规 X 线检查仍有其方便、经济、实用的优点，仍然是肺、骨等肿瘤最基本的检查方法。②乳腺钼靶摄片：采用低剂量片-屏组合系统，可清晰显示乳腺肿块或结节病变、钙化影和导管影等改变，特别是钙化在早期乳腺癌诊断中有重要意义，乳腺未能扪及肿块，乳腺摄片发现小群微细钙点最后诊断为乳腺癌约为 45%～50%；在术前检查可发现隐性或多发病灶；用于高危人群普查，有助于发现早期乳腺癌。对年轻妇女乳腺组织较致密而易受放射线损伤，一般不主张作乳腺摄片检查。③消化道造影：分钡餐造影和钡灌肠造影，能整体显示消化道的轮廓和黏膜，清楚显示肿瘤的部位、大小、良恶性特征，并间接显示肿瘤浸润情况，目前仍是手术前首选诊断方法之一。④泌尿道造影：分静脉肾尿路造影和逆行肾盂、输尿管、膀胱造影，是检出泌尿道肿瘤的常用方法，但对于侵犯肾盂的肾实质肿瘤则以 CT 或 MRI 为优。⑤血管造影：选择性血管造影通过向插入靶血管的导管内，注入造影剂显示肿瘤区血管图像的方法显示较小的肿瘤，能准确定位，了解肿瘤的动、静脉引流以及血管侵犯和癌栓情况，鉴于这是一种创伤性检查方法，有一定并发症，在 CT、MRI 广泛应用后单纯用于诊断目的的血管造影已较少应用。⑥淋巴管造影：从肢体浅表淋巴管注入造影剂可使淋巴系统显影。对淋巴系统肿瘤，生殖系统肿瘤的淋巴结转移入盆腔、腹主动脉旁、腹膜后淋巴结转移有一定的诊断价值。

（2）肿瘤的 CT 诊断：CT 检查经过数代改进，特别是近年来螺旋 CT 的出现标志 CT 领域的重大革新，它可显示 0.5cm 的肿瘤，不但能准确地测出肿瘤的大小、部位及其与周围组织器官的关系，而且对肿块的定性、定位、肿瘤分期的准确性有进一步提高。对肝、胰腺、胸部肿瘤等术前评估、判断手术切除的可能性也有很大的帮助。CT 检查的范围不断扩大。胸部 CT 对胸部早期癌变特别是肺尖、肺门、纵隔、心缘和心后区 X 线难以发现的小瘤灶，以及近胸膜的小结节等均易于发现，对纵隔淋巴结的显示使胸部肿瘤分期的准确性提高；腹部 CT 对腹腔实质性和空腔脏器均有良好的显示。对肝脏肿瘤可作动态增强扫描，观察病灶血供情况，以利于定位和鉴别诊断。胃肠道 CT 扫描可显示胃壁的黏膜层、肌层及浆膜层，区别腔内、外肿块以及邻近脏器有无侵犯和淋巴结转移情况，从而判断手术切除的可能性。肾和肾上腺 CT 可显示肾皮质、髓质，对肾实质肿瘤的诊断和肾功能的判断均较佳。CT 对骨和软组织的分辨率明显优于 X 线平片。从而对骨和软组织肿瘤的定性和肿瘤纵向、横向浸润的范围作出诊断，为手术或放疗范围的确定提供可靠的帮助。

（3）肿瘤的 MRI 诊断：磁共振是 20 世纪 80 年代后应用于影像诊断的重大进展。人体不同组织无论在正常还是异常的情况下，都有各自的纵向和横向弛豫时间（T1 和 T2）以及质子密度，这是 MRI 区分正常与异常并以此诊断疾病的基础。MRI 依赖于质子密度、弛豫时间和流空效应，应用不同的磁共振射频脉冲程序，得到各种不同的 MRI 图像。与 CT 相比，MRI 具较高的对比度，特别是软组织的对比度明显高于 CT，MRI 多平面直接成像可直观地显示肿瘤病变范围，应用造影剂可作肿瘤与非肿瘤组织的鉴别，肿瘤内部结构的观察，显示肿瘤供血动脉、引流静脉和肿瘤邻近血管的图像，对肿瘤的定性、定位、手术方案的制订、预后的估计和术后随访观察等都有重要意义。MRI 的缺点是对钙化不敏感，空间分辨率较低，体内有金属物品及装心脏起搏器者禁忌。另外，费用也较高。

（4）超声诊断：超生检查是一种无创性、方便简捷、可反复检查的诊断方法。由于采用电子计算机技术、实时灰阶成像和彩色多普勒技术以及超声探头的改进，在常规超声的基础上介入性超声、腔内超声、术中超声等的应用为肿瘤的诊断提供更为可靠的诊断技术，并广泛应用于临床。超声对浅表器官肿瘤如甲状腺、唾液腺、乳腺、睾丸、软组织、眼和眶内等肿瘤的诊断具有独特的作用，特别是利用超声的声影衰减特征正确区分肿块为囊性或实质性。对胸腔积液、胸膜增厚、胸膜肿瘤的诊断和定位；对肝、肾上腺、盆腔、子宫、卵巢、腹膜后肿瘤的诊断都能得到较为满意的效果。近年来介入性超声的应用在实时超声监视或引导下，进行穿刺活检、抽吸检查、注射造影剂等方法诊断肿瘤，被认为是一种安全、准确的诊断方法。腔内超声应用于食管、胃、直肠、膀胱、阴道内等腔内肿瘤的检查，可早期诊断相应部位的肿瘤，了解肿瘤浸润的深度、范围和术前分期；术中超声对肿瘤的显示率和定位准确率显著提高，目前已广泛应用于肝、胆囊、胰、肾、腹膜后和妇科肿瘤的术中探测。彩色多普勒超声根据血流的有无、分布与类型对良、恶性肿瘤的诊断和鉴别诊断有一定的帮助。

（5）肿瘤的核医学诊断：某些放射性药物进入人体后，能选择性浓集于某一器官或肿瘤病变区，用显像设备获得放射性分布影像，根据放射浓集的程度来诊断肿瘤。放射性浓集高于邻近正常组织时为"热区"显像，反之为"冷区"显像。常用的放射性核素有：^{131}I、^{99m}Tc、^{75}Se、^{198}Au、$^{99m}Tc-DMSA$、$^{99m}Tc-MDP$ 等，分别用于甲状腺、甲状旁腺、肝、肾、骨等肿瘤。近年来应用淋巴系统对放射性胶体颗粒的运输、沉积和吞噬原理，用不同颗粒直径的 ^{99m}Tc 硫胶体做检查显示淋巴系统，特别是前哨淋巴结显像，提高了前哨淋巴结的检测率，为乳腺癌、胃癌、大肠癌、黑色素瘤等恶性肿瘤淋巴结清除的范围提供有价值的参数。近年来放射性受体显像、放射免疫显像特别是正电子发射断层摄影（positron emlssion computed tomography，PET）肿瘤代谢显像，利用肿瘤和正常组织之间的物质代谢上存在的差异，将发射正电子的放射性核素标记的蛋白质合成代谢、碳水化合物分解代谢的前体、受体配基等注入体内，用 PET 进行显像，可灵敏准确地定量分析肿瘤的能量代谢、蛋白质合成、DNA 复制增殖和受体分布等，以鉴别肿瘤的良恶性、转移灶尤其是淋巴的定位、肿瘤治疗效果的检测、肿瘤复发与否的鉴别等，对合理制订治疗方案、评价治疗效果等有很大帮助。目前最常用的显像剂为 ^{18}F-FDG，具有葡萄糖类似的细胞转运能力，可作为肿瘤细胞所摄取，但不参与进一步代谢而滞留在肿瘤细胞内。通过 PET 断层和全身显像可以对肿瘤进行定性，亦可对肿瘤葡萄糖代谢进行定量分析，以此鉴别肿瘤的良恶性。

第四节　肿瘤的化疗

化疗是一门相对年轻的治疗方式，广泛应用于临床仅六十年。但是它在恶性肿瘤的治疗中特别在多学科综合治疗中起到了越来越重要的作用。

（一）化疗的方式

在化疗和手术综合治疗恶性肿瘤时，根据治疗目的和化疗进行的时间，可分为新辅助化疗、辅助化疗和术中化疗三种方式。

1. 新辅助化疗（neoadjuvant chemotherapy） 是局部治疗[手术和（或）放疗]前所给予的化疗，又称术前化疗、诱导化疗（induction chemotherapy）或初次化疗（primary chemotherapy）。新辅助化疗适用于局部晚期的患者。新辅助化疗有很多优越性：例如通过化疗可使肿瘤缩小，增加完全切除的可能性，并可减少切除范围，尽量多保存正常组织；切除肿瘤时减少肿瘤播散的机会；通过早期控制微转移灶，而增加完全消灭肿瘤的可能性；根据切除标本的病理检查，了解肿瘤对所用化疗的敏感程度。但新辅助化疗也有潜在的缺点：例如毒副反应可能增加手术的并发症、感染、出血、影响伤口愈合等；如果属先天耐药性肿瘤，对化疗不敏感，化疗期间肿瘤可增大，反而失去手术机会。目前已证实，经过有效的新辅助化疗，可使乳腺癌、肛管癌、膀胱癌、喉癌、骨肉瘤和一些软组织肉瘤缩小手术范围，提高生存。以乳腺癌为例，综合文献报道局部晚期的患者经蒽环类和多西他赛联合化疗，有效率可达 40% ~ 94%。保乳手术的比例从 39% 增加到 59%。术后腋下淋巴结转为阴性 33%，乳腺病灶病理完全缓解达 28%。因此因降期而提高了保乳率。在膀胱癌中新辅助化疗已证实可延长有转移患者的生存期。在 NordicI 随机对照的 253 例患者中，接受 2 个疗程 DDP 70mg/m^2 和 ADM 30mg/m^2，5 年生存率优于对照组（57% 比 44%）。在另一膀胱癌的研究中，术前予以 M-VAC 方案使 T_2/T_{3a} 的病理 CR 率达 45.7%，T_{3b}/T_4 期也有 8.5% 病理 CR。局部晚期胃癌用新辅助化疗后能明显降期，改善预后。Magic 试验显示：术前后各 3 个疗程 ECF 方案化疗，可使 5 年生存率提高 13%。对骨肉瘤，国内外都强调术前全身化疗，给予大剂量 MTX 或包括多柔比星的联合化疗，加放疗，可施行创伤性和范围均较少的手术，达到保存肢体的目的。初治的原发性肝癌局部肿块较大，无法 I 期切除时，先予肝动脉插管化疗和栓塞，待肿瘤缩小后手术治疗，复旦大学附属中山医院肝癌研究所已取得了成功。

新辅助化疗通常用 3 ~ 4 个疗程。2 个疗程后应该评价疗效，有效时继续原方案。如果疾病进展，应视不同的肿瘤选择下一步治疗，对化疗敏感的乳腺癌可换其他非交叉耐药的二线方案。其他肿瘤二线方案有效率低，应改换治疗方式。

2. 辅助化疗（adjuvant chemotherapy） 在术后进行，目的是消灭术后体内可能存在的微小病灶，减少复发和转移，延长缓解期和生存期。辅助化疗通常在术后 2 ~ 4 周开始。大多用 4 ~ 6 个疗程。如果术后有明显残留病灶者，例如切端阳性，腹腔肿瘤腹膜有散在小结节等应视为对晚期病变的治疗，疗程应增加。

辅助化疗以乳腺癌研究的时间最长，规模最大，得出最可信服的证据。意大利和美国 30 多年的临床经验以及 20 世纪 90 年代以来的世界各国乳腺癌辅助化疗的荟萃分析结果表明：辅助治疗可以提高 10 年无病生存率和 10 年总生存率。腋下淋巴结阴性患者单纯手术的 5 年生存率是 70% ~ 85%，10 年生存率约 70%。对其中具有高危复发因素例如：年龄 <35 岁、原发病灶大于 2cm、细胞分化程度 III 级、HER2/neu 阳性、ER 阴性、血管或淋巴管内有癌栓，S 期细胞比例明显增高的应予以辅助化疗。化疗对腋下淋巴结阳性的绝经前和绝经后患者均有效，能降低复发率和死亡率，特别在绝经前更明显。早期乳腺癌临床试验协作组 75 000 例乳腺癌 10 年随访结果表明术后辅助化疗降低绝经前复发率 37%，死亡率 27%，降低绝经后复发率 22%，死亡率 14%。辅助内分泌治疗可以提高激素受体阳性乳腺癌的 10 年无病生存率和 10 年总生存率。最近 Peto 等报道一项大规模国际多中心随机试验结果，11 500 例乳腺癌，59%ER 阳性，41%ER 不明。随机接受 5 年或 10

年他莫昔芬。结果显示在5年的基础上继续服用他莫昔芬可以降低近期复发风险。乳腺癌的死亡率和总死亡率也在这组中较低，但未达到统计学差异。ATAC试验比较了芳香化酶抑制剂和他莫昔芬对激素受体阳性的绝经期后的乳腺癌的作用。芳香化酶抑制剂比他莫昔芬延长5年疾病复发时间2.8%，9年复发时间4.8%。芳香化酶抑制剂的子宫内膜癌发生率较他莫昔芬低。但治疗相关的骨折发生率高。结论是激素受体阳性的绝经期后乳腺癌内分泌治疗首选芳香化酶抑制剂，芳香化酶抑制剂的疗效和安全性比他莫昔芬具有优势。

大肠癌术后辅助化疗可减少Ⅱ、Ⅲ期患者的复发率，增加无病生存率。国际多中心MOSAIC试验中，2 246例Ⅱ、Ⅲ期结肠癌患者术后随机入组FOLFOX4或LV5-Fu2。FOLFOX4组3年无病生存率76.4%，3年总生存率80.2%，毒副反应轻。根据这个试验结果，FOLFOX4方案目前是大肠癌的辅助化疗标准方案。

2003年以来，多个大样本随机对照试验证实含铂化疗对Ⅰb～Ⅲ期非小细胞肺癌术后辅助化疗有益。IALT试验随访7.5年，辅助化疗组DFS持续长于对照组。JBR-10试验中位随访9.3年，N1，T>4cm组有生存获益。CALGB9633最新结果显示辅助化疗组优于对照组，中位生存8.2年vs6.6年，8年生存率51%vs45%。

成骨肉瘤患者术后全身化疗，可明显减少肺转移的发生，无病生存率可达40%～90%。

总之随着新药的开发，包括生物靶向治疗药物在晚期肿瘤治疗中经验的累积，大规模全球多中心临床试验的开展，术后辅助治疗将在肿瘤的治疗中起到更重要的作用。

3. 术中化疗　任何使肿瘤压力增加的情况都可能使癌细胞进入血液循环，手术操作也不例外。对已侵犯浆膜层的消化道肿瘤，手术时可能已有癌细胞脱落后在腹腔内种植。术中化疗是防止医源性播散的重要手段之一。对胃肠道肿瘤，术中可予5-FU 500～1 000mg静脉滴注。日本胃癌组报道术中静脉注射MMC 20mg，第二天10mg，以后FT207维持，T₃和淋巴结阳性患者的生存率高于对照组。日本山口等认为对某些支气管肺癌，术中作支气管动脉内化疗也有裨益。对卵巢囊腺癌则更主张手术时即开始腹腔内化疗，继以术后腹腔插管化疗。有人主张在切除肿瘤后，从相应的静脉内注入化疗药物，以期杀灭进入血液循环的癌细胞。除用氮芥浸泡外，对中晚期胸腔或腹腔内恶性肿瘤患者，特别是在已有胸腹腔转移和（或）胸、腹腔积液时，于关胸或关腹前留置DDP 60～100mg、MMC 6～10mg或TSPA 20～40mg有肯定价值。

（二）化疗的适应证

化疗适合于以下的情况：

（1）对化疗敏感的表现为全身性疾病的恶性肿瘤：白血病、多发性骨髓瘤、恶性组织细胞瘤、霍奇金病和非霍奇金病。化疗作为首选。

（2）化疗疗效较好的恶性肿瘤：绒毛膜上皮癌，恶性葡萄胎、精原细胞瘤、卵巢癌、神经母细胞瘤。

（3）作为综合治疗的组成部分，实体瘤术前、放疗前的新辅助化疗，术后的辅助化疗。

（4）实体瘤广泛转移或治疗后复发转移。

（5）恶性体腔积液：胸腔、腹腔、心包腔内化疗。

（6）肿瘤急诊：上腔静脉压迫综合征、脊髓压迫、脑转移颅内高压，不宜或无法放疗时。

（7）提高局部药物浓度：介入治疗，膀胱内灌注，鞘内注射。

（三）化疗禁忌证

有以下之一情况时不能化疗。

（1）全身衰竭或恶病质，Karnofsky生活功能指数<60。

（2）重要脏器功能不全：严重骨髓抑制、肝肾功能异常、心脏功能失代偿、严重肺气肿、肺功能差

（3）感染、发热、出血。水电解质紊乱，酸碱平衡失调。

（4）胃肠道梗阻。

（5）已知对该药物或赋形剂过敏。

第五节　肿瘤热疗及超声治疗

（一）肿瘤热疗

肿瘤热疗（hyperthermia）即通过加热来治疗肿瘤。传统的肿瘤热疗又称温热疗法，是通过加热人体的全身或局部，使肿瘤组织的温度上升至有效的治疗温度（42℃左右），并维持一定时间，达到使肿瘤细胞灭活、而周围正常组织完好无损的治疗目的。

肿瘤热疗可追溯到很久以前，西医鼻祖希波克拉底曾用热来治疗肿瘤，并留下其著名的格言：肿瘤药物不能治的可用手术治，手术不能治的可用热疗治，热疗不能治的那就确实没治了。1866 年德国医师 Busch 报道一例经组织学证实的小儿面部肿瘤，经过了丹毒所致的高热后肿瘤完全消失。随后又有许多关于高热使肿瘤消失的报道。Robdendury 总结了 166 例肿瘤自行消退的病例，其中有 72 例接受过热疗或有过高热。这类报道使人们开始认识到热可能作为一种治疗肿瘤的手段，于是大量学者尝试用各种手段诱发高热或加热人体来治疗肿瘤，并深入研究肿瘤组织加热后的生物学效应。虽然当时采用的物理加热装置很简陋，监测方法较粗糙，技术手段也较局限，但几乎都得出一个结论：肿瘤组织较正常组织更不耐热，即肿瘤怕热。由此催生了现代肿瘤热疗学。

1. 肿瘤热疗机制　大多数肿瘤组织和肿瘤细胞不能耐受 41.5 ~ 43℃ 的高温，而正常组织耐受的极限温度是 45℃，故 42℃ 温度左右是肿瘤热疗的关键温度。

（1）高温的选择性治癌效应：肿瘤组织血管网发育不良，结构紊乱，且缺乏神经支配，由于肿瘤内有较多的血窦而缺乏完整的动静脉系统，而肿瘤内有效血流仅为正常组织的 10% 左右。受热后，在瘤内易形成热积累，温度往往高于正常组织 3 ~ 7℃，该温度差可使肿瘤处于有效杀伤温度，而周围组织无损。

（2）热对乏氧细胞的作用：实体肿瘤组织中含有 20% ~ 50% 的乏氧细胞，这是大部分肿瘤放、化疗失败的主要原因。大量研究表明，乏氧细胞对高热敏感，高热还可降低肿瘤微环境中的 pH 值，从而进一步增加热对肿瘤的杀伤作用。由此推断并经实验证实，热疗对放、化疗有增敏作用。

（3）加温可引起细胞核仁和膜结构的变化，使生物大分子 DNA、RNA 和蛋白质去稳定，阻止癌细胞进入分裂期。另外高温能诱导肿瘤细胞凋亡，并可通过肿瘤抗原的释放提升机体的抗肿瘤免疫功能。

2. 加热方法　按加热的区域分为全身加热和局部加热

（1）全身加热：通过升高全身体温，杀灭血流中或已转移扩散的癌细胞。①体外循环全身热灌注法（TEMETtml1000，已通过 FDA 认证）：全身麻醉下，双侧股静脉穿刺，将血液引出体外，加热后回注入体内，使全身体温升高。升温过程中以直肠温度来反映人体中心温度。②红外加热：将患者置于加温舱内，以波长为 700 ~ 1 400 纳米的红外线均匀加热皮下毛细血管，经血液循环将人体温度控制在 40 ~ 41.8℃。

（2）局部透热：肿瘤组织因上述的特性而升温较周围正常组织快，热损伤明显。①电磁波加热：微波和射频都有较强的穿透性，已应用于深部肿瘤加热，但两者均有不同程度的脂肪过热现象。②平面超声波加热：超声波也有较强的穿透性，且是一种完全绿色的治疗手段，但由于其受含气组织和骨的干扰，临床应用受限制。

局部透热是一种安全简便，近似无损的热疗方法，但由于目前缺乏有效的无损测温手段，即无法明确肿瘤的各个部分的真实温度，限制了其疗效；有创测温（插测温针）又因疼痛、感染、出血和可能针道转移等原因而难被广泛接受。

（3）体腔灌注热疗：将化疗药物和生理盐水在体外加热至 45℃，用体外循环泵将其导入体腔内，并持续循环，监测出、入水口及体腔内温度，确保体腔内水温在 42 ~ 43℃，维持一段时间。该方法可用于手术中，也可在术后连续冲灌以增强对种植病灶的杀灭作用。

（4）组织间热疗：将针状加热装置插入肿瘤内，发射射频或微波，短时间内在其周围产生较高的热场，局部可达 100℃，使该范围内肿瘤组织坏死。这种加热方法又称肿瘤消融，其治癌机制有别于传统的热疗，而更接近外科手术的"刀样效应"，故又称射频刀或微波刀。严格意义上组织间加热已不属传统的热疗范畴。

3. 临床应用　虽然高温的杀癌效应已被公认，但就目前的热疗手段和装置而言，热疗排在手术、化疗之后，大多作为化、放化疗的增敏辅助手段，而较少单独应用。对局部热疗而言，缺乏直观、无损和精确的测温技术仍是阻碍其临床推广的主要原因。

（二）肿瘤的高强度聚焦超声治疗

由于超声波兼备了穿透性和方向性，早在 20 世纪 40 年代就有国外学者设想类似太阳光经凸透镜聚集而产生高温，将超声波穿过人体，聚焦于深部的肿瘤组织，利用高温杀灭肿瘤，这就是高强度聚焦超声（high intensity focused ultrasound，HIFU）的概念。随着近年来计算机技术和高清影像学技术的快速发展，这种设想已得实现。20 世纪 90 年代中期，我国重庆、上海和北京分别研制成功 HIFU 治疗设备，于 1997 年开始临床治疗，在世界上率先系统地阐述了 HIFU 治疗肿瘤的有效性和可行性，并迅速积累了大量的成功病例，引起国际同行高度关注。目前我国在 HIFU 的临床应用方面居世界前列。

1. 机制　热能杀灭肿瘤，但不同的温度引起不可逆细胞损伤所需的时间是不同的：45℃ 时需 15 小时，

50℃时需180秒，60℃时需3秒，70℃时仅需0.25秒，故提高疗效的最佳方法就是大幅度提高温度。

HIFU系统能将超声波聚焦于体内肿瘤，形成直径3mm、长径8mm的椭球形高能量密度区域，在该区域可达3 000～10 000W/cm²，为诊断用超声的3万～5万倍，使肿瘤组织在短时间内达70℃以上，导致瞬间凝固性坏死，而肿瘤周围的正常组织由于远离焦点而完好无损。3mm×3mm×8mm的焦域只是一个治疗"像素"，通过点和点的叠加排列，形成线，线和线的叠加形成平面，最后由多个平面排列形成立体状，覆盖整个肿瘤。这种由点的叠加排列扫描覆盖整个肿瘤组织的治疗方式使肿瘤各部分的加热十分均匀，并能完全按肿瘤立体形状勾边治疗，是真正的适形治疗。

HIFU治疗具有其他治疗无法比拟的优势，现以上海某科技股份有限公司研制的HIFUNIT9000机为例说明：①完全体外治疗，患者无明显的疼痛，不出血，不需麻醉。②不产生电离辐射损伤，安全性好，几乎无创，可重复进行。③实时监测，适形治疗：治疗过程中，操作者通过内置B超探头，同步监控治疗进程，并可通过灰度变化评判即时疗效。④高温封闭了肿瘤周围的小血管和淋巴管，阻断了肿瘤的转移途径。

2. 临床应用　目前HIFU已广泛应用于腹、盆腔实体肿瘤的治疗，如胰腺癌、肝癌、肾癌、后腹膜肿瘤、子宫肌瘤、卵巢癌、前列腺癌及腹、盆腔内转移性肿瘤，尤其对胰腺癌和后腹膜肿瘤，HIFU治疗由于不受后腹膜复杂的血管等解剖结构的限制，在治疗中尽显优势。另外HIFU用于乳腺癌的保乳治疗和骨肉瘤的保肢治疗，都有成功病例报道。

由于超声波行程中受含气组织和骨组织的干扰，因此HIFU无法治疗肺部和颅内肿瘤；另有一部分右叶肝肿瘤因肋骨阻挡而无法用HIFU治疗；离皮肤1cm以内的肿瘤用HIFU治疗时，难免会损伤皮肤；空腔脏器由于壁薄，内含气体，治疗时有穿孔可能，故肠癌不作为其适应证；有时患者腹部胀气明显，肿瘤组织难以用B超清晰显示，同样超声波束在穿过含气组织时会有明显损耗，这种情况也会影响疗效。

做为一种安全的肿瘤适形高温消融治疗，HIFU可单独应用。然而HIFU进入临床应用还不到十年，虽然其安全性和局部效应已得证实，目前还缺乏大样本的长期随访数据，尤其是缺乏和现有常规治疗方法随机对比的研究资料，因而HIFU的临床应用目前还限于下列情况：①无法手术切除的晚期肿瘤。②因患者高龄、体弱或并发症多而无法耐受手术的肿瘤。③术后复发、转移，不宜再次手术的肿瘤。④患者坚决拒绝手术。

3. 展望　缺乏有效的无损测温方法，同样也是影响HIFU疗效的主要因素。和放射线不同，超声波在穿过不同组织时有折射、反射，遇含气组织会大量衰减，最后达到靶区的剂量难以准确测算。治疗后的超声造影、彩色多普勒、增强CT，MRI，乃至PETCT可客观反映肿瘤组织的灭活情况，但只有治疗时的实时测温才能真正指导治疗，从而保证疗效。国外已有应用MRI定位和测温的HIFU设备，价格昂贵，其用于子宫肌瘤的治疗已经获FDA认证，目前我国尚未引进。和现有的用超声引导的HIFU设备相比，MRI引导的HIFU能从根本上确保HIFU治疗的有效性和安全性，这将是肿瘤局部治疗领域中最激动人心的一次革命。

第六节　肿瘤的急症

恶性肿瘤在进展过程中或抗肿瘤治疗过程中常可出现一系列并发症与急症。某些并发症与急症甚至严重威胁患者的生命，是导致死亡的重要原因。针对常见肿瘤急症有许多处理方法，下面代表性地介绍一些基本措施。

一、肿瘤合并感染

感染是恶性肿瘤常见的并发症。占恶性肿瘤患者死亡的第一位。癌症患者在抗肿瘤治疗中会影响细胞免疫和体液免疫，粒细胞减少症或粒细胞缺乏，局部组织防御屏障破坏（各种穿刺术、灌注术、置管术），肿瘤坏死、肿瘤相关的梗阻（肺或泌尿道）营养不良及长期卧床，诸多因素导致患者容易出现感染，尤其是粒细胞缺乏导致的感染，是癌症的常见并发症，也是癌症患者死亡的常见原因之一。

（一）病原学

病原体包括细菌、真菌、病毒及寄生虫。约有95%以上的感染的病原体是细菌。有50%的发热性中性粒细胞减少症经临床证实存在有感染，但只有25%有微生物学证据，历史上最常鉴别出来的危及生命的G⁻菌为铜绿假单胞菌，大肠埃希菌，克雷白杆菌。目前发热性中性粒细胞减少症期间的感染中，经微生物学证实有三分之二是G⁺菌感染，常见的G⁺需氧球菌（草绿色球菌，凝固酶阴性葡萄球菌，金黄色葡萄球菌）。

部分 G⁺ 菌感染仅对万古霉素和替考拉宁敏感。坏死性黏膜炎，直肠周围脓肿蜂窝织炎，腹腔内或盆腔感染，坏死性中性粒细胞减少性结肠炎，鼻窦或牙周脓肿，常并发厌氧菌的感染。

真菌性病原（念珠菌、曲菌）通常出现较晚，作为继发性感染出现在粒细胞减少时间长和使用抗生素的患者中。

常见的病毒性感染的病毒包括单纯疱疹病毒，带状疱疹病毒，巨细胞病毒，EB 病毒，呼吸道合胞病毒和流感 A 病毒。

肿瘤患者并发感染最常见的疾病是肺炎、败血症、腹膜炎、泌尿系炎症。口腔溃疡和带状疱疹也较常见。

（二）临床评估

1. 发热　每天三次口温超过 38℃，或者超过 38.3℃持续 1 小时 2 次，或超过 38.5℃一次均考虑为发热（但要除外其他原因）（肿瘤坏死，输血或生物制剂的原因）。

2. 中性粒细胞减少性发热　定义为中性粒细胞绝对值少于 0.5×10^9/L（或者预计将要降至 0.5×10^9/L 以下），这种血常规、常见于大剂量放化疗后，患者常表现有极度乏力，起病急骤，神志模糊、畏寒、高热、多汗、咽喉痛，头痛及全身关节疼痛。

3. 明确感染灶　在中性粒细胞减少患者中能够提示感染的临床症状和体征可能并不明显，可能因为中性粒细胞减少导致继发的炎症反应也下降有关，因此需详细询问病史记录末次化疗周期的开始第一天至出现发热的时间，以估计中性粒细胞减少的预期持续时间。原发感染病灶通常为胃肠道（继发于化放疗所致黏膜炎的细菌移位），皮肤（来自动静脉置管），也可能来自齿龈，直肠或呼吸道。故对怀疑感染的患者应仔细检查，体格检查包括皮肤（甲周）、黏膜、口咽、耳、肺、腹部、手术部位、直肠周围区域。中性粒细胞减少的患者应避免使用直肠体温计，除怀疑有直肠周围脓肿，一般避免进行直肠指检。中性粒细胞减少性发热的临床表现见表 1-5。

表 1-5　中性粒细胞减少性发热临床表现

主要体征	直立性低血压，脉压增大，低氧血症
皮肤及软组织	皮疹、蜂窝织炎、脓肿、皮下结节等
口腔	黏膜炎、真菌性口腔炎、疱疹、坏死性齿龈炎、齿脓肿
胸	胸部啰音、胸膜摩擦音等
腹	腹肌紧张、压痛、反跳痛等
肛周导管	溃痛红斑、硬结、脓肿等
导管外口	红斑、硬结、置入点渗出等
导管途径	红斑、皮肤硬结、通路局部触痛等

4. 病原体检查　为明确病原体类型及其对药物敏感性，应在抗生素使用前作两套血培养。需要时作革兰染色和痰、尿及可疑部位渗出液的培养。腹泻时应检测艰难梭状芽孢杆菌毒素、细菌（沙门菌、志贺菌、弯曲杆菌、产气单孢菌属和耶耳森菌病素）。病毒（轮状病毒或巨细胞病毒等）。对于顽固性发热应反复做血培养，每日一次，或者初次培养后 48～72 小时重复做血培养。如有神经系统感染的症状，应考虑做腰穿。其他生化指标的检查也很重要（肝肾功能、电解质等）用于调整抗生素的剂量和监测药物可能的毒性反应。如影像学高度怀疑肺部真菌感染可进行支气管镜或肺穿刺检查。

（三）影像学检查

应常规做肺部 X 线检查，对持续存在肺部症状者应及时复查。对于顽固性发热或有感染征象的患者，据需要行 B 超、CT、MRI 等其他影像学检查以协助诊断。

（四）治疗

需要及时有效的控制感染，重症感染的患者在未确诊或无法确定病原体时，最初的治疗应该选择高效杀菌广谱抗生素经验性治疗，一旦明确感染病原体的类型后，及时更换为敏感的窄谱抗生素，实行降阶梯治疗。

1. 经验性治疗　癌症患者的体温 >38.5℃；或一日连续 3 次 >38℃；超过 38.3℃持续 1 小时 2 次时提示有合并感染的可能。对于轻度感染可口服头孢克洛或左氧氟沙星等，对不危及生命的中度感染可选用第三代头孢菌素。对于可能危及生命的重度感染，单药可选碳青霉烯类（亚胺培南、美罗培南、厄他培南）或第四代头孢菌素，头孢他啶。两药联合治疗：广谱 β–内酰胺类加氨基糖苷类。近期的研究提示，碳青烯类抗菌谱最广，可以杀灭院内顽固性细菌，具有良好的耐酶性，使 β–内酰胺环不被细菌产生的酶分解，其耐药性最低为 5%（头孢他啶为 8%，头孢曲松钠为 32%，头孢噻胺为 38%），而且与其他 β 内酰胺类抗生素无交叉耐药。因此，对于高危重症患者应选单药治疗，如亚胺培南–西司地丁钠 1.0g 静滴，每 8 小时 1 次，或头孢吡肟（马斯平）2g 静滴，每 8 小时 1 次或头孢他啶 2g 静滴，每 8 小时 1 次（不推荐头孢曲松，因为抗假单孢菌作用弱）直到热退后 5 ~ 7 天。只有革兰阳性葡萄球菌感染风险高时（静脉留置通道，重度黏膜炎，耐甲氧西林的金黄色葡萄球菌感染）可加用万古霉素。广谱抗生素连续用 5 ~ 7 天以上，应考虑予预防真菌感染药物，如氟康唑 50g，口服，每天一次。

2. 特殊感染治疗　如下所述。

（1）粒细胞缺乏伴感染

1）保护性隔离，当中性粒细胞绝对计数 <0.5×10^9/L 时最好收住层流病房对患者进行保护性隔离，减少患者发生外源性感染机会，无条件者需简易隔离，每天对隔离病房进行紫外线消毒 2 ~ 4 次，每次 30 分钟。

2）注意皮肤，口腔，上呼吸道，泌尿道的护理，必要时应予以支持治疗。

3）抗生素的应用，对于患者中性粒细胞绝对计数 <0.5×10^9 或预计未来 2 天后出现 <0.5×10^9 合并体温 ≥ 38℃持续 1 小时，或口腔体温 ≥ 38.5℃ 1 次，应进行风险评估。立即从血液，尿道直肠咽喉及其他可见损伤处取样进行细菌培养。常规行 X 线胸部检查。根据临床评价后进行初始抗生素治疗，嗜中性粒细胞减少性发热治疗原则归纳见表 1-6。

表 1-6　嗜中性粒细胞减少所致发热治疗原则

首程治疗：单药		标准方案：4~5 天
头孢他啶	2g 每 8 小时 1 次	对革兰阴性菌及革兰阳性菌均有作用（包括链球菌和金黄色葡萄球菌）
头孢吡肟	2g 每 8 小时 1 次	
亚胺培南	500mg 每 6 小时 1 次	广谱抗生素：革兰阳性、阴性菌、各类厌氧菌；对肠道来源致病菌效佳，但较头孢他啶毒性大
美罗培南	1g 每 8 小时 1 次	广谱抗菌，较产耐药及神经毒性（如致癫痫发作）
二线治疗	1g 每 12 小时 1 次	对青霉素过敏患者
万古霉素	2g 每 6~8 小时 1 次 \	
+ 氨曲南	1g 每 12 小时 1 次	适用于：重症血管置管感染；a 溶血链球菌感染，对苯唑西林耐药的金黄色葡萄球菌或肺炎链球菌感染；单药治疗仍持续发热患者
		初治患者出现下列情况：血流动力学紊乱患者；高度怀疑多药耐革兰阴性杆菌感染者
氨基糖苷类		
硫酸庆大霉素	每日一次	
妥布霉素		
阿米卡星		
甲硝唑	500mg 每 6 小时 1 次	与头孢他啶或头孢吡肟联用可增强抗压氧菌疗效
解救治疗方案		病情恶化病例（如出现血压降低、新的肺部浸润灶等）、仅表现持续发热不需要更改方案
美罗培南（或亚胺培南）		
+ 妥布霉素（庆大霉素）		应用于持续发热 5~7 或给予广谱抗生素后出现新肺
联用抗真菌类		部浸润病灶者：标准剂量，如疑为曲霉菌感染，剂量为
两性霉素 B		1mg/(kg·d) 或更高
脱氧胆酸盐		疗效相当而毒性低于两性霉素 B
两性霉素 B 脂质体 (ambisome)	3mg/（kg·d）	低危病例（如实体瘤、短期中性粒细胞减少、首次使用
氟康唑	400mg/d	抗真菌药物等）

治疗 3 ~ 4 天后重新的临床评定，如果广谱抗生素使用 3 ~ 4 天后仍发热，可能存在非细菌感染，或新的感染，原始感染未清除（脓肿、静脉留置管通路感染）抗生素量不足，药物热，肿瘤热，应针对这些可能的发热原因进行反复检查以明确病因给予最佳治疗。

4）特殊情形的治疗

a. 低血压患者，可选用广谱抗生素包括 β–内酰胺类 + 氨基糖苷类 + 万古霉素。

b. 肛周蜂窝织炎，齿龈炎或可疑腹腔内感染，可使用亚胺培南或美罗培南或加甲硝唑或替硝唑或奥硝唑。

c. 肺部感染（军团菌，衣原体肺炎，可使用阿奇霉素）。

d. 院内获得耐药性革兰阴性菌感染，碳青霉烯类（亚胺培南和美罗培南）疗效优于头孢菌素（头孢他啶和头孢吡肟）。

e. 青霉素过敏患者，氨曲南+万古霉素。

5）刺激骨髓造血：粒细胞集落刺激因子（granulocyte colony-stimulating factor，G-CSF，75～150mg 皮下注射每日1～2次，粒-巨噬细胞集落刺激因子150～300mg 皮下注射，每天1次，一般连续用7～14天。）

（2）真菌感染：长期嗜中性粒细胞减少与机体真菌感染密切相关，且死亡率较高，美国感染病协会（ID8A）出版的指导方针也推荐在持续发热5～7天后，开始加用经验性抗菌治疗，治疗常用方案如下：

1）无真菌感染低危患者，氟康唑 200mg/d，口服至发热停止且 ANC>500/ml 即可停用。

2）白念珠菌感染可选用氟康唑 200mg 静滴，每天1次，首次加倍，连续7天，然后在末次念珠菌感染后检查阴性后，再口服氟康唑 100mg，每天一次，用2周。

3）深部组织真菌感染如侵袭性肺曲霉菌病：卡泊芬净首次 70mg 静滴维持剂量 50mg/d；伏立康唑，第1天 6mg/kg 静滴，每12小时1次，然后 4mg/kg，每12小时1次；或两性霉素B，首次 0.1mg/kg 静滴，每天1次，以后每天增加 5mg，直到 0.65mg/kg，总量2～3g。治疗时间取决于患者机体状态及临床效果。

（3）血管内导管相关性感染：对于长期置导管患者出现不明原因发热，血管内装置周围的炎症或者化脓，不明原因的血行感染、感染性休克、心内膜炎、肺脓肿等的患者应高度警惕血管内导管相关性感染的可能。需分别通过导管和外周静脉抽取双份血培养，当出现下列情况时，应高度怀疑为导管相关性感染：导管血培养结果阳性，而外周血培养结果阴性；导管血培养和外周血培养结果具有量的差异[导管血培养菌落形成单位（CFU）比外周血培养高5～10倍，或者 >100CFU/ml]；导管血培养和外围血培养出现阳性结果有时间上的差异（>2小时）；如果导管血培养和外周血培养结果均为阳性，且无其他原因，也应怀疑为导管相关性感染。如果更换或取出的导管应行导管细菌培养和菌落数定量检查。如果导管细菌半定量培养菌落数达到 15CFU 或者定量培养达到 10^2CFU，同时伴有局部或全身感染的症状，则提示导管相关性感染。

最好的治疗方法是更换或取出导管。对于局部的感染，无菌血症没有脓肿，蜂窝织炎，发热或并发症者给予拔除导管继续随访。对于局部感染并发热的患者，需拔除导管并给予静脉抗生素应用。对于脓肿或蜂窝织炎及存在菌血症的患者需要经验性静脉抗生素应用及拔除导管。据经验血管内导管相关性感染大多数为 G+ 菌感染，少数为 G− 菌或真菌感染，经验性治疗一般选用万古霉素 0.8g 静滴，每天2次，或头孢哌酮-舒巴坦（舒普深 1.0g 静滴，每天2次），待导管病原菌培养的结果更换敏感抗生素。

（4）疱疹病毒感染

1）巨细胞病毒感染：更昔洛韦 5mg/kg 静滴，每12小时一次，用14～21天，维持期，更昔洛韦每天 5mg/kg 静滴，连续14天。

2）带状疱疹病毒感染：阿昔洛韦 5mg/kg 静滴，每8小时1次，用7天。

二、出血性急腹症

（一）肝癌破裂出血

发生率约 9%～14%。肝癌组织坏死液化可自发性破裂，引起出血，也在外力作用下发生破裂，如限于包膜下可有肝脏迅速增大，急骤疼痛，若破入腹腔可发生弥漫性腹膜炎，甚至失血性休克或死亡。有的患者在破裂前无任何癌症迹象，而是以破裂出血为首发症状出现，甚至手术探查才得以发现。据报道发现肝癌破裂出血在肝癌死亡原因中占第四位。

临床上，破裂之前做出诊断是很重要的一步。其临床表现与肿瘤破裂口的大小及出血速度和量的多少有关。小的出血仅局限于肝包膜下，患者仅感觉上腹疼痛，出血3～5日后可自行吸收，疼痛缓解，血液流到腹腔可以引起腹膜炎征象，易误诊为胆囊炎，阑尾炎。破裂口大，出血量多，发病一般较急，患者突感上腹剧痛，可伴腹胀、恶心、呕吐、面色苍白、脉快、冷汗、四肢湿冷、血压下降、出现休克。体查时有腹肌紧张，全腹压痛，反跳痛，以肝区最为明显，叩诊有移动性浊音，右下腹穿刺可抽出不凝固性血液。

辅助检查：血红蛋白和血细胞比容减少。一旦考虑此病时，应迅速进行超声或 CT 扫描。

肝癌破裂出血治疗目的是控制出血和保肝治疗，关键是迅速控制出血。控制出血的方法包括手术和非手术治疗，非手术治疗效果差，手术治疗效果确切。少量出血或肝被膜下出血，血流动力学平稳时，可严密观察病情变化，不需要急诊手术。对于晚期肝癌破裂出血，不能耐受手术及经过充分液体复苏后血流动力学不稳定者采取非手术治疗。一般采取卧床休息，取肝区部位置腹带加压包扎。静脉输注止血药，保肝治疗，对症处理。

外科手术治疗：一般认为只有手术才能可靠地止血，因此对于能耐受手术者，诊断明确的肝癌破裂出血伴失血性休克或短期内血红蛋白迅速下降者；不能除外其他原因的腹腔出血者；估计能做肝癌切除或其他有效治疗者；无明显黄疸、肝功能尚好、无大量腹腔积液、无其他器官功能障碍和远处转移者，给予急诊液体复苏后，进行剖腹术并清除血肿。根据情况采用局部填塞缝合术、微波高温固化止血术、肝动脉结扎术、肝叶切除术、无水乙醇注射法。对破口大，出血量多，不允许行肝叶切除和肝动脉结扎术者，也可考虑用纱布条填塞术。

术后的并发症包括：败血症、DIC、心肺功能问题及再出血可能。

（二）上消化道出血

上消化道出血是癌症患者中最常见也是最危险的消化道急症之一。癌症患者上消化道出血的诱因多与非甾体类抗炎药物或皮质类固醇药物，胃炎或消化性溃疡有关。仅有20%的上消化道出血是自身恶变造成的。胃癌患者多由于组织坏死，黏膜糜烂及血管破溃而出血。一般表现为隐性出血，部分能引起呕血黑便，约有5%的患者可发生大出血。可伴有循环障碍，低血压或休克症状需要紧急处理。消化道出血约占肝癌死亡原因15%，合并肝硬化或门静脉高压、肝静脉癌栓者则可因门静脉高压导致食管胃底静脉曲张破裂出血。胃肠道黏膜糜烂、凝血功能障碍也是消化道出血原因。

临床上的评估十分重要。询问患者先前的一般状况；是否有严重失血引起的贫血或低血压症状，评估患者是否需要立即复苏；癌症治疗史（化疗、放疗或手术治疗）；有无与胃十二指肠出血相关的危险因素：如是否服用非甾体类抗炎药物（阿司匹林，吲哚美辛）、皮质激素、抗凝剂（华法林）及 β 受体阻滞剂，该类药物有减慢心率的作用，同时也会增加发生休克危险。

1. 临床表现　上消化道出血患者的症状表现为呕血。新鲜血液呈鲜红色，如在胃内存留一段时间后呈咖啡色。对部分患者来讲唯一症状是黑便。少量缓慢出血可无症状，可有轻微头昏，乏力等症状。严重出血最敏感的指标是心动过速和体位改变（由平卧改为坐位式）引起血压下降（下降幅度大于20mmHg）。急性大量出血，一次性出血量超过800ml，可出现心悸、脉搏加快、冷汗、烦躁、面色苍白、皮肤潮湿、血压下降等症状。部分患者常以头晕、乏力、气短、多汗、贫血及低血压状态来院就诊，这时常规直肠指检对诊断尤为重要。极少部分可以无任何病史，而以上消化道出血为第一症状。

2. 处理原则　积极止血、维持血容量，必要时手术治疗。尽快止血是关键，止血措施有药物止血，胃镜下止血，三腔二囊管压迫止血，介入治疗止血及手术止血。

（1）一般治疗：立即停用诱发出血的药物；保持静脉输液通道，维持足够的血容量；但门脉高压上消化道大出血扩容、升压治疗要慎重，因为短时间大量不仅稀释血液而且使门脉压力升高，大出血加重；确保血小板计数大于 50×10^9；抗生素的应用：进展期肝硬化患者尤其是出现出血时，易并发细菌感染。出血后短期预防性应用抗生素能有效控制感染和提高生存率，大多数首选喹诺酮类抗生素，持续 7～10 天。

（2）止血药物的应用：生长抑素及其制剂：由于生长抑素（somatostatin）具有降低门静脉压力和减少侧支循环血流量的作用，故应用于食管胃底静脉曲张破裂出血的治疗，如思他宁首次负荷量给予 25～50yg 静注后，继以 25～50μg/h 静脉维持；抑制胃酸分泌的药物：对消化性溃疡和急性胃黏膜损害所引起的出血，常规给予质子泵抑制剂或 H2 受体拮抗剂如奥美拉唑 40mg，每12小时1次或法莫替丁 20mg 每12小时1次，静脉途径给药；静脉输入止血药如垂体后叶素 20U 溶入 200ml 葡萄糖液中，30分钟滴完，3～4小时可重复使用；也可用去甲肾上腺素 8～16mg 溶于 100～200ml 0.9% 氯化钠注射液，行胃腔灌注。

（3）内镜治疗：内镜治疗具有止血快、费用少、住院时间短和再出血率低等特点，已广泛应用于临床。内镜检查如见有活动性出血或暴露血管的溃疡应进行内镜止血。证明有效的方法包括高频电凝、热探头、激光、微波、止血夹、硬化剂注射法、内镜下静脉套扎（EVL），EVL 是治疗食管静脉曲张的安全有效的方法。

（4）手术治疗：术前要考虑尽量采用一次性根治切除肿瘤。如病情十分危重，又合并有并发症者，可考虑姑息性局部切除止血。

（三）宫颈癌大出血

宫颈癌晚期可发生大出血。主要是溃疡型破溃后侵犯血管所致。

1. 临床表现　阴道大出血及失血的全身表现，如面色苍白、皮肤湿冷、脉搏加快、血压下降等。对晚期患者来讲大出血可能是病情的发展的最终结果，一般都已失去手术根治的机会。

2. 处理　①局部压迫止血，选用纱布紧压宫颈病灶，或用1%肾上腺素2ml或1%麻黄碱2ml溶于100ml0.9%氯化钠注射液中，将纱布浸湿后紧压宫颈病灶，24小时后更换纱布。②短距离放射治疗对于子宫和宫颈癌大出血是最好的方法。若局部压迫止血失败，在生命体征平稳下，可行⁶⁰Co局部后装止血，剂量每次800～1 000cGy，每周一次。③动脉介入性栓塞。④髂内动脉结扎术，可使子宫血流量减少一半，是一种老式的传统止血法。⑤一般治疗包括：补充血容量，止血及抗感染等治疗。

三、恶性心包积液和心包填塞

约有5%～10%癌症患者可以发生心脏及心包受侵，其中有1/2患者侵及心包，1/3患者侵及心肌，余者为两者均受侵。只有15%的恶性心包积液患者发生心包填塞，这往往代表疾病到了终末期。心脏和心包转移比原发肿瘤多40倍。

癌症相关心包积液和心包填塞最常见病因为肺癌、乳腺癌、纵隔淋巴瘤及白血病是发生心脏和心包转移的最常见病因，其次为黑色素瘤及肉瘤，霍奇金病患者纵隔放疗后约5%的患者发生心包积液。肺癌和乳癌占所有心包积液患者的60%～75%。尸检资料证实有35%的肺癌患者；25%乳腺癌患者发生心包转移。转移通常为直接侵犯，血行播散和淋巴转移。某些化疗药物也引发心内膜纤维化但发生心脏压塞较为罕见。导致心包积液或心包填塞的药物可见于白消安、阿糖胞苷、维A酸的治疗。

心包积液的形成与下列因素有关，毛细血管通透性增加；静脉流体静压增高；胶体渗透压降低；心包腔内负压增加；积液积累量和心包延伸性的比率决定了回流动力学改变和临床症状。往往由于肿瘤并发出血，引起心包积液可迅速增加导致心脏压塞。一旦积液量增多，对心脏直接造成的作用是舒张期无法获得有效的血液回流，尤其是限制压力较低的右心充血，心输出量减少，进而出现右心衰竭和左心功能不全的表现。

（一）临床评估

临床表现取决于积液累积的速度，急性起病即使积液量较少（<250ml）。也可出现严重的症状和体征，肿瘤患者常起病缓慢，即使大量心包积液（>1 000ml），临床仍没有明显的心脏压塞征象。

全身症状包括发热、乏力、出汗、烦躁不安、焦虑、抑郁、谵妄，甚至有濒死感。早期可有心前区疼痛，疼痛常在体位改变，深呼吸卧位或左侧卧位时加剧，坐位或前倾位时减轻，心包积液对邻近器官的压迫可引起肺淤血，出现呼吸困难加重、咳嗽、咯血，此外还伴有吞咽困难，声音嘶哑等症状，随着病情加剧，患者出现神志不清、发绀、四肢厥冷，严重时出现休克。

急性心脏压塞主要表现为急性循环衰竭，静脉压升高，动脉压持续下降，心动过速，严重者出现休克。奇脉的出现是心包填塞的标志，表现为吸气时收缩压下降10mmHg以上。心包积液较少时，可闻及心包摩擦音。随积液的增多，心音低钝而遥远，胸前区心尖搏动减弱或消失。

亚急性或慢性心脏压塞主要表现为体静脉淤血征，可见有颈静脉怒张、颈静脉吸气时扩张（Kussmaul征）、奇脉、肝–颈静脉回流征阳性、肝大、下肢水肿、腹腔积液。

（二）诊断

（1）X线检查：成人心包积液超过250ml时胸腔积液提示心影增宽，心缘正常轮廓消失，呈烧饼状或球形，可随体位变动，心脏搏动减弱，约有1/3的病例并发胸腔积液。

（2）心电图：肢导低电压及"心电交替"现象，伴窦性心动过速，部分患者有期前收缩和房室传导阻滞等心律失常心电图表现。

（3）超声心动图：是诊断心包积液可靠迅速的无创伤性检查方法，可以准确发现心包积液量及积液的部位。此外还可以诊断和评估左右心室功能，右心房和右心室舒张期充血减少的情况。

（4）诊断性心包穿刺术：直接明确心包积液性质，恶性肿瘤性心包积液的细胞学检查阳性率较高，尤其肺癌患者可达70%～85%。也可在B超引导下心包腔内置管抽液。

（5）纤维心包镜：可直接观察心包腔脏层和壁层病变及进行活检，此外可进行引流冲洗和心包腔内给药。

（三）治疗

（1）心包穿刺抽液：局部麻醉下行心包穿刺术或在B超引导下心包腔内置管术是判断和治疗心脏压塞的

最佳处理方式，97%的患者在成功引流后，症状立即缓解。也可在B超引导下心包腔内置管局部化疗联合全身静脉化疗。

（2）化学治疗：心包抽液后，可酌情使用丝裂霉素、氟尿嘧啶、地塞米松、卡铂等药物做心包注射，同时可根据病情选择适当的方案进行全身化疗。

（3）放射治疗：恶性心包积液可行放射治疗，对放疗敏感的肿瘤有效率达50%～60%左右，剂量一般为25～35Gy/3～4W。

（4）继发性放射性心包炎者，可适当使用糖皮质激素及利尿剂治疗。

（5）对症治疗：对于心脏压塞并有心源性休克患者，可给予扩容及升压药物维持血压，吸氧、利尿剂应用通常可减少并发症的发生。不宜用α-受体兴奋剂，洋地黄类及去甲肾上腺素，禁用硝酸盐制剂。

（6）手术治疗：对于预期生存期长的患者，可行剑突下心包造口术/心包开窗术。心包造口术同时心包内注入硬化剂（博来霉素和多西环素）。对于复发性心包积液采用经胸膜腔心包开窗术或心包腹膜分流术。对于放射性狭窄心包积液，可采用心包切除术。

四、上腔静脉综合征

上腔静脉综合征（superior vena caval syndrome，SVCS）为临床上常见的肿瘤急症，呈急性或亚急性肿瘤危象。是通往右心房上的上腔静脉血流受阻引发的一系列症状。对于肿瘤患者，最常见的病因是外来压迫，通常来自右支气管旁的原发肿瘤灶，或由肿瘤转移所致的气管旁肿大淋巴结。

（一）病因

上腔静脉位于纵隔右缘，由2支无名静脉在右侧第一胸肋联合处后方汇合而成。长6～8cm，宽1.5～2cm。接受来自头颈、上肢和上胸部的血流进入右心房。上腔静脉内压力低，管壁薄，周围有较硬的胸骨、气管、动脉、肺门和气管旁淋巴结。这些部位的病变都能压迫上腔静脉导致SVCS。其常见病因见表1-7。

表1-7 导致上腔静脉综合征的病因

恶性肿瘤 (78%~95%)	非恶性肿瘤 (5%)
肺癌 (65%~75%)	肺结核
小细胞癌 (50%)	中心静脉插管或起搏引起的栓塞
鳞癌 (26%)	甲状腺肿
腺癌 (14%)	畸胎瘤
大细胞癌 (10%)	梅毒
淋巴瘤 (8%~10%)	组织胞浆病
其他肿瘤 (10%)	主动脉瘤
	纤维性纵隔炎

（二）临床表现

临床表现主要取决于压迫的部位、程度与肿瘤生长速度等情况，以及侧支循环形成等情况略有不同。较典型的临床表现有：颈面部和手臂肿胀，以清晨为重。晚期患者可有头痛、视觉障碍，部分患者由于主支气管被压迫可出现声嘶、咳嗽、呼吸困难。部分患者自觉胸闷，尤其是前倾或躺下时加重。典型体征为颈内静脉和颈外静脉充盈怒张，前胸壁与外侧胸壁向下引流的静脉充盈和面部水肿。颈交感神经受压可出现霍纳综合征。晚期患者可出现视神经盘水肿。上腔静脉综合征的临床表现见表1-8。

表1-8 上腔静脉综合征的临床表现

症状	体征
呼吸困难 (63%)	颈静脉怒张 (66%)
面部发胀 (50%)	胸壁静脉充盈 (54%)
咳嗽 (24%)	苍白 (20%)
肩部发胀 (18%)	充血 (19%)
胸痛 (15%)	肩部水肿 (14%)

症状	体征
吞咽困难 (9%)	

（三）实验室和其他检查

1. 影像学　X线检查多为异常。1/3 ～ 2/3 患者表现为上纵隔肿块或增宽，10% ～ 40% 的患者可见右肺门的肿块影。大约 25% 的患者有右侧胸腔积液。20% 的患者有肺门淋巴结肿大和肺部肿块。3% ～ 15% 的患者胸部 X 线检查正常。增强 CT 或 MRI 是 SVCS 诊断价值最高，最准确的影像学检查，能确定上腔静脉阻塞的位置，显示上腔静血栓，侧支循环，纵隔淋巴结肿块，支气管受压情况。上腔静脉造影可了解上腔静脉有无血栓和受压情况，准备行溶栓或支架植入术时进行。放射性核素静脉现象也能确定阻塞和侧支循环的位置。

2. 细胞学或病理学诊断　小细胞肿瘤引起的 SVCS 患者中 2/3 可依靠痰细胞学检查。纵隔镜检查，胸腔镜检查虽有一定危险，但根据需要也可积极进行，阳性率较高。病理学诊断是必需的。通常由支气管镜、细针针吸活检、锁骨上淋巴结切除活检或经胸腔纵隔针吸活检（TNB），在 B 超或 CT 引导下胸腔肿块或淋巴结穿刺活检。对获得组织学诊断和分期尤为重要。由于中心静脉压升高，使得活检时容易出血，故应谨慎或待症状缓解后再进行。

3. 其他　小细胞肺癌（SCLC）和非霍奇金淋巴瘤（NHL）累及骨髓，可行骨髓活检。静脉压测定对诊断也有一定帮助。

（四）治疗

SVCS 的治疗目的是解除症状和治疗原发病。大多数情况下，治疗主要针对病因，所以治疗前必须有明确的原发病的病理学诊断和分期及放射影像学检查的结果，以决定治疗方案。对于严重气管受压或有颅内压增高出现一系列神经系统症状者，首要的治疗是缓解症状（利尿剂、糖皮质激素）。对化疗敏感的肿瘤如小细胞肺癌、淋巴瘤、生殖细胞肿瘤，可采取全身化疗；在一些研究中发现，联合放化疗能提高小细胞肺癌及淋巴瘤的局部控制率和长期生存。对大多数恶性肿瘤引起的 SVCS 首选治疗方法是放射治疗。对原发病不明又严重影响呼吸功能者可给予血管内支架置入术或球囊血管成形术。对于放化疗失败者，伴有严重中枢神经系统症状者可考虑手术重建。

（五）一般措施

患者取卧位，头部抬高，给氧以减少心输出量和降低静压；限制盐摄入和利尿剂应用以减轻水肿。一般处理可获得姑息性治疗效果。但应注意脱水后引起的血栓形成和电解质紊乱，故一般不主张积极脱水。皮质类固醇在 SVCS 中的作用尚有争议。对改善症状的作用有限，短期使用，一般使用地塞米松 6 ～ 10mg，每 6小时一次，口服或静脉注射。

（六）放射治疗

放射治疗对大多数恶性肿瘤所致的 SVCS 有效。70% 支气管肺癌和 95% 的恶性淋巴瘤伴 SVCS 者均能通过放疗得到缓解。除小细胞肺癌和非霍奇金淋巴瘤首选化疗外，放疗是大部分肿瘤伴 SVCS 患者的标准治疗，为了使肿瘤缩小，迅速缓解症状，通常首先给予几次高剂量分割（2 ～ 4Gy）。高剂量分割（剂量 >3Gy/d），同常规 2Gy 的剂量相比缓解率更高。2 ～ 4 天后，按常规剂量（每日 1.5 ～ 2Gy）分区、分次照射。照射总量应视肿瘤的病理类型而定。

（七）化学治疗

化疗适用于对化疗敏感的肿瘤 [小细胞肺癌（SCLC）、淋巴瘤、生殖细胞肿瘤]，能快速缓解症状和体征。可以单纯化疗，也可同时或序贯放疗。3 个疗程后应重新评价，如果病变缓解，应继续给予 3 个以上疗程化疗，如果病变进展，应更换化疗方案和（或）给予放射治疗。

小细胞肺癌（SCLC）化疗一般采用氮芥 5 ～ 10mg/2 ～ 3 天，静脉推注 1 ～ 3 次，使肿块缩小或再放疗。这样可缩小放射治疗野，保护更多的正常组织。目前常用的第一线化疗方案为 CE（卡铂 + 依托泊苷）或 CAV-PE 交替应用治疗 SCLC。方法是：CTX 700mg/m^2，ADM 40mg/m^2，VCR 1.4mg/m^2 静脉注射，第 1 天；DDP 60mg/m^2，第 8 天；VP16 100mg/m^2，第 8、9 天静脉滴注；每 4 周重复，共 6 个周期。疗效好的局限期患者加胸部放射（50Gy），只有获 CR 者行预防性脑放射（30Gy），故一般认为联合化疗或并用放疗是 SCLC的标准治疗。

霍奇金病可选用 MOPP 或 ABVD 方案，乳腺癌可选用 CMF、CAP 或 CAF 方案。

（八）抗凝及溶栓治疗

通常对于肿瘤相关的 SVCS，75% 的患者可以在 3 ～ 4 天内获得改善，90% 的患者在 1 周内明显改善。那些 1 周内没有改善的患者往往已经存在中心静脉血栓，但由于中心静脉压高，加之某些肿瘤组织容易破碎，不推荐溶栓治疗。如果静脉造影或增强 CT 发现血栓，肝素抗凝能使患者获益。

溶栓治疗对因静脉置管发生 SVCS 的患者有效，对肿瘤侵犯或压迫纵隔的 SVCS 者无效。溶栓治疗必须在症状出现后 7 天内开始。

（九）血管内支架和血管成形术

应用介入放射学技术（溶栓、取栓球囊、扩张、支架植入）治疗 SVCS 具有创伤小、技术成功率高（90% ～ 98%），可迅速解除阻塞症状、并发症发生率低等优点。一般对于局限性上腔静脉狭窄，单纯应用球囊扩张术多能获得良好的疗效。对于节段性、处压性阻塞，则需要进行金属内支架植入。在欧美一些国家介入方法是治疗 SVCS 的首选方法。

1. 适应证　如下所述。

（1）肿瘤所致的上腔静脉狭窄，静脉回流障碍特别有呼吸困难及颅内压增高者。

（2）放疗、化疗不敏感的恶性肿瘤即规范化疗后肿瘤复发所致的症状性上腔静脉压迫。

（3）良性病变所致的 SVCS，同时存在手术治疗禁忌证者。

2. 禁忌证　如下所述。

（1）存在血管造影的禁忌证。

（2）肿瘤侵入上腔静脉是介入开通的相对禁忌证，因为在操作过程中可能使肿瘤栓脱落，导致转移及肺栓塞。

（3）上腔静脉阻塞合并广泛性血栓形成后先行介入性取栓治疗，盲目开通可导致致命的肺栓塞。阻塞发展较慢，侧支循环建立良好，无临床症状者，不需要介入治疗。

五、脊髓压迫

脊髓压迫（spinal cord compression，SCC）是肿瘤患者最严重的并发症之一，常见于原发或转移性肿瘤压迫脊髓并导致神经系统功能受损。对于有神经系统症状的患者，治疗必须尽早在数小时内开始。导致脊髓压迫最常见的肿瘤是乳腺瘤、肺癌、前列腺癌、肾癌、多发性骨髓瘤和肉瘤。偶见源于腹膜后和纵膜的肿瘤（如淋巴瘤）的直接侵犯。超过 3/4 的患者是由于椎体转移所致。椎骨旁软组织肿块的直接扩散相对少见，单纯的硬膜内或硬膜外病变也较少。不同部位椎体转移出现 SCC 的危险性不一，胸段最高，约 70%，腰段脊髓为 20%，而颈段脊髓占 10%。

（一）临床表现

早期症状最常见（约占 90%）的是局限性背痛或放射性疼痛。疼痛沿神经根或"带状"分布，因咳嗽或牵拉加剧，且不因卧床休息而缓解。晚期可有下肢肌力减弱（如果脊髓高位损伤，合并上肢肌力减弱），尿潴留，尿失禁，便秘或便失禁。体格检查时常见受累椎体的局部压痛、叩痛。根据脊髓压迫的部位不同，表现可略有不同。如脊髓完全压迫，知觉变化在受损平面之下完全丧失。损伤水平以下双侧上肢运动神经元软弱；膀胱和肠道功能紊乱；脊髓前方压迫，损伤水平以下痛觉和温觉部分缺失。损伤水平以下双侧上运动神经元软弱，膀胱和肠道功能紊乱；后方压迫，损伤水平以下振动觉和位置觉缺失、痛觉、温觉和触觉相对减弱，处于损伤水平的束带感。侧面压迫，对侧痛觉和温觉缺失（触觉相对减弱），同侧振动觉和位置觉缺失，同侧上运动神经元减弱。

（二）辅助检查

X 线片：可以显示脊髓的损伤和（或）压迫，有 15% ～ 20% 的病例在 X 线片上无异常。

MRI 扫描是优先选择的检查，可用于检测肿瘤压迫的部位和范围，增强 MRI 还能显示椎旁肿物和髓内肿物。由于肿瘤转移常常累及多个椎体，因此应尽可能地进行全脊椎的 MRI 扫描。

脊髓造影术：MRI 已基本取代了脊髓造影术，在没有 MRI 的地方，脊髓造影术能显示损伤的局部解剖部位和椎管的阻塞情况，计算机断层扫描（CT）可用于那些没有条件或不适宜进行 MRI 检查的患者。其敏感性和特异性均不及 MRI。

对于脊髓压迫的患者，没有神经系统功能障碍的情况下，如果需要取得病理诊断，可以进行 CT 或 MRI 引导下的活检。

骨扫描：在发现脊柱转移灶方面，骨扫描(^{99m}Tc-MDP)比 X 线片更敏感其优点是能够对整个骨骼进行扫描，并成像在一张图片上，缺点是特异性较低。

（三）治疗

根据阻塞的平面，症状发展的速度，阻塞的程度与持续时间以及原发肿瘤类型而定。由于脊髓压迫的恢复程度取决于治疗前的状况，所以开始治疗的时间是关键。

1. 皮质类固醇 如果考虑脊髓压迫的诊断，就应立即地塞米松减轻脊髓水肿。推荐剂量：地塞米松 10 ~ 20mg，静脉给药。如果进行放射治疗，在放疗的最初几周内，地塞米松 4 ~ 6mg 口服或静脉给药，每 6 小时一次，继后根据病情逐渐减量。

2. 手术治疗 手术适应证包括：急性发作的截瘫，骨折错位，对激素类药物无反应，已知对放疗抗拒的肿瘤或放疗中脊髓压迫症状进展或放疗后复发的肿瘤。手术选择性用于解除椎体病变，然后固定椎体，可较好地缓解疼痛，改善功能。最常用的是椎板切除减压术。

3. 经皮椎体成形术（percutaneous vertebroplasty，PVP） 是一种微创侵入手术，其基本方法是将一些填充物（如骨水泥）注入压缩的椎体内，以达到迅速镇痛和恢复椎体强度的目的。创伤性小，并发症少，既可单独应用也可同外科手术、放疗、化疗结合使用。主要适用于骨髓瘤、侵袭性血管瘤、骨巨细胞瘤、椎体转移性肿瘤后造成的椎体压缩性骨折的患者。

4. 放射治疗 对于能行走的患者或对激素类药物有反应的轻瘫患者，放疗是和手术一样有效的治疗手段，经典剂量为单次照射为 8Gy，20Gy 分 4 ~ 5 次或 30Gy 分 10 次。对于新近不被确定具有转移性质的乳腺癌和前列腺癌应更长时间的照射。

第二章
肿瘤内科治疗

第一节　概述

肿瘤内科学（medical oncology）是在肿瘤治疗中逐渐发展起来的较新的学科，是研究用化学药物治疗恶性肿瘤，以达到治愈、好转或延长生存期和提高生存质量的治疗方法的学科。以化疗为主的抗肿瘤药物治疗在肿瘤综合治疗中的地位已被确立，形成了内科学的一个分支，即肿瘤内科学。

人类用药物治疗肿瘤的历史已有上下数千年。在第一次世界大战时，德军曾使用一种毒气——芥子气（硫芥），发现它有骨髓抑制作用。1935 年，为了战争的需要又合成了氮芥，数年后发现它有损伤淋巴组织的作用。之后，耶鲁大学的 Gilman 等研究了它对小鼠淋巴瘤的治疗作用，证明有效。于是，1942 年 10 月他开始第一次临床试用治疗淋巴瘤，结果肿瘤明显缩小，这揭示了化学药物用于治疗恶性肿瘤的可能性。然而，现代肿瘤内科的概念，一般以 1946 年 Gilman 和 Philips 发表氮芥用于治疗淋巴瘤的文章。这篇综述标志着现代肿瘤化疗的开始，即烷化剂的临床应用为开端。

1948 年 Farber 应用抗叶酸药——甲氨蝶呤（MTX）治疗急性白血病有效；1950 年 MTX 成功的治疗绒癌；1952 年又合成了嘌呤拮抗剂 6- 疏基嘌呤（6-MP），开始了抗代谢药物治疗恶性肿瘤的历史。1955 年长春碱类药物用于临床，开创了植物类药物。

1956 年放线菌素 D（ACTD）治疗肾母细胞瘤和绒毛膜癌取得疗效，开创了抗生素治疗恶性肿瘤的历史。1957 年按设想合成了环磷酰胺（CTX）和 5 氟尿嘧啶（5-Fu），直至目前仍为临床常用的抗癌药。20 世纪 60 年代以后，逐步建立和完善抗癌药物研究的发展体系，从而使新的、有效的抗癌药物不断涌现。

1967 年分离出阿霉素（ADM），扩大了抗肿瘤适应证。1971 年顺铂（DDP）进入临床后逐渐扩展其使用范围，对多种肿瘤取得了较好疗效。而且，开始注意到正确使用抗癌药物的临床研究，包括合理地确定剂量、用药时间，毒副反应的监测及防治，抗癌药物的联合使用等。人们开始认识肿瘤细胞动力学及抗癌药物药代动力学，这就促进了临床肿瘤化疗学科的发展，并已有少数恶性肿瘤可经化疗治愈，如急性淋巴细胞白血病、霍奇金病（Hodgkin disease）、睾丸肿瘤等。Elion 和 Hitchings 因研究核酸合成对细胞生长的重要性，以及研制抗嘌呤类抗癌药的贡献，于 1988 年获得了诺贝尔奖。

20 世纪 70 年代从植物中提取并半合成的长春瑞滨（NVB）和紫杉醇（PTX），在 80 年代后期用于临床，并对乳腺癌和卵巢癌取得了较突出的疗效，成为当前最受关注的抗癌药物。

80 年代后期在肿瘤化疗不良反应方面，即针对化疗引起患者严重呕吐及骨髓抑制的对策方面取得了突破性进展，开发出新型的止吐药物 5-HT$_3$ 受体拮抗剂（如昂丹司琼、格雷司琼等）、化疗保护剂（美司钠、氨磷汀等）、粒细胞集落刺激因子（G-CSF）和白介素 -2（IL-2）等。在止吐及升白细胞和血小板方面发挥其独特的疗效，为解决这些不良反应及推动肿瘤内科治疗的进步起了重要作用。随着临床药理学、细胞增殖动力学、分子生物学和免疫学的发展，临床肿瘤化疗学科也获得进一步发展，1968 年 Karnofsky 正式提出的肿瘤内科学这一名称，逐步形成了内科学分支的专门学科，确立了肿瘤内科治疗在肿瘤治疗中的地位。

近年来，新型抗癌药物如抑制微管蛋白解聚的紫杉醇类、拓扑异构酶抑制剂喜树碱衍生物、抗肿瘤单抗（如 Rituximab 和 Herceptin 等）和诱导分化药物（维甲酸类）相继用于临床，而且分子靶向性药物、肿瘤基因治疗、抗肿瘤转移、抗血管生成等方面也已取得了一些进展，成为医学界最为活跃的一个研究领域。

第二节　肿瘤化疗的基础理论

一、肿瘤细胞增殖动力学

肿瘤细胞增殖动力学是研究肿瘤细胞群体生长、增殖、分化、丢失和死亡变化规律的学科。和正常体细胞相同，肿瘤细胞由 1 个细胞分裂成 2 个子代细胞所经历的规律性过程称为细胞增殖周期，简称细胞周期，这一过程始于一次有丝分裂结束时，直至下一次有丝分裂结束。经历一个细胞周期所需的时间称为细胞周期时间。细胞周期时间短的肿瘤，单位时间内肿瘤细胞分裂的次数更多。处在细胞周期中的肿瘤细胞依次经历 4 个时相，即 G_1 期、S 期、G_2 期和 M 期。部分细胞有增殖能力而暂不进行分裂，称为静止期（G_0 期）细胞。G_0 期的细胞并不是死细胞，它们不但可以继续合成 DNA 和蛋白质，完成某一特殊细胞类型的分化功能，还可以作为储备细胞，一旦有合适的条件，即可重新进入细胞周期。这一期的细胞对正常启动 DNA 合成的信号无反应，对化放疗的反应性也差。G_0 期细胞的存在是肿瘤耐药的原因之一。

处于细胞增殖周期的肿瘤细胞占整个肿瘤组织恶性细胞的比值称为肿瘤的生长分数。恶性程度高，生长较快的肿瘤一般生长分数较高，对化放疗的反应较好；而恶性程度低，生长缓慢的肿瘤的生长分数较低，对化疗不敏感，反应性差。

二、生长曲线分析

细胞增殖是肿瘤生长的主要因素，内科治疗通过杀灭肿瘤细胞或延缓其生长而发挥作用。生长曲线分析通过数学模型描述肿瘤细胞在自然生长或接受治疗时数量随时间变化的规律。

1. Skipper-Schabel-Wilcox 生长模型 20 世纪 60 年代，Skipper 等为肿瘤细胞增殖动力学做出了影响深远的开创性工作，建立了肿瘤细胞的指数生长模型和 Log-kill 模型（对数杀伤模型）。他们对小鼠 L1210 白血病移植瘤进行研究，观察到几乎所有肿瘤细胞都在进行有丝分裂，并且细胞周期时间是恒定的，细胞数目以指数形式增长，直至 10^9（体积约为 $1cm^3$）时引起小鼠死亡。在 L1210 白血病细胞的生长过程中，无论其大小如何，倍增时间是不变的。假设 L1210 白血病细胞的细胞周期时间为 11 个小时，则 100 个细胞变为 200 个细胞大约需要 11 个小时，同样用 11 个小时，10^5 个细胞可以增长至 2×10^5 个，而 10^7 个细胞可以增长至 2×10^7 个。类似地，如果 10^3 个细胞用 40h 增长到 10^4 个细胞，则用同样的时间 10^7 个细胞可以增长为 10^8 个细胞。

在 Skipper-Schabel-Wilcox 模型中，肿瘤细胞数目呈指数增长，其生长分数和倍增时间恒定，不受细胞绝对数和肿瘤体积大小的影响。如果用图形表示肿瘤细胞数目随时间的变化，在半对数图上是一条直线（图 2-1A）；而纵坐标取肿瘤细胞绝对数时，得到的是一条对数曲线（图 4-1B）。这条对数曲线形象地说明了恶性肿瘤细胞在相对短的时间内迅速增殖的巨大潜力。Log-kill 模型提示，对于呈指数生长的肿瘤，细胞毒类药物的细胞杀伤是按照一级动力学进行的，即对于特定的肿瘤，一定的药物剂量能够杀死细胞的比例是个常数，而无论肿瘤负荷大小如何。如果一周期药物治疗能将肿瘤细胞数目由 10^6 减少至 10^4，则同样的治疗能够使肿瘤负荷从 10^5 变成 10^3。研究还表明，对数杀伤的比例与药物的剂量相关（图 2-2）。

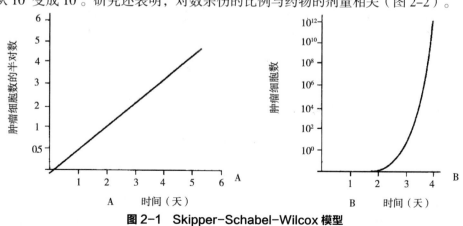

图 2-1　Skipper-Schabel-Wilcox 模型

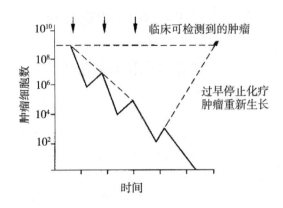

图 2-2　Log-kill 模型，化疗杀伤恒定比例的肿瘤细胞

图中每周期化疗细胞杀伤 3 个对数级细胞，化疗间期肿瘤细胞增殖 1 个对数
级。虚线表示每周期化疗净杀伤 2 个对数级细胞

2. Goldie-Coldman 模型　Log-kill 模型提示，只要给予足够周期的化疗，肿瘤细胞的数目终将降到 1 个以下，而治愈肿瘤。但实际上，很多肿瘤不能治愈。这是由于肿瘤细胞存在异质性，部分细胞对化疗耐药。

肿瘤细胞具有遗传不稳定性，在增殖过程中可以自发突变，由对特定剂量的某种药物敏感变为不敏感。Goldie 和 Coldman 对基因突变和耐药发生之间的关系做出了定量的阐释，提出耐药发生率与肿瘤大小（或肿瘤细胞数）以及肿瘤细胞自发突变率呈一定的函数关系。Goldie-Coldman 模型指出了肿瘤负荷对于疗效的重要性，为体积大的肿瘤难以治愈提供了生物学解释。

3. Gompertzian 生长模型　实验数据和临床观察表明，多数人类肿瘤的生长并不符合指数生长模型，而符合 Gompertzian 生长曲线（图 2-3）。这一曲线的起始端近于指数增长，但随着时间的推移和细胞数量的增加，其生长分数减小，倍增时间变长，最终细胞数量达到平台。在 Gompertzian 的起始端，肿瘤体积小，虽然生长分数高，肿瘤倍增时间短，但肿瘤细胞绝对数量增加较少；在曲线的中部，尽管总的细胞数和生长分数都不是最大的，但是它们的乘积达到最大，因此肿瘤数量增长的绝对值最大；在曲线的末端，肿瘤细胞数量很大，但是生长分数很小。

在 Gompertzian 模型中，肿瘤细胞的生长速度与肿瘤负荷相关。当有效治疗使肿瘤负荷减小后，肿瘤细胞的生长会加速。

4. Norton-Simon 模型　根据 Norton-Simon 模型，化疗杀伤肿瘤细胞的比例是随时间变化的，与此时 Gompertzian 生长曲线上的生长速率成正比。在 Gompertzian 生长曲线中，生长速率随着肿瘤的长大而逐渐变小，因此在 Norton-Simon 模型，化疗对大肿瘤的杀伤比例低于小肿瘤，大肿瘤的缓解率较低。当肿瘤负荷减小后，分裂较慢的细胞将加速增殖，对化疗将更加敏感。

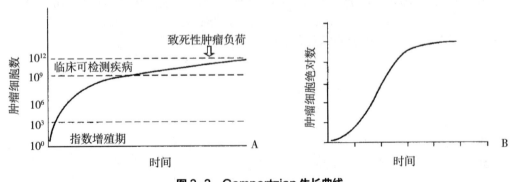

图 2-3　Gompertzian 生长曲线

Gompertzian 生长曲线显示当早期肿瘤数量少的情况下肿瘤细胞呈指数性快速生长，随着肿瘤体积增大，生长速度相对变慢，出现相对的平台期

A. 纵坐标为对数；B. 纵坐标为绝对数

5. 动力学模型研究的新领域　上述动力学模型对于理解肿瘤生长规律和探索有效治疗方案具有重要意

义，但并未涵盖所有肿瘤的生长特性，也不能指导所有药物的使用。例如，生物治疗不是成比例杀伤肿瘤细胞，而是定量杀伤，这样，如果残留的细胞数量较少，则可以通过免疫治疗提高抗肿瘤效应，达到治愈。

前述模型都是在研究细胞毒类药物的过程中建立起来的。细胞毒类药物对肿瘤细胞有一定的杀伤作用，并且对处于有丝分裂中的细胞效果更好。而分子靶向药物可以通过信号调控和使细胞稳定发挥作用，不一定需要杀灭肿瘤细胞，这为肿瘤细胞增殖动力学研究提出了新的课题。

三、肿瘤内科治疗的原则和策略

1. 联合化疗　联合化疗是肿瘤内科治疗最重要的原则之一。目前大多数肿瘤的标准化疗方案中都包括两种或多种抗肿瘤药。

联合化疗的依据在于：①由于肿瘤细胞的异质性，在治疗开始前就存在对某种化疗药物耐药的细胞，单一药物对这些耐药细胞是无效的，这些细胞会继续生长，成为肿瘤进展的根源；②根据 Goldie-Coldman 模型，随着肿瘤细胞的增殖，由于基因的不稳定性，会产生随机突变，使得原来对某种药物敏感的肿瘤细胞产生耐药，并且肿瘤负荷越大，耐药的发生率越高。因此当治疗时应及早应用多种有效药物，尽快减少肿瘤负荷，降低或延缓对一种药物耐药的肿瘤发展为对其他药物耐药，以提高治愈率，延长生存期。

设计多药联合方案时，需要遵循一定的原则。这些原则包括：①选择的药物已证实在单独使用时确实有效；②联合使用的药物具有不同的作用机制；③联合使用的药物之间毒性尽量不相重叠；④联合使用的药物疗效具有协同或相加效应，而不能相互拮抗；⑤联合化疗方案经临床试验证实有效。

2. 多周期治疗　根据对数杀伤理论，化疗按比例杀灭肿瘤细胞，鉴于目前化疗药物的有效率，即使对于较小的肿瘤，单个周期的化疗也很难将肿瘤细胞数目减少到可治愈的数量级，并且化疗后残存的细胞将继续增殖。通过定期给予的多次用药，实现肿瘤细胞数目的持续逐级递减，可以提高疗效。

3. 合适的剂量、时程和给药途径　化疗药物的毒性明显，多数情况下治疗窗狭窄，因此必需十分注意剂量的确定。临床研究确定了化疗方案中各种药物推荐的标准剂量，在治疗前和治疗过程中还需要根据患者的耐受性进行调整。在患者能耐受的前提下，应给予充足剂量的治疗，随意减少剂量会降低疗效。

在应用药物时，需要注意药物给药的持续时间、间隔时间和不同药物的先后顺序。细胞周期非特异性药物的剂量反应曲线接近直线，药物峰浓度是决定疗效的关键因素；对于细胞周期特异性药物，其剂量反应曲线是一条渐近线，达到一定剂量后，疗效不再提高，而延长药物作用时间，可以让更大比例的细胞进入细胞周期中对药物敏感的时相，提高疗效。因此，细胞周期非特异性药物常常一次性静脉推注，在短时间内一次给予本周期内全部剂量；而细胞周期特异性药物则通过缓慢滴注、肌内注射或口服来延长药物的作用时间。

4. 不同化疗周期的合理安排　序贯、交替、维持和巩固治疗，如前所述，根据 Goldie-Coldman 模型，避免肿瘤细胞发生耐药的最佳策略是尽早给予足够强度的多药联合治疗，最大程度地杀灭肿瘤细胞。交替化疗是将非交叉耐药的药物或联合化疗方案交替使用。序贯化疗指先后给予一定周期数的非交叉耐药的药物或化疗方案。维持治疗和巩固治疗都是在完成初始化疗既定的周期数并达到最大的肿瘤缓解疗效后，继续进行的延续性治疗，其中维持治疗采用初始治疗中包括的药物，而巩固治疗采用与初始治疗不同的药物。

第三节　抗肿瘤药物

一、药物分类及作用机制

（一）根据药物的化学结构、来源及作用机制分类

依此将抗肿瘤药物分为 6 大类：

1. 烷化剂　主要有氮芥（HN^2），环磷酰胺（CTX），异环磷酰胺（IFO），消瘤芥（AT-1258），苯丁酸氮芥（CB-1348），美法仑（LPAM），N- 氮甲（N- 甲），卡莫司汀（BCNU），洛莫司汀（CCNU），司莫司汀（Me-CCNU），白消安（白消安，BUS），噻替派（TSPA），二溴甘露醇（DBM）等。

作用机制：这类化合物具有活泼的烷化基因，能与生物细胞中核酸、蛋白质及肽的亲核基团作用（如羧基、氨基、巯基、羟基、磷酸基团的氢原子等），以烷基取代亲核基团的氢原子。烷化剂的主要作用部位在DNA。结果使 DNA 分子的双螺旋链发生交叉联结反应，还可形成异常的碱基配对，导致细胞的变异；也可引

起核酸脱失或 DNA 断裂，从而造成细胞的严重损伤，导致细胞的死亡。

2. 抗代谢类　叶酸拮抗剂类，主要有甲氨蝶呤（MTX）；嘧啶拮抗剂类，有 5- 氟尿嘧啶（5-Fu）、替加氟（FT207）、阿糖胞苷（Ara-C）、羟基脲（HU）、卡莫氟（HCFU）、优氟啶（UFT）。嘌呤拮抗剂类，主要有 6- 巯基嘌呤（6-MP），6- 巯鸟嘌呤（6-TG）等。

作用机制：此类药物为细胞生理代谢药物的结构类似物，能干扰细胞正常代谢物的生成和作用发挥，抑制细胞增殖，进而导致细胞死亡。抗代谢物的作用机制各不相同，但均作用于细胞增殖周期中的某一特定的时相，故属于细胞周期特异性药物。

3. 抗生素　醌类（蒽环类），主要有阿霉素（ADM），柔红霉素（DNR），表柔比星（EPI），吡柔比星（THP-ADM），米托蒽醌（MTT）；糖肽类，如博莱霉素（BLM），平阳霉素（PYM）；放线菌素类，如放线菌素 D（ACTD）；丝裂霉素类，如丝裂霉素 C（MMC）；糖苷类，如普卡霉素（MTM）；亚硝脲类，如链佐星（STZ）。

作用机制：抗肿瘤抗生素主要抑制 DNA、RNA 及蛋白质的合成。直接作用于 DNA，如丝裂霉素、博莱霉素、链佐星，它们可直接与 DNA 结合而干扰 DNA 的复制；抑制 RNA 的合成：如放线菌素 D，柔红霉素、阿霉素、普卡霉素等，这些化合物可与 DNA 发生嵌入作用，阻断依赖 DNA 的 RNA 产生，抑制转录过程，从而抑制蛋白质的合成；嘌呤霉素类，它们作用于核糖体水平，干扰遗传信息的翻译，从而抑制蛋白质的合成。

4. 植物类　①生物碱类：长春新碱（VCR），长春碱（VLB），长春地辛（长春碱酰胺，VDS），长春瑞滨（去甲长春碱，NVB），秋水仙碱（COLC），羟喜树碱（HCPT），三尖杉碱（HRT）；②木脂体类：依托泊苷（鬼臼乙叉苷，VP-16），替尼泊苷（VM-26）；③紫杉醇类：紫杉醇（PTX），紫杉特尔（Taxotere）。

作用机制：植物类药物可抑制 RNA 合成，与细胞微管蛋白结合，阻止微小管的蛋白装配，干扰增殖细胞的纺锤体的生成，从而抑制有丝分裂，导致细胞死亡。

5. 激素类　①雌激素类：己烯雌酚（DES），溴醋己烷雌酚（HL-286）；②雌激素受体阻断剂及抑制雌激素合成药物：三苯氧胺（TMX），氯三苯氧胺（toremifen）；③雄激素类：苯丙酸睾酮，甲基酮，氟羟甲睾酮；④抗雄激素类：氟他胺（Fugerel）；⑤孕酮类：甲羟孕酮（MPA），甲地孕酮（MA）；⑥芳香化酶抑制剂：氨鲁米特（AG），福美坦（FMT），瑞宁得（Arimidex）；⑦肾上腺皮质激素：泼尼松，地塞米松；⑧甲状腺素类：甲状腺素。

作用机制：肿瘤的生长与某种激素水平相关，通过应用某种激素或抗激素与某一受体竞争性结合，从而阻断激素作用；另一作用通过抑制激素的合成来改变肿瘤生长所依赖的内分泌环境，从而达到抑制肿瘤生长之目的。

6. 杂类　①金属类：抗癌锑（sb-71），顺铂（顺氯氨铂，DDP），卡铂（CBP）；②酶类：L- 门冬酰胺酶（L-ASP）；③抗转移类：雷佐生（ICRF-159）；④其他：丙卡巴肼（甲基苄肼，PCZ），达卡巴嗪（氮烯咪胺，DTIC），羟基脲（HU），去甲斑蝥素（norcantharidin）等。

作用机制：这类药物来源、化学结构及作用机制均不相同。①铂类：主要具有烷化剂样作用，与细胞亲核基因结合，引起 DNA 的交叉联结，导致 DNA 复制障碍，从而抑制癌细胞的分裂，为细胞周期非特异性药物；②酶类：L- 门冬酰胺酶，能将肿瘤组织周围的门冬酰胺水解为门冬氨酸及氨，造成门冬酰胺减少，而肿瘤组织中无门冬酰胺合成酶，完全依赖外源性门冬酰胺供应，干扰了肿瘤细胞蛋白质的合成，肿瘤细胞生长受到抑制，导致肿瘤死亡；③雷佐生：其双内酰亚胺键在体内可解开与核酸、蛋白质中的氨基、巯基等发生酰化反应，从而抑制 DNA、RNA 和蛋白质合成。

（二）按抗肿瘤药物对各期肿瘤细胞的敏感性不同分类

依此分为两大类：

1. 细胞周期非特异性药物（cell cycle nonspecific agents，CCNSA）　CCNSA 能杀死增殖周期中各时相的肿瘤细胞甚至包括 G_0 期细胞，这类药物可直接作用 DNA，或与 DNA 形成复合物，影响 DNA 的功能，从而杀死癌细胞。这类药物包括全部的烷化剂、大部分抗癌抗生素及铂类药物。

2. 细胞周期特异性药物（cell cycle specific agents，CCSA）　CCSA 主要杀伤处于增殖周期的某一时相细胞，G_0 期细胞对其不敏感，S 期和 M 期细胞对其敏感。这类药物包括抗代谢药（S 期）和植物药（M 期）。

抗代谢药中的阿糖胞苷（Ara-C）和羟基脲（HU），主要干扰 DNA 的合成，而不抑制 RNA 和蛋白质的合成，因此是典型的 S 期药物，有的称之为 S 期时相特异性药物。抗代谢药中的 6- 巯基嘌呤、5- 氟尿嘧啶和甲氨蝶呤在干扰生物大分子 DNA 合成的同时，也抑制 RNA 和蛋白质的合成，使细胞分裂速度减慢，因而使处于 S 期的细胞减少，故不是典型的 S 期药物。

植物药中的 VCR、VLB 等能干扰微管蛋白的装配，从而阻断纺锤丝的形成，使恶性细胞处于中期而不继续增殖，称之为 M 期时相特异性药物。

二、细胞周期非特异性药物和周期特异性药物与疗效的关系

1. CCNSA　对肿瘤细胞的作用较强而快，能迅速杀灭癌细胞，其作用特点呈剂量依赖性（dose dependent）。其杀伤肿瘤细胞的疗效和剂量成正比，即增加剂量，疗效也增强，其剂量 – 反应曲线接近直线。这提示，在使用 CCNSA 时，只要机体能耐受，应大剂量给药，但考虑大剂量给药时毒性也增加，因此大剂量间歇给药是最佳选择。

2. CCSA　药效作用缓慢且较弱，其剂量 – 反应曲线是一条渐近线，即在开始小剂量类似于直线，达到一定剂量后不再升高，而形成一个坪，即使再增加剂量也无济于事，除 S 期或 M 期细胞外，其他细胞时相对其不敏感，在治疗策略上应小剂量持续给药。

第四节　常见的抗肿瘤药物相关毒性

随着抗肿瘤药物种类的迅速增多以及作用靶点的日益丰富，其相关的毒性反应正变得越来越复杂。充分地了解、监控和预防毒性反应的发生，不仅可以更加有效地利用药物的治疗作用，减少或避免药物毒性造成的损害，还有助于更好地理解药物的药理学作用。

一、消化系统毒性

1. 恶心和呕吐　恶心和呕吐是常见的化疗相关不良反应。化疗药物诱发呕吐的机制包括：①直接作用于呕吐中枢；②刺激消化道黏膜内的嗜铬细胞释放大量的 5- 羟色胺和多巴胺等神经递质，激活中枢的化学感受器，并进一步将信号传导至呕吐中枢引起呕吐。已知参与恶心、呕吐反射神经递质有 5- 羟色胺、多巴胺、组胺、阿片类物质、P 物质和乙酰胆碱等。化疗引起的恶心、呕吐可分为三种形式：急性、迟发性和预期性。急性是指恶心、呕吐发生于给药后的 24h 以内，高峰期在 5 ~ 6h。迟发性指给药 24h 后发生的呕吐。预期性呕吐指未经历用药或发生于给药前的呕吐，与心理作用有关。

2. 口腔黏膜炎　口腔黏膜炎与细胞毒性药物对细胞分裂旺盛的口腔黏膜细胞的直接损伤和继发性感染等因素有关。典型的临床表现是在化疗后 1 ~ 2 周左右，口腔内出现伴有烧灼样疼痛的黏膜萎缩、红肿，甚至深浅不一的溃疡，严重者可形成大片的白色伪膜。黏膜炎可因感染或其他损伤加重，也可随着化疗药物的停止应用而逐渐修复。

3. 腹泻　化疗相关性腹泻的主要原因是药物对肠道黏膜的急性损伤所导致的肠道吸收和分泌失衡。腹泻的程度可以从轻度到生命威胁，并可严重影响患者的生活质量和对治疗的依从性。

二、骨髓抑制

化疗药物可以诱导骨髓中分裂旺盛的造血细胞凋亡，并导致不同功能分化阶段的血细胞，主要包括白细胞、血小板和红细胞数量的减少。除博莱霉素和门冬酰胺酶外，大多数细胞毒性药物均有不同程度的骨髓抑制。不同药物对白细胞、血小板和红细胞的影响程度有所不同。粒细胞单核细胞集落刺激因子、粒细胞集落刺激因子、促血小板生成因子和促红细胞生成素等可以通过诱导造血干祖细胞向不同血细胞的分化和增殖，一定程度上降低药物对骨髓抑制的程度和持续时间。

三、肺毒性

多种化疗药物可以导致肺、气道、胸膜和肺循环系统的损伤。导致药物性肺损伤的机制目前认为主要有以下几种：①药物或其在肺内的代谢产物对肺的直接损伤；②超敏反应；③药物代谢的个体差异，某些个体可表现为对药物的高吸收、低代谢和高蓄积。最常见的药物性肺损伤为间质性肺病和肺纤维化。临床症状主要为隐匿性发病的呼吸困难和咳嗽，可伴有发热。在病变初期，胸片检查可无异常征象，以后逐渐出现典型

的弥漫性肺间质浸润的表现。

四、心脏毒性

心肌细胞属于有限再生细胞，因此心脏的毒性可表现为慢性和长期性，临床表现可包括充血性心力衰竭、心肌缺血、心律失常和心包炎等。心脏毒性的发生，可与药物的累积剂量有关。

五、神经毒性

化疗药物可以造成中枢和外周神经毒性。中枢神经毒性可表现为急性的非细菌性脑膜炎以及慢性进展的偏瘫、失语、认知功能障碍和痴呆。外周神经毒性是因药物对缺少血－脑屏障保护的外周神经细胞的损伤，包括感觉和运动神经损伤。感觉神经损伤可表现为四肢末端的感觉异常、感觉迟钝、烧灼感、疼痛和麻木，运动神经损伤可表现为肌无力和肌萎缩。

六、皮肤毒性

化疗药物所致的皮肤损伤多种多样，随着药物种类的迅速增多，皮肤损伤的临床表现越来越复杂和多样。主要的皮肤毒性包括手足综合征、放射回忆反应、痤疮样皮疹、色素沉着、甲沟炎和指甲改变等。

七、脱发

正常人体的毛囊生发过程十分旺盛，化疗药物或放疗可以使毛囊的生发功能受到抑制甚至破坏，可以导致暂时性或永久性脱发。脱发可发生于化疗后的数天至数周内，其程度与化疗药物的种类、剂量、化疗间期长短和给药途径等相关。脱发主要表现为头发脱落，也可有眉毛、睫毛、阴毛等其他部位毛发的脱落。因多数化疗药物对毛囊干细胞没有损伤，脱发通常是暂时性，但如果毛囊干细胞损伤，则可能导致永久性脱发。

八、肾和膀胱毒性

化疗药物可以直接损伤肾小球、肾小管、肾间质或肾的微循环系统，导致无症状的血清尿素氮、肌酐升高，甚至急性肾衰竭，也可因药物在肾小管液中的溶解度饱和导致的排泄障碍和肿瘤溶解综合征等间接因素导致损伤。预防和治疗肾脏毒性的方法主要有根据肾小球滤过率调整药物剂量、水化利尿以及碱化尿液等。

大剂量环磷酰胺和异环磷酰胺可引起出血性膀胱炎，主要与其代谢产物对膀胱黏膜的损伤有关，同时应用美司钠可预防出血性膀胱炎的发生。

九、肝脏毒性

化疗药物引起的肝脏毒性可以是急性肝损害，包括药物性肝炎、静脉闭塞性肝病，也可以因长期用药引起肝慢性损伤，如纤维化、脂肪变性、肉芽肿形成和嗜酸粒细胞浸润等。药物性肝炎通常与个体特异性的超敏反应和代谢特点相关。化疗药物也因可对免疫系统的抑制作用，激活潜伏的乙型和丙型肝炎病毒，导致肝损伤。

十、其他

一些抗癌药物也可以引起过敏反应、不同程度的血栓性静脉炎，有些药物一旦外渗，可导致局部组织坏死。

十一、远期毒性

化疗药物的远期毒性主要包括生殖毒性和第二肿瘤的发生。前者包括致畸和不育等。化疗可引发第二肿瘤，主要为非淋巴细胞性白血病，烷化剂类药物引起的白血病通常发生于初次治疗的两年以后，5～10年是高峰期。

第五节　化学治疗临床应用

一、肿瘤化疗的几个概念

1. 根治性化学治疗（curative chemotherapy）　根治性化疗即应最大限度地消灭恶性肿瘤细胞，并采用必要的巩固和强化治疗，以期达到治愈。有效的根治性化疗可分为几个阶段：

（1）诱导缓解化疗：是最大限度地杀灭肿瘤细胞降低肿瘤负荷，使肿瘤细胞数降至 10^9 以下，以达到临床完全缓解。

（2）修整扶正的阶段：使患者的免疫功能和骨髓功能得到恢复，有利于病情的巩固，以后再采取巩固治疗。

（3）缓解后的巩固与强化治疗：使肿瘤细胞继续受到杀伤，使肿瘤细胞数目降到 10^6 以下，可为机体正常或强化了的免疫细胞所消灭，从而达到治愈。如急性淋巴性白血病、恶性淋巴瘤、精原细胞瘤和绒毛膜上皮癌等采取积极的全身化疗，可取得完全缓解。

2. 辅助化疗（adjuvant chemotherapy）　指在采取有效的局部治疗（手术或放疗）后，主要针对可能存在的微转移癌，为防止复发转移而进行的化疗。例如，乳腺癌手术后辅助化疗已被证明能明显改善疗效，提高生存率。

3. 新辅助化疗（neoadjuvant chemotherapy）　也称之为初始化疗，指对临床表现为局限性肿瘤，可用局部治疗手段（手术或放疗）者，在手术或放疗前先使用化疗。其目的有：

（1）希望化疗后局部肿瘤缩小，降低肿瘤分期，从而提高手术切除率，缩小手术范围，减少手术造成的损伤，最大限度地保留器官。

（2）化疗可抑制或消灭可能存在的微小转移灶，从而改善预后，降低肿瘤细胞的活力，减少术后转移，了解化疗敏感性，指导术后化疗。新辅助化疗在肛管癌、膀胱癌、乳腺癌、喉癌、骨肉瘤及某些软组织肉瘤等起到有效作用。

4. 姑息性化疗（palliative chemotherapy）　对癌症的晚期病例，已失去手术治疗的价值，化疗也仅为姑息性。主要目的是减轻患者的痛苦，提高其生活质量，延长其寿命。

5. 研究性化疗（investigational chemotherapy）　肿瘤化学治疗是一门发展中的学科，研究探索新的药物和新的治疗方案、不断提高疗效是很有必要的。另外，对一些目前尚无公认有效治疗方案的肿瘤可以进行研究性化疗。

二、联合化疗设计的基本原则

1. 联合化疗方案组成原则　①构成联合化疗方案的各药，应该是单独使用时证明对该癌症有效者；②应尽量选择几种作用机制、作用时相不同的药物组成联合化疗方案，以便更好地发挥协同作用。常常应用时相特异性药物与时相非特异性药物配合；③应尽量选择毒性类型不同的药物联合，以免毒性相加，使患者难以耐受；④最重要的是，所设计的联合化疗方案应经严密的临床试验证明其确实有效。

2. 确定化疗治疗目标　根据治疗可能达到的效果，确定不同的治疗目标，并制定相应的策略与具体化疗方案；化疗方案均应选用标准化疗方案。

所谓标准治疗方案，是指已经过足够病例的临床研究，疗效已得到充分证实，且可以重复，得到普遍承认的治疗方案。根据顺序选择一线、二线、三线治疗方案。

三、剂量强度

剂量强度（dose intensity，DI）是指不论给药途径、用药方案如何，疗程中单位时间内所给药物的剂量，通常以 $mg/(m^2 \cdot w)$ 来表示。

剂量强度的基础是剂量-反应曲线，为线性关系。对药物敏感的肿瘤而言，剂量愈高疗效也愈大。在临床上，这种线性关系只见于对化疗比较敏感的淋巴瘤、睾丸肿瘤、乳腺癌和小细胞肺癌等的治疗。对有治愈可能的患者，应尽可能使用可耐受的最大剂量强度的化疗以保证疗效。

四、肿瘤内科治疗原则、适应证和禁忌证

（一）治疗原则

（1）首先，明确肿瘤诊断，肿瘤病理性质和分化程度，临床分期，此次化疗的目的。

（2）其次，是了解患者情况，包括年龄、平素体质状况、既往肿瘤治疗情况，心、肝、肾功能状况等。

（3）此次治疗可能选择方案及药物，对该肿瘤的敏感性、需要的有效剂量、给药途径、用法、疗程及患者可能承受的能力。

（4）时刻有肿瘤综合治疗的观念。

（二）适应证

（1）对化疗敏感的全身性恶性肿瘤，如白血病、多发性骨髓瘤和恶性淋巴瘤等患者为化疗的首选对象。

（2）已无手术和放疗指征的播散性晚期肿瘤或术后、放疗后复发和转移患者。

（3）对化疗疗效较差的肿瘤，可采用特殊给药途径或特殊的给药方法，以便获得较好疗效。如原发性肝癌采用肝动脉给药或大剂量化疗加解救治疗的方法。

（4）癌性胸、腹腔和心包腔积液，采用腔内给药或双路化疗的方法。

（5）肿瘤引起的上腔静脉压迫、呼吸道压迫、颅内压增高患者，先作化疗，以减轻症状，再进一步采用其他有效的治疗措施。

（6）有化疗、内分泌药物治疗、生物治疗指征的患者。

（7）手术前后或放疗前后需辅助化疗的患者。

（三）禁忌证

（1）白细胞总数低于 $4.0 \times 10^9/L$ 或血小板计数低于 $50 \times 10^9/L$ 者。

（2）肝、肾功能异常者。

（3）心脏病心功能障碍者，不选用蒽环类抗癌药。

（4）一般状况衰竭者。

（5）有严重感染的患者。

（6）精神病患者不能合作治疗者。

（7）食管、胃肠道有穿孔倾向的患者。

（8）妊娠妇女，可先做人工流产或引产。

（9）过敏体质患者应慎用，对所用抗癌药过敏者忌用。

（四）注意事项

（1）需要综合治疗的患者，应系统安排合理的综合治疗计划。

（2）内科治疗必须在有经验医师的指导下进行，治疗中应根据病情变化和药物毒副反应随时调整治疗用药以及进行必要的处理。

（3）治疗过程中密切观察血常规、肝肾功能和心电图变化。定期检查血常规，一般每周检查 1 ~ 2 次，当白细胞和血小板降低时每周检查 2 ~ 3 次，直到化疗疗程结束后血常规恢复正常时为止；肝肾功能于每周期之前检查 1 次，疗程结束时再检查 1 次；心电图根据情况复查。

（4）年龄 65 岁以上或一般状况较差者应酌情减量用药。

（5）有骨髓转移者应密切注意观察。

（6）既往化疗、放疗后骨髓抑制严重者，用药时应密切观察血常规，并及时处理。

（7）全骨盆放疗后患者应注意血常规，并根据情况掌握用药。

（8）严重贫血的患者应先纠正贫血。

（五）停药指征

（1）白细胞低于 $3.0 \times 10^9/L$ 或血小板低于 $80 \times 10^9/L$ 时，应停药观察。

（2）肝肾功能或心肌损伤严重者。

（3）感染发热，体温在 38℃ 以上。

（4）出现并发症，如胃肠道出血或穿孔、肺大咯血。

（5）用药两个周期，肿瘤病变恶化，可停用此方案，改换其他方案。

五、耐药性

（一）概念

1. 天然抗药性（natural drug resistance）　肿瘤细胞在化疗开始前即有抗药性。

2. 获得性抗药性（acquired drug resistance）　一些肿瘤细胞开始时对化疗敏感，在化疗过程中，敏感细胞不断被杀灭，残留的肿瘤细胞逐渐获得抗药性。

3. 多药耐药性（multi-drug resistance，MDR）　有些癌细胞不仅对同类药产生抗药性，同时对非同类、多种作用机制和化学结构不同的药物也产生耐药，这种广谱耐药的现象称为"多药耐药性"。MDR多见于植物类药和抗癌抗生素。

（二）肿瘤细胞耐药性机制

肿瘤细胞耐药性机制有以下几点：①药物的转运或摄取过程障碍；②药物的活化障碍；③靶酶质和量的改变；④增加利用内替的代谢途径；⑤分解酶增加；⑥修复机制增加；⑦由于特殊的膜糖蛋白增加，而使细胞排出药物增多；⑧DNA链间或链内交联减少；⑨激素受体减少或功能丧失等。多药耐药（MDR）产生的机制包括转运蛋白（P-糖蛋白、多药耐药相关蛋白、肺耐药蛋白）、谷胱甘肽（GSH）解毒酶系统、DNA修复机制与DNA拓扑异构酶含量或性质的改变等。

（三）P-糖蛋白（permeability-glycoprotein，PgP）耐药机制

P-糖蛋白是一种能量依赖性药物输出泵，能将细胞内药物"泵"出细胞外，降低细胞内药物浓度，一般称为典型MDR。P-糖蛋白其分子量为1.7×10^5，约1 280个氨基酸组成，它由mdr-1基因编码，位于细胞膜。PgP有两个端：N端位于细胞膜内侧，具有药物结合的特殊功能，可与胞浆中的药物结合；C端位于细胞膜外侧，可将N端结合的药物"泵"出。当化疗药物入细胞内时，P-糖蛋白选择性的把胞浆内的化疗药物排除细胞外，降低细胞内药物浓度，减少化疗药物对"靶"分子的杀伤作用，而产生耐药。P-糖蛋白整个过程需要ATP酶的参与，是一个主动耗能的过程。因此，PgP是一种能量依赖性药物输出泵。

六、肿瘤药物的不良反应及处理

（一）抗肿瘤药物的双重性

一是抗肿瘤药具有杀伤癌细胞的作用，即其治疗作用（therapeutic action）；同时，对人体的某些正常组织器官细胞亦有一定损害，这就是抗肿瘤药的不良反应。不良反应包括不良反应、毒性反应、后效应和特殊反应等。

（二）按不良反应的性质分类

1. 一般分类　①急性毒性；②亚急性毒性；③慢性毒性。

2. WHO分类　①急性毒性和亚急性毒性；②慢性毒性和后期毒性。

3. 临床分类　①立即反应：过敏性休克、心律失常、注射部位疼痛；②早期反应：恶心、呕吐、发热、过敏反应、流感样症状、膀胱炎；③近期反应：骨髓抑制、口腔炎、腹泻、脱发、周围神经炎、麻痹性肠梗阻、免疫抑制；④迟发反应：皮肤色素沉着、心毒性、肝毒性、肺毒性、内分泌改变、不育症、致癌作用。

4. 按脏器分类　造血器官；胃肠道；肝；肾和尿路系统；肺；心脏；神经系统；皮肤；血管和其他特殊器官；局部反应；全身反应：发热、倦怠、变态反应、感染、免疫抑制、致畸性和致癌性等。

5. 按转归分类　①可逆性；②非可逆性。

6. 按后果分类　①非致死性；②致死性。

（三）按程度分类

1. Karnofsky分级　①轻度反应（+）：不需治疗；②中度反应（++）：需要治疗；③重度反应（+++）：威胁生命；④严重反应（++++）：促进死亡或致死。

2. WHO分级　分0、1、2、3、4度。

3. ECOG分级　分0、1、2、3、4度，因毒性死亡者为5度。

七、胃肠肿瘤化疗

（一）食管癌化学药物治疗

20 世纪 60 年代和 70 年代食管癌化学药物治疗（简称化疗）以单一药物为主，对象为晚期食管癌，由于病变过于广泛，患者全身状况差，病程进展快，并发症多，故疗效差，缓解期短，故认为食管癌对化疗不敏感。最常用的药物有博来霉素（BLM）、丝裂霉素 C（MMC）、多柔比星（ADM）、氟尿嘧啶（5-FU）、甲氨蝶呤（MTX），有效率在 15% 左右，无完全缓解的报道，缓解期为 1 ~ 4 个月。自 20 世纪 80 年代顺铂应用以来，尤其多种药物联合应用以来，食管癌化疗的疗效有所提高，缓解期延长，而且部分病例获得完全缓解，给食管癌的化疗带来希望和生机。目前化疗不仅用于治疗晚期食管癌，而且用于与手术和放射治疗的综合治疗。

1. 适应证　如下所述。

（1）不宜手术或放射治疗的各期患者或术前、放射治疗前需要化疗的患者。

（2）术后有癌灶残留，癌旁组织的血管或淋巴管中有癌栓者。

（3）大剂量放射治疗后局部癌灶未能控制者。

（4）手术或放射治疗后的巩固治疗或治疗后复发转移的患者。

（5）骨髓及肝、肾、心、肺功能基本正常。

（6）预期生存时间在 8 周以上的患者。

2. 禁忌证　食管癌患者化疗的禁忌证为恶病质、骨髓及心、肺、肝、肾功能不全者。有食管穿孔、出血及感染等并发症的患者，有明确诊断的精神病患者亦不适于化疗。

3. 疗程设计　如下所述。

（1）疗程时间：应以肿瘤细胞增生周期的长短来确定。通常主张以多个治疗周期给药，应至少超过 2 个以上肿瘤细胞增生周期，从而使在第 1 个治疗周期没有被杀伤的肿瘤细胞可以在以后的治疗周期中被杀伤。食管癌属生长缓慢的肿瘤，其细胞增生周期时间为 5.4 ~ 8.1 天，倍增时间在 10 天以上，因此食管癌的化疗多以 21 ~ 28 天为 1 个治疗周期，3 ~ 4 个治疗周期为 1 疗程。

（2）疗程间隔：应以停药后化疗引起的毒副反应完全消失，机体正常功能基本恢复，而被杀伤的肿瘤细胞尚未修复的时间设计。由于骨髓造血干细胞及食管黏膜上皮细胞的增生周期均较食管癌细胞的增生周期短，故目前认为化疗每个周期间隔时间以 10 ~ 14 天，疗程间隔时间以 35 ~ 45 天为宜。

4. 单药化疗　单药化疗药物中 DDP、5-FU、TAX、MTX 是治疗食管癌仍有发展潜力的药物。主要适用于治疗食管鳞癌。近年来随着发达国家食管腺癌发病率的增加，新型抗肿瘤化疗药如 taxol、CPT-11 等的单药临床试验，包括了一定数量的食管腺癌。这些药物对食管癌只表现出中度抗瘤活性，很少有获完全缓解者，且缓解期缩短。

（1）氟尿嘧啶：属嘧啶类抗代谢药，抑制胸腺嘧啶核苷酸合成酶，阻断尿嘧啶脱氧核苷酸转变为胸腺嘧啶脱氧核苷酸，影响 DNA 的生物合成。本药属细胞周期特异性药物，对增殖细胞各期都有杀伤作用，但对 S 期的作用较强。一般静脉滴注给药，375mg/m2，每周 2 次，总量 8 ~ 12g 为 1 疗程。口服给药每天 150 ~ 300mg，分 3 次服用。其对食管癌的有效率为 30% 以上。

（2）博来霉素：从轮生链霉菌培养液中提取的碱性糖肽类化合物，具有广谱抗肿瘤作用。其作用机制系引起 DNA 单链及双链断裂，在细胞学上表现为染色体缺失或断片，属于细胞周期非特异性药物。

一般用法为 10 ~ 20mg 静脉或肌内注射，每周 2 ~ 3 次，总剂量 300 ~ 600mg。其对食管癌的有效率可达 50% 左右，但缓解期短，仅 17 ~ 90 天左右，停药后易复发。

（3）长春地辛：为半合成的长春花生物碱，具有广谱抗肿瘤作用。它可抑制微管蛋白的聚合，阻断微管的形成，亦能破坏已形成的微管，使核分裂停止于中期。此药可改善食管癌患者的主观症状，使部分瘤体缩小。一般用法为 2 ~ 4mg/m^2 静脉注射，每周 1 次，连用 6 周。其对食管癌的有效率约 30%。

（4）顺铂：系含铂无机络合物。它与 DNA 结合形成交叉连接，从而破坏了 DNA 的功能，为周期非特异广谱抗肿瘤药物，但对 G1 期细胞较敏感。一般用法为 20mg 静脉推注，每天 1 次，连用 5 天为 1 疗程，间隔 1 ~ 2 周重复应用。其对食管癌的有效率约 20% 左右。近年来合成了一系列水溶性好、毒性较小的新一代铂化合物，其中卡铂已在临床上广泛使用。对食管癌的疗效较顺铂为佳。

（5）冬凌草：唇形科香茶菜属植物，其抗肿瘤成分为贝壳杉烯骨架类型的四环二萜类化合物，分子中环戊酮伴有环外亚甲基是其抗肿瘤活性基因。此药对 DNA 聚合酶有抑制作用，使肿瘤细胞 DNA 合成受阻，系细胞周期非特异性药物。国内研究表明其有效率超过 30%，能明显延长患者的存活期。

5. 联合化疗　临床和实验研究证明选择 2～3 种有效单药组成联合化疗方案，对实体瘤的疗效远较单药化疗为好，目前食管癌的化疗也已广泛采用联合化疗的方法，使临床疗效有了大幅度提高。但目前食管癌联合化疗的有效率报道差异很大，有效率在 15%～86% 之间。由于没有显著提高生存率，故近 10 年来化疗多与放射治疗、手术相结合应用。

治疗食管癌有一定临床疗效的化疗方案有 27 种之多，但应用最为广泛的是 BLM-DDP-VDS 及 DDP-5-FU 两种。前者也因其毒性，临床已渐趋少用，只有 DDP-5-FU 方案及以其为基础的派出方案，因临床疗效较高、耐受性较好、便于与放射治疗、手术联合等优势，而临床应用日渐增多。随着新药的出现，治疗食管癌的新型方案初步凸现出较好的效果。在 DDP-5-FU 方案基础上加用 leucovorin 的生化修饰方案（DDP-LV/5-FU），加用 taxol 的 TAX-DDP-5-FU 方案，因对食管鳞癌、腺癌都有较高缓解率和轻度毒性及便于参与综合治疗，已成为目前我国治疗食管癌的常用方案。

6. 治疗周期　如下所述。

（1）初治患者，一般化疗 4～6 个周期，必要时 8 周后加强化疗。

（2）术前化疗 4 个周期。

（3）术后 4 周开始化疗 4～6 个周期，术后病理证实术前化疗方案有效者，仍用原化疗方案，无效者改换方案

1）术后病理证实，癌侵及食管黏膜层和黏膜下层，细胞高分化者，术后一般可不化疗。但低分化者应化疗。

2）低分化，癌侵及食管壁肌层或侵及食管壁全层或有食管外癌转移者，术后化疗 4 个周期，8 周后化疗 4 个周期。

（4）放射治疗前化疗 2～4 个周期，放射治疗后酌情化疗 4 个周期。

（5）介入性化疗经导管直接向肿瘤供血动脉灌注化疗药物，可增加局部肿瘤组织的药物浓度，因而提高了疗效，减轻了不良反应，一般对下端效果较好，但对食管的多源性失血和插入动脉的选择还应进一步研究。常用的药物有 DDP（80mg/m²）、CBP（300mg/m²）、BLM/PYM（20～30mg/m²）、5-FU（750mg/m²）、MMC（10～15mg/m²）、ADM（40mg/m²）等，可选择 2～3 种不同作用的药物同时给药，4 周 1 次，3 次为 1 个疗程。介入性化疗可与放射治疗合并使用，也可做术前治疗，以增强肿瘤局部控制作用。

目前尚未明确食管癌动脉灌注化疗的最佳适应证，可根据病灶的位置、肿瘤分期和患者的一般状况而定。动脉灌注化疗可适用于：癌灶局限于食管一个动脉供血段，无明显远处转移灶；胸段食管癌可能侵及周围器官而不适宜手术，待灌注化疗使瘤体缩小后再行切除术；血管造影证实肿瘤有供应血管；符合化疗适应证、非禁忌症患者。有主要脏器功能不全，年迈体弱，血凝障碍和感染发热，食管有出血、穿孔倾向者禁用。

（6）化疗停药指征：①吞咽完全梗阻、食管出血或食管穿孔；②感染性发热，体温在 38℃ 以上者；③呕吐频繁或引起电解质紊乱；④便血或严重腹泻，每天 5 次以上；⑤一般情况严重恶化或出现主要脏器毒性。

（7）肿瘤细胞的抗药性和不良反应：肿瘤细胞对化疗药物有着不同的敏感性，因此存在疗效差异。肿瘤细胞的抗药性包括天然抗药性及获得性抗药性，从而限制了抗肿瘤药物的应用范围与疗效发挥。化疗药物在抑制肿瘤生长、杀伤癌细胞的同时往往机体正常细胞亦有影响，从而产生各种不良反应。如胃肠道反应、骨髓抑制、心脏毒性、肺部毒性、神经系统毒性等。

辅助性放射治疗和化疗作为提高手术切除率和提高术后长期生存率的方法，因不良反应大，在提高治疗效率的同时也增加了死亡率，其有效性也正在进一步评估中。一项多中心前瞻性随机性研究比较了食管鳞癌患者术前联合放化疗后手术与单纯手术的疗效差异，发现总体生存率并无提高，而术后死亡率在联合治疗组要显著高于单纯手术组，且费用亦明显增高。但目前许多比较研究中 EUS 的应用有限或根本没有应用，故分期不准确可能影响了结论的可靠性，因此，联合治疗的作用尚有待进一步证实。

（二）胃癌化学治疗

胃癌对抗癌药相当不敏感，有天然抗药性并容易发生获得耐药与多药耐药。抗癌药本身还有不可避免的不良反应，胃癌治疗的可治愈手段是根治性切除。为了提高手术切除率以及根治后巩固疗效，围手术期的辅助化疗是必要的。不能手术、非根治术及根治术后复发转移不可再切除的晚期患者，行以化疗为主的综合治疗。

1. 治疗的作用、目的与地位 胃癌化学治疗用于围手术期辅助治疗及进展转移期（advanced or recurrent/ metastatic gastric cancer，又称晚期）主导治疗，当确诊晚期时经荟萃文献 5 篇分析，PS 均为 0 ~ 2 级，随机分组，比较化疗组与最佳支持治疗组结果中位生存期，化疗组 10 个月，对照组 3.1 个月（P<0.006），1 年生存率（35% ~ 40%）：10%、2 年生存率（60% ~ 10%）：0，且化疗组生活质量改善，从循证医学证明全身化疗使晚期患者受益。在围手术期辅助化疗中新辅助化疗（术前化疗）效果已被公认。术后辅助化疗随机试验结果不同，有的报告术后化疗与单纯手术组 5 年生存率无显著差别，近年大多数认为Ⅲ期根治术后化疗有益，胃癌化疗的终点目标是延长生存期及提高生存质量。化疗在胃癌综合治疗中占有重要地位。

2. 化学治疗的适应证 如下所述。

（1）必须有病理学诊断。

（2）年龄应 <75 岁，≥ 75 岁须十分慎重。

（3）体力状况评级（PS）0 ~ 2，预计生存率 ≥ 3 个月。

（4）术后辅助化疗指规范根治手术患者，晚期者必须具有明确客观可测病灶，肿瘤 ≥ 10cm，肝转移灶占肝总面积 ≥ 50%。肺转移 ≥ 25%，全身化疗难以获效，慎重使用。

（5）初治化疗效果好，复治（二线以上方案）有效率差，难以超过 20%，复治选药应选择与以前化疗无交叉耐药者。

（6）术后辅助化疗后复发者，需与末次辅助化疗相隔 1 个月以上，可进行化疗。晚期初治化疗失败者应至少间隔 1 个月，检验指标正常时方可二线化疗。

（7）心、肝、肾、造血功能正常，血常规指标：WBC ≥ 4.0×10^9/L，ANC ≥ 2.0×10^9/L，PLT ≥ 100×10^9/L，Hb 100g/L。

（8）无严重并发症：活动性消化道大出血、胃肠穿孔、黄疸、消化道梗阻、非癌性发热 >38℃。每周期（或疗程）化疗前由患者本人签署知情同意书，患者授权家属代签时，患者应写书面授权书，无知情同意书医师不得进行化疗。

3. 中止化学治疗标准 如下所述。

（1）本次化疗中病情进展时停止此方案。

（2）与化疗相关严重不良反应，出现以下 1 项及以上者

1）不能进食，呕吐不能控制，出现水电解质紊乱。

2）严重腹泻，水样或血性便 >5 次 / 天。

3）WBC<2.0×10^9/L，ANC<1.0×10^9/L，PLT<60×10^9/L。

4）中毒性肝炎：ALT> 正常 5 倍，胆红质 >5.0mmol/L。

5）中毒性肾炎：BUN>10.0mmol/L，Cr>200μmol/L、蛋白尿、血尿。

6）心肌损害、心律失常、心力衰竭。

7）间质性肺炎、肺纤维变、肺水肿、过敏性肺炎。

8）严重药物过敏反应。

（3）出现严重消化系统并发症，并发严重感染。

（4）患者拒绝继续化疗，不必提出理由，但要本人签名。

4. 制定化疗方案遵守的原则 如下所述。

（1）从循证医学原则即全面、客观、明确利用证据制定化疗方案。

（2）药物选用、组合、给药剂量与方法有循证科学依据，不以个别报告、个人经验、主观推断为根据。

（3）国际公认大样本、随机对照分组、盲法试验（RCT）与系统评价（SR）为最可靠依据。

（4）以 GCP（药品临床试验规范）作为遵循准则。

5. 评价全身化疗的指标 如下所述。

（1）中间指标：近期有效率（RR），无进展生存期（TTP）。以 RECIST，NCI 标准判定。

（2）终点指标：症状改善，生活质量（QOL），总生存期（OS）。

（3）相关指标：不良反应、化疗相关并发症与相关死亡。

（4）可行评估：患者依从性，药品经济学，相关技术与设备投入。

6. 化疗新方法 如下所述。

（1）手术或放射治疗的辅助化疗：目前辅助化疗受到重视，因为近年对肿瘤开始转移时间的看法与过去有明显不同。过去认为肿瘤开始时仅是局部疾病，以后才向周围侵犯，先由淋巴道转移，最后经血路全身转移，因此治疗肿瘤的关键是早期将肿瘤彻底切除，手术范围力求广泛。但近年已认识到肿瘤发生后，肿瘤细胞即不断自癌体脱落并进入血循环，其中的大部分虽能被身体的免疫防御机制所消灭，但有少数未被消灭的肿瘤细胞确会成为复发和转移的根源，因此当临床发现肿瘤并进行手术时，事实上大部分患者已有远处转移。因此手术后应当早期配合全身化疗，抓住大部分肿瘤已被切除的机会，及时消灭已转移的微小病灶。

1）术前化疗：胃癌的分期是决定其预后的重要因素，分期偏低的胃癌有可能通过扩大根治方案获得治愈，分期偏高的病例不应奢望通过扩大手术方案以寻求根治。应争取采用以手术为主的临床综合性治疗，以期能延长患者的术后远期生存率。

胃癌的术前辅助性化疗在以手术为主的临床综合治疗中具有以下优点：①术前辅助性化疗能使胃癌病灶缩小或消失，转移淋巴结玻璃样变及纤维化；②能提高胃癌 RO 切除率；③有利于评估胃癌对化疗的反应，避免术后无意义的化疗，或选择了无效的抗癌药而于患者的治疗无益。

2）术中腹腔内温热化疗：术中腹腔内温热化疗（intraoperlative peritonea hyperthermo chemotherapy，IPHC）是十余年逐渐发展起来的一项化疗新技术，适用于预防、治疗胃癌术后腹膜转移或复发。对于进展期胃癌患者，术中应尽可能切除肉眼所见的转移病灶，包括已种植于腹膜的瘤结节，以减少患者肿瘤的负荷，辅以 IPHC 治疗，可望进一步提高疗效。

符合下列情况之一者，可列为行 IPH 的治疗对象：①术中腹腔游离癌细胞检测阳性；②癌肿浸润至浆膜或浆膜外；③腹膜已有散在性转移。

3）术后辅助化疗：国内目前将化疗作为胃癌患者术后的常规治疗，随着新药的不断开发，肯定的治疗方案、确切的效果尚待不断的探讨研究证实之中。

A. 术后辅助化疗的目的：主要是试图消灭术后存在的亚临床转移灶，其应用是属半盲目性的，目的是以巩固手术疗效，减少术后复发，达到治疗。

B. 进展期胃癌患者的化疗原则：①病理类型恶性程度高；②脉管癌栓或淋巴结转移；③浅表广泛型癌灶，面积 >5cm²；④多发性癌灶；⑤40 岁以下的青年患者：所以如胃癌患者情况许可，均应行术后化疗。

C. 术后辅助化疗的给药途径：目前主要还是以全身静脉化疗或口服给药的方法。

D. 术后辅助化疗的效果：判定治疗的效果，还将看化疗药物对肿瘤的敏感性：胃癌是对化疗相对敏感的肿瘤，虽然化疗药物进展很快，表现近期有效率提高，改善生存质量和延长生存期不甚明显，不断有新的方案推出，但至今没有一个规范方案可循。在胃癌术后化疗效果的对照研究中，国内的化疗方案许多设计不尽完善，有待于大样本、高质量、多中心的 RCT 研究。进展期胃癌化疗的效果有明显提高，主要表现在下述几个方面：①近期单药的客观有效率≥ 20%，两药合用为 30% ~ 50%，三药合用为 40% ~ 70.2%，三药以上合用未见更高；②中位无病进展期约为 6 个月（3 ~ 8 个月）；③中位生存期为 9 个月（5 ~ 16 个月）；④生存质量改善者为 50%。

（2）新辅助化疗：新辅助化疗是在手术前给予辅助化疗。手术前给予辅助化疗的时间不可能太长，一般给予 3 个疗程左右。它的作用机制可能不同于手术后 6 ~ 12 个疗程的辅助化疗，因此不称为术前辅助化疗，而称为新辅助化疗或诱导化疗。化疗开始越早，产生抗药性的机会就越少，因此近年不少肿瘤如乳腺癌采用新辅助化疗。

1）胃癌新辅助化疗的主要优点：近年来，许多文献表明新辅助化疗可以增进进展期胃癌的手术切除率及改善预后，因而广受重视。胃癌新辅助化疗的主要优势在于：①杀灭癌细胞，缩小肿瘤，降低临床分期（downstaging），增加手术切除的机会；②杀灭手术区域以外的亚临床转移灶，预防源性瘤播散；③获得肿瘤的体内药敏资料，为术后选择辅助化疗方案提供依据；④对肿瘤迅速进展者免于不必要的手术；⑤肿瘤对化疗的反应可作为判断患者预后的指标之一。早中期胃癌手术根治率高，行新辅助化疗的意义不大，而肿瘤腹腔广泛播散或远处转移者预后太差，也不应纳入其范畴内，所以准确的术前分期对病例的选择至关重要。

2）新辅助化疗对象：早、中期胃癌行新辅助化疗的意义不大，术前分期为 Ⅲ / Ⅳ 期的胃癌患者，腹腔广泛播散和肿瘤远处转移者不应纳入新辅助化疗的范畴内。

3）新辅助化疗方案：多选用联合化疗方案。一般进行 1 ~ 3 个疗程，以 6 ~ 8 周为 1 个周期。给药途径以静脉或口服为主，亦有采用介入治疗，即术前经皮选择性或超选择性动脉内插管将化疗药物直接注入肿瘤血管床，大大增加了肿瘤区域的化疗药物浓度，而减轻了毒副反应，初步研究显示，疗效优于静脉全身化疗。

4）新辅助化疗的疗效：疗效好坏与手术切除率及患者预后直接相关：除根据肿瘤缩小程度判断以外，对手术切除标本的病理组织学观察也很重要。此外，还需指出，新辅助化疗的直接效果虽以有效率、手术切除率作为评价标准，但最终仍以能否延长生存期为准。

（3）腹腔内化疗：进展期胃癌术后 5 年生存率在 40% 左右，术后复发多源于术前已存在的淋巴、血行微转移，浆膜及转移淋巴结表面的脱落癌细胞在腹膜种植形成的转移灶。文献报道，浸润型胃癌、浆膜型或弥漫型患者 60% 以上腹腔脱落癌细胞阳性。腹腔化疗能够实现高浓度化疗药，直接作用于脱落癌细胞或腹膜转移结节，可明显提高物的有效浓度，延长作用时间；化疗药经脏层腹膜吸收，经淋巴管和静脉入门静脉，可起到淋巴化疗和防止肝转移的作用；大部分化疗药经肝代谢后以非毒性形式进入体循环。不良反应明显降低。加热可增加细胞膜通透性，增加瘤细胞或组织对化疗药的渗透和吸收。提高细胞内药物的浓度及反应速度，使瘤细胞膜结构和核 DNA 同时受损，所以温热和顺铂具有良好的增效和协同作用。同时顺铂与 5-FU 也有协同作用，顺铂能改变癌细胞膜的通透性，加强 5-FU 对瘤细胞的杀伤作用。5-FU 阻碍 mRNA 的成熟，抑制修饰酶提高顺铂的抗肿瘤效果。因进展期胃癌术后，腹腔热灌注化疗较静脉化疗疗效高，且不良反应轻，所以进展期胃癌术后应常规行腹腔热灌注化疗。腹腔化疗给药方法有单点穿刺给药法、留置导管法等。腹腔内化疗的并发症有切口感染、腹膜炎、切口出血、化疗药外漏等。

1）腹腔灌注化疗的机制：胃癌腹腔积液的形成多是晚期肿瘤侵犯胃壁浆膜层和淋巴管的广泛转移和淋巴管堵塞所致，其中含有大量的脱落癌细胞，是造成腹膜种植转移的重要原因。并进一步加重腹腔积液的形成，大量腹腔积液的形成不仅使患者丢失大量的营养成分，而且对心肺功能和患者心理也产生极不利的影响。腹腔灌注化疗使化疗药物直接与腹膜腔广泛接触，充分有效地直接作用于原发灶和癌细胞，并通过联合用药，通过多种途径作用于癌细胞和癌细胞的不同生长周期，杀死和减少癌细胞，改善淋巴循环等，从而达到控制腹腔积液的目的。

2）高热腹腔灌注抗癌的依据：肿瘤组织和正常组织一样，都有营养血管。但是，不同时期的肿瘤其内部的血管分布和血滤情况却不一样，即使是很小的肿瘤也是如此。肿瘤在迅速增长时，肿瘤中的部分血管床发生进行性退变。很多肿瘤特别是小肿瘤，瘤体内的血流比正常组织内的要少。在加热过程中，肿瘤内的血流停留时间比正常组织内为长，热的消散比正常组织慢，因而癌体内的温度比正常组织内为高。Song 在实验中发现高热可明显损坏肿瘤中的血管，而正常组织内的血管则不受损害。Gerweck 发现热可使肿瘤组织内的糖酵解率上升，乳酸产物增加，pH 降低。Roberts 发现，单核白细胞在 >42.5℃时，总蛋白合成减少，DNA 和 RNA 合成延迟。

高热损坏了肿瘤内的血管、糖酵解加快、乳酸产物增多、内环境变成酸性。加上低氧、营养缺乏等，使肿瘤的内环境发生急剧的变化。这种亚适应环境，增加了肿瘤细胞耐高热的敏感，抑制耐热损坏的修补，干扰对热的耐受力，同时增大某些药物对肿瘤细胞的作用。肿瘤细胞对高热的敏感并不是它内在的固有改变或对热所发生的特殊敏感性，而是由于灌注不足，内环境酸化、缺氧和细胞功能丧失所造成的区域性变化所致。这一系列的变化，可能就是人工高热加抗癌药物治疗胃癌癌细胞腹膜种植有效的生物、生理的物质基础。

3）腹腔灌注化疗药的选择：在选择药物方面，目前尚无统一标准。Brenner 建议采取以下原则：①药物能直接或通过组织内代谢转化杀灭肿瘤细胞；②药物具有较低的腹膜通透性；③药物在血浆内能迅速被清除；④药物对腹腔肿瘤细胞有剂量－药物的正相关效应。目前常用的腹腔内化疗药物有：顺铂、卡铂、氟尿嘧啶、多柔比星、羟基树碱、博来霉素、足叶乙甙、丝裂霉素、噻替哌等。

4）腹腔灌注化疗的注意事项：①腹腔积液不宜放尽，进药后应保持残留腹腔积液量在 500ml 左右为宜，以免化疗药物浓度过大造成肠坏死；②留置的导管在皮下潜行有利于避免腹腔积液和化疗药的外渗；③化疗药注入后，加入几丁糖，利于防止癌性粘连或化疗药引起的纤维性粘连，从而有利于药物达到每一个部位；④化疗药的搭配，应根据癌细胞的生长期与化疗药的不同作用机制进行；⑤化疗药的剂量应根据患者的一般情况、腹腔积液的程度及病理类型而定；⑥化疗期间，应及时复查血常规和肝肾功能的情况，若 WBC<4 000 个/mm³ 则应及时处理；⑦化疗期间，应加强水化治疗，静脉补液 1 500～2 000ml，保持尿量 1 500～2 000ml/d，必要时给予呋塞米 20～40mg；⑧套管针为软性硅胶管，对肠道无任何刺激性，可较长时间放置，但应注意避免滑脱与无菌；⑨注入化疗药时，操作者应戴手套，保护自己不被化疗药污染，同时也应避免化疗药外渗至患者的皮肤或皮下，造成皮肤坏死等；⑩可用输液夹来控制放腹腔积液的速度，放腹腔积液的量

可达到每次 1 500 ~ 2 000ml。

5）腹腔灌注化疗与介入联合化疗的优点：①腹腔局部给药，局部药物浓度高，组织渗透性好，不良反应轻；②腹腔局部给药与胃左动脉给药可互补，一方面有利于控制腹腔积液，另一方面局部血管给药，还有利于控制胃癌的血道转移；③腹腔内化疗药的排泄途径是经过门静脉循环的，对微小肝转移灶有治疗作用，因为微小肝转移灶的营养主要来自门静脉；④腹膜有吸收功能，化疗药可通过腹膜吸收而达到全身化疗的目的；⑤可作为晚期胃癌伴腹腔积液的姑息疗法，并可能使一部分患者获得再次手术的机会；⑥化疗药对腹膜引起的炎性刺激可致腹膜肥厚，壁层腹膜与脏层腹膜发生粘连有利于腹腔积液的包裹，减少腹腔积液产生的空间，但我们认为，另一方面也可能导致肠粘连和影响下一次治疗的疗效。

（4）动脉灌注化疗：介入放射学的发展，为胃癌的综合治疗提供了一项新的途径。术前经动脉灌注化疗及栓塞治疗能达到杀灭癌细胞、使癌灶局限或缩小、提高手术切除率。有效病理组织学所见：癌细胞核浓缩，细胞质嗜酸性，有空泡，癌腺管结构破坏，癌细胞坏死，核变性等，变性的癌细胞出现异型怪状的核或多核，癌间质炎性细胞浸润较明显，可见泡沫细胞及多核巨噬细胞，出现钙化及纤维化等。但介入治疗有着一定操作的风险和缺乏大样本的随机试验，以及详尽的临床研究资料，如近远期生存率，RO 的切除率，可接受的并发症等数据，目前尚处在一个临床研究的阶段。

动脉灌注化疗与全身静脉化疗相比有以下特点：①局部肿瘤组织药物浓度明显提高，全身体循环药物浓度明显降低；②全身不良反应明显降低，而局部脏器药物反应相对较重；③局部灌注所用化疗药的剂量可以大大提高；④疗效明显提高。动脉灌注化疗使用方法主要是将导管插入肿瘤供血区域动脉内并经该导管灌注化疗药物。目前动脉灌注化疗主要用于肝癌的治疗，动脉插管的方法有开腹插管（经胃、十二指肠动脉或经胃网膜右动脉插管）及经股动脉插管。近年来皮下灌注泵的应用大大地简化了动脉灌注的操作。动脉灌注化疗的并发症主要有导管感染、导管堵塞、导管脱落以及化疗本身的并发症如肝功能损害、骨髓抑制等。

（三）小肠腺癌化学治疗

小肠腺癌对化疗药物不是很敏感，且研究发现化疗并不能提高原发性小肠腺癌的生存期，但对于不能切除的小肠癌患者应用化疗后可使某些不能切除的肿块缩小，暂时缓解症状，并对控制亚临床转移灶可能有一定作用，若患者情况允许，则应采取化疗。有关小肠腺癌化疗的经验比较少，现有国内外有关小肠腺癌的临床研究中，涉及的化疗药物及方案均以老药为主，包括 5-FU、MMC、CCNU 和 ADM 等，疗效均不能令人满意。而目前以草酸铂、伊立替康等为代表的新一代化疗药物已经在大肠癌辅助化疗和姑息性化疗中广泛应用，提高了大肠癌患者的生存率。同时，化疗联合生物靶向治疗的临床研究也在进行中，因此，十分有必要借鉴大肠癌治疗的经验。

目前，参照结肠癌的方案进行，即使在小肠癌氟尿嘧啶（5-FU）也是明显有效的药物。但 Coit 证实十二指肠癌与胃癌有相似性。目前还没有明确的推荐方案。对小肠癌患者，考虑选用含 5-FU 的结直肠癌的化疗方案时，必须根据个体的情况来决定。在十二指肠癌的治疗中，我们可以选择有效的包含有 5-FU 的胃癌的治疗方案。

结肠直肠癌标准化疗方案：

（1）叶酸 /5-FU（Machover 方案）：叶酸 200mg 加入 5% 葡萄糖溶液 250ml，静脉滴注，2h 内滴完。

滴至一半时，静脉注入 5-FU 370 ~ 400mg/m^2，每天 1 次，连用 5 天。

每月 1 个疗程，可连用半年。叶酸能够增强 5-FU 的抗肿瘤作用，可将大肠癌的缓解率提高 1 倍，被认为是目前治疗晚期大肠癌的最新和较有效的方案。

5-FU 的剂量调整：

根据在治疗间期观察到的按 WHO 标准毒性程度调整下个治疗周期的剂量：

WHO 0 级：5-FU 的每天剂量增加 30mg/m^2。

WHO 1 级：5-FU 的每天剂量维持不变。

WHO ≥ 2 级：5-FU 的每天剂量减少 30mg/m^2。

（2）叶酸 /5-FU：叶酸 300mg/m^2，静脉滴注，第 1 ~ 5 天。

紧接着，5-FU 500mg/m^2，2h 内静脉滴注，第 1 ~ 5 天。

每 3 ~ 4 周重复。

5-FU 的剂量调整：

根据化疗期间观察到的按 WHO 标准的毒性作用程度确定下个治疗周期的调整剂量，大多数情况下可提高 5-FU 的每天剂量，注射时间必须保持不变：

WHO 0 级：5-FU 的每天剂量增加 $50mg/m^2$。

WHO 1 级：5-FU 的每天剂量维持不变。

WHO ≥ 2 级：5-FU 的每天剂量减少 $50mg/m^2$。

（3）低剂量的亚叶酸钙 /5-FU（Poon 方案）：亚叶酸钙 $20mg/m^2$，静脉滴注，第 1 ~ 5 天。

5-FU $425mg/m^2$，静脉滴注，第 1 ~ 5 天。

4 周和 8 周重复 1 次，以后每周 1 次。

如果在化疗期间没有明显的骨髓和非血液系统的不良反应，可将 5-FU 的剂量增加 10% 每周 1 次的亚叶酸钙 /5-FU 方案：

亚叶酸钙 $500mg/m^2$，2h 内静脉滴注。

在叶酸注射后 1h，5-FU $600mg/m^2$，静脉滴注。

每周 1 次共 6 周为 1 个疗程，接着休息 2 周，然后再开始下一周期剂量调整：

骨髓毒性 WHO ≥ 1，5-FU 的剂量减少到 $500mg/m^2$。

粒细胞 <3 000/ml 和（或）血小板 <100 000/ml，停止治疗直到粒细胞 ≥ 3 000/ml 和（或）血小板 ≥ 100 000/ml。

胃肠道毒性 ≥ 1，5-FU 的剂量减少到 $500mg/m^2$。

在所有检查正常后才再次开始化疗，在任何情况下不能应用于 60 岁以上的患者。

（四）大肠癌化疗

据统计大肠癌就诊病例中约有 20% ~ 30% 已属于Ⅵ期，单纯手术已经无法根治，因此必须综合考虑是否需要化疗。还有近 50% 左右的患者在手术治疗后的 5 年内出现复发或转移。此外，为了提高治愈率，减少复发，术后辅助化疗也被寄予了较高的期望。

但 30 余年来，尽管对大肠癌的化疗已进行了较广泛的研究，总的来说没有显著的进展，迄今无论单药化疗或联合化疗的疗效均不能令人满意，缓解期限较短。因此对术后辅助化疗与否至今仍存在争议。一些国外的肿瘤科医师则更倾向于术后给予辅助化疗。

1. 大肠癌化疗的适应证　①术前、术中应用化疗以减少扩散；②术后化疗防止复发或手术不彻底等；③手术后癌肿复发不宜再次手术；④晚期不能手术或已有远处转移者；⑤ Duke B 期和 C 期根治术的辅助治疗；⑥癌肿大，切除有困难。术前化疗使其缩小以利肿瘤切除。

2. 大肠癌化疗常用药物　如下所述。

（1）氟尿嘧啶（fluorouracil，5-FU）：它是一种嘧啶拮抗剂，抗代谢药，影响 DNA 及 RNA 的生物合成，对细胞增殖周期 S 期最敏感，从而抑制肿瘤生长。此药最早用于治疗大肠癌，自 1957 年氟尿嘧啶应用于临床以来，对其有效率报道不一，为 5% ~ 85%，至今仍是大肠癌化疗的基本药物。一般 10 ~ 15mg/kg 体重，总量 6 ~ 8g 为 1 个疗程。一般缓解期 2 ~ 6 个月，亦有个别应用 5-FU 全身化疗治愈直肠癌的报道。近年来对 5-FU 不同给药途径、给药方案是研究的一大热点。部分学者认为 5-FU 的半衰期极短，仅 10 ~ 20min，因此持续静脉滴注效果更好，并能减轻毒副反应，并为欧洲各国列为首选的给药方式，但美国学者则认为推注较为方便、简单，而滴注麻烦，影响生活质量，且需放置中心导管，不但增加费用并增加感染的风险等，故美国继续应用推注给药的方法。不良反应有骨髓抑制，消化道反应，严重者可有腹泻，局部注射部位静脉炎，也有极少见的急性小脑综合征和心肌缺血等，后者为短时性。用药期间应注意监测白细胞计数。

（2）替加氟（tegafur，FT-207）：为氟尿嘧啶的衍生物，在体内经肝脏活化逐渐转变为氟尿嘧啶而起抗肿瘤作用。能干扰和阻断 DNA、RNA 及蛋白质合成，主要作用于 S 期，是抗嘧啶类的细胞周期特异性药物，其作用机制、疗效及抗癌谱与氟尿嘧啶相似，但作用持久，口服吸收良好，毒性较低。剂量一般 800 ~ 1 200mg/d，分 4 次口服，20 ~ 40g 为 1 个疗程。直肠栓剂每次 0.5 ~ 1g，每日 1 次。注射剂每次 15 ~ 20mg/kg，每日 1 次，静脉注射或点滴，疗程总剂量 20 ~ 40g。此药不良反应同氟尿嘧啶，但毒性较低，疗效亦不及氟尿嘧啶。

（3）亚硝基类：亚硝基类药物对大肠癌也有一定疗效，常用的有氯乙亚硝尿（BCNU）、环已亚硝尿（CCNU）、甲环亚硝尿（Me-CCNU）和链尿霉素（streptozotocin）等。通过比较，BC-NU 有效率明显低于 5-FU，Me

CCNU 有效率约 15%。近年来对 Me CCNU 的研究认识到了它的远期毒性，它可引起累计性肾损害，并使第 2 个原发恶性肿瘤的危险增加。

（4）丝裂霉素 C（mitomycin MMC）：对肿瘤细胞的 G_1 期、特别是晚 G_1 期及早 S 期最敏感，在组织中经酶活化后，它的作用似双功能或三功能烷化剂，可与 DNA 发生交叉联结，抑制 DNA 合成，对 RNA 及蛋白合成也有一定的抑制作用。MMC 亦广泛用于胃肠道肿瘤，治疗大肠癌的有效率为 12% ~ 16%，有效者缓解期为 3 ~ 4 个月。剂量为每次 6 ~ 10mg，每周 1 次，40 ~ 60mg 为 1 个疗程。此药的不良反应有骨髓抑制、胃肠道反应和对局部组织有较强的刺激性，此外少见的不良反应有间质性肺炎、不可逆的肾衰竭、心脏毒性等。对骨髓抑制的不良反应较大而限制了它的应用。

（5）长春新碱（vincristine VCR）：主要抑制微管蛋白的聚合而影响纺锤体微管的形成，使有丝分裂停止于中期。成人剂量 25μg/kg（一般每次 1 ~ 2mg），儿童 75μg/kg，每周 1 次静脉注射或进行冲击疗法。不良反应有胃肠道反应、骨髓抑制、周围神经炎（如四肢麻木、腱反射消失、肌肉震颤、头痛、精神抑郁等）、脱发、体位性低血压、乏力、发热、局部刺激等。注意该药与吡咯类抗真菌剂合用增加神经系统不良反应，与苯妥英钠合用，降低苯妥英钠的吸收，肝功能异常时注意减量使用。

（6）顺铂（ciplatin，DDP，CDDP）：为金属铂的配位化合物，主要作用靶点为 DNA，作用于 DNA 链间及链内交链，形成 DDP-DNA 复合物，干扰 DNA 复制，或与核蛋白及胞浆蛋白结合。剂量一般为每次 20mg/m^2，每天 1 次，连用 5 天，或 1 次 30mg/m^2，连用 3 天，静脉滴注，并需利尿。治疗过程中注意血钾、血镁变化，必要时需纠正低钾、低镁。不良反应有消化道反应、肾毒性、神经毒性、骨髓抑制、过敏反应、心脏功能异常、肝功能改变及其他少见不良反应。

3. 联合化疗　联合化疗具有提高疗效、降低毒性、减少或延缓耐药性产生等优点，迄今已有不少联合化疗方案用于大肠癌的治疗，5-FU 仍为大肠癌化疗的基础用药。常用的方案有以下几种。

（1）传统的 MVF 方案：即 5-FU+VCR（长春新碱）+Me-CCNU（甲基洛莫司汀）。5-FU 10mg/（kg·d）静脉注射，共 5 天，VCR 1mg/m^2 静脉注射，第 1 天用 1 次，此两药均每 5 周重复 1 次；Me-CCNU 175mg/m^2，第 1 天口服，隔周重复。

（2）FLE 方案：5-FU+ 左旋咪唑（levamisole）。左旋咪唑原为驱虫剂，单一用药对大肠癌无抗肿瘤活性，但有国外临床研究显示此方案能降低 Duke C 期结肠癌患者术后复发率、死亡率，提高生存率，故有人推荐作为Ⅲ期结肠癌术后辅助化疗的标准方案。此方案于大肠癌根治术后 28 天开始，5-FU 450mg/m^2 静脉注射，每天 1 次，连用 5 天，以后改为每周 1 次，连用 48 周。左旋咪唑 50mg，每 8h 1 次连服 3 天，每 2 周重复 1 次，共服 1 年。

（3）CF+5-FU（leucovorin，柠檬胶因子，醛氢叶酸）方案：CF 能够增强 5-FU 的抗肿瘤作用，提高大肠癌的缓解率。此治疗方案有多种剂量组合的报道，CF 多用每天 200mg/m^2×5 天，5-FU 每天 370 ~ 500mg/m^2×5 天，28 天 1 个疗程，可连续用半年。但 CF/FU 方案的最佳剂量方案组合至今仍未确定。

（4）5-FU+ 干扰素（interferon，α-IFN）：5-FU 与干扰素并用对多种实验性肿瘤包括人结肠癌细胞株有协调作用，机制尚不明了。一般为 5-FU 750mg/d，连续滴注 5 天，以后每周滴注 1 次；α-IFN 900 万 U 皮下注射，每周 3 次。有报道此方案神经系统毒性反应达 37%。还有人推荐在 5-FU+CF 基础上第 1 ~ 7 天加用 INF 500 万 ~ 600 万 U/m^2，加用 INF 组黏膜炎、腹泻和血小板下降比较明显。

（5）FAM 方案：即 5-FU 500mg/m^2 静脉滴注，第 1 ~ 5 天。ADM（多柔比星）30mg/m^2，静脉滴注第 1 天，28 天重复，MMC（丝裂霉素）6 ~ 8mg/m^2，静脉滴注第 1、8 天。8 周为 1 疗程。

（6）其他还有 FAP 方案（5-FU+ADM+DPP）、FMEA 方案（5-FU+Me-CCNN+EPI）等。

4. 局部化疗方案　目前临床上对化疗药物、化疗方法的应用提出了更高的要求，目的是发挥最佳的杀灭肿瘤细胞的生物学效应，而对机体正常细胞及组织产生最小不良反应，为此学者们提出了许多解决方法。给药时间从过去单一的术后给药，改为现在的术前、术中、术后、间断或持续给药，且收到了一定临床效果。给药途径的改变，包括从静脉、动脉、淋巴管、局部注射，化疗药浸泡（如洗胃、灌肠），区域动脉灌注等。以下对大肠癌的局部化疗作简要介绍。

（1）肠腔内化疗：1960 年，Rousselot 提倡用肠腔化疗以提高结肠癌根治术疗效。患者按常规施行根治性手术，术中给予 5-FU（30mg/kg 体重）注入癌瘤所在大肠腔内，按常规实施手术。据报道，术中肠腔化疗可提高 C 期大肠癌患者的远期生存率并可减少肝转移，其机制是通过肠壁吸收 5-FU 进门静脉系统和引流的区域淋巴结，杀灭可能进入门静脉和区域淋巴结的癌细胞；同时肠腔内的 5-FU 可杀伤和消灭癌细胞，防止癌细胞扩散，有减少局部复发的可能性。也有临床研究将 5-FU 制成栓剂或乳剂，对直肠癌患者在手术前经肛门直肠腔内给药，发现用药后直肠癌均发生不同程度的组织学改变，效果远较静脉给药好。

（2）动脉灌注化疗：动脉灌注化疗是恶性肿瘤综合治疗的重要手段之一。正确选择靶血管，是动脉灌注化疗成功的关键。动脉造影可为动脉灌注化疗提供解剖依据。由于术后肿瘤的营养血管被切断，因此，动脉化疗只适用于术前、术中和直肠癌术后髂内动脉化疗。方法：经皮股动脉插管至肠系膜下动脉近端，行血管造影以明确载瘤肠段血管分布，用 5 FU 1g、丝裂霉素 12mg 做选择性肠系膜下动脉及直肠上动脉灌注给药。动脉灌注化疗的优点：使肿瘤供血动脉内注入高浓度化疗药物，使其痉挛、收缩、甚至闭塞细小血管，使癌巢坏死，缩小；手术中出血减少，且术中见肿瘤坏死主要出现在边缘区，与周围组织分界较清楚，少有致密粘连，有利于完整切除肿瘤；灌注化疗药物刺激局部瘤组织引起大量细胞浸润及纤维组织增生，加强对肿瘤的抑制作用，防止癌细胞扩散和转移，减少癌细胞术中种植；化疗药物经过静脉回流门腔静脉，可达到全身化疗目的；动脉化疗给药局限，选择性高，全身不良反应少。

（3）门静脉灌注化疗：大肠癌在原发灶根治术后 5 年内约 50% 发生肝转移。为预防肝转移，1979 年 Taylor 等开始进行术后门静脉灌注 5-FU 的随机对照研究。其方法为，完成大肠癌切除后经大网膜静脉注入 5-FU 250 ~ 500mg，或者经胃网膜右静脉插管，引出腹壁外，待术后持续灌注 5-FU 1g/d，连续 7 天，同时加用 5 000U 肝素。结果表明该疗法可延长 Duke B 期和 Duke C 期直肠癌患者的生存期。这一初步结果的报告引发了世界范围内多个类似的随机对照研究。因为门静脉灌注应用简便，毒性低、增加费用不多，采用该方法作为结肠癌术后的辅助化疗具有较大的吸引力。但其临床结果至今仍存在争议。

（4）腹腔化疗：大肠癌相当多的患者发生转移，最常见的部位依次是切除部位、腹膜表面和肝脏。大肠癌的腹腔化疗是近年来国内外研究较多的课题。经腹腔化疗，可直接提高腹内抗癌药物浓度，直接作用于复发部位和转移病灶，提高病灶局部的细胞毒性作用，减少全身不良反应，故对大肠癌术后复发和转移的防治有其独到之处，为大肠癌的术后辅助化疗开辟了新的途径。

化疗药物可选用 5-FU、MMC、DDP 等，以 5-FU 应用最多。腹腔化疗要求大容量贯注，一般每次以 1.5 ~ 2.0L 为宜，保留 23h，24h 内大多由腹膜吸收完毕，连续 5 天为 1 个疗程。

腹腔内反复注入大量化疗药物使其在腹腔内积蓄，增加了局部药物毒性，有的引起肠浆膜甚至肌层坏死。因此，应用过程中要严密观察腹部体征及白细胞计数变化。腹腔化疗的并发症与导管有关者有出血、肠穿孔、肠梗阻、液体外渗、腹腔和皮肤感染等。此外尚有白细胞减少、肺部感染等全身并发症。

腹腔化疗除了直接注入化疗药物外还有灌洗化疗，于手术切除病灶后关闭腹腔前用氮芥溶液（浓度 20mg/L）浸浴腹腔、盆腔 5 ~ 10min，吸净后，再放置 5-FU 500 ~ 1 000mg（加水 500 ~ 600ml），不再吸出，然后常规关腹。一些临床研究报道，灌洗化疗可有效地杀伤腹膜表面的微小病灶、降低复发和转移。目前多数学者认为，高温、低渗化疗药液灌洗有明显的药代动力学方面的优越性，值得临床推广应用。但选哪种化疗药物最有效以及其浓度和用量尚待进一步研究。

综上所述，近些年来大肠癌手术后辅助化疗取得了巨大进步并获得了一定肯定，有利于防止局部复发和远处转移，提高长期生存率，已经成为综合治疗中必不可少的重要组成部分，无论在晚期患者的姑息性治疗或者术后辅助治疗都已获得一定疗效。

5. 新辅助治疗　近年来，新辅助化疗作为综合治疗的一种方法在结直肠癌中的应用已得到越来越多的关注。新辅助化疗是指在施行手术或放射治疗之前应用的全身性化疗，其目的是使原发肿瘤或转移病灶缩小，降低肿瘤分期，使不能切除的肿瘤变成可以切除，提高治愈性手术切除率，降低复发率；控制术前存在的微小癌及亚临床灶，抑制由于手术作用引发的肿瘤增殖刺激，控制医源性转移；在损伤肿瘤病灶的血管应及淋巴管之前，化疗药物容易使肿瘤局部达到有效浓度，起到高剂量杀伤作用；帮助术后选择化疗方案，为术后判定或选择抗癌药物提供依据，并可协助评价预后，防止远处转移。因此，新辅助治疗有可能提高结直肠癌的治疗效果。尽管目前缺乏临床随机资料肯定其疗效。但结直肠癌患者术前放化疗的应用已经越来越普遍。但国外亦有临床研究显示大肠术前化疗加术后化疗及单纯术后化疗对可切除结直肠癌患者的 5 年生存率、术后并发症差异没有统计学意义。

目前新辅助化疗对大肠癌远期生存率的影响还没有明确的结论，且长程的术前治疗会耽误根治切除的时机，其临床应用有待进一步循证医学证据

第三章

肿瘤的外科治疗

第一节　肿瘤外科的历史

　　早在公元前 1600 年，关于肿瘤外科治疗的论述已经出现在埃及的 Edwin Smith 的草纸文稿中。但在其后相当长的时期内，外科医师对肿瘤的治疗，仅局限于对四肢，乳房及其他体表肿瘤的简单切除或烧灼，因而在中世纪以前理发师就成为了实施手术的匠人。而现代肿瘤外科学可追溯于美国殖民时期。1809 年 12 月，美国的 Ephaim Mcdowell 为 Jane Crawford 夫人切除了一个 22.5 磅重的卵巢肿瘤。在当时看来，手术既原始又野蛮，然而却是有效的，术后患者生存了 30 年。这次手术也成为第一个有记录的选择性肿瘤外科手术。之后，肿瘤外科治疗相关的理论体系也随着医学科学基础研究的深入而蓬勃发展起来。如 19 世纪中叶，德国的 Johannes Muller（1838 年）及 Rudolf Virchow（1858 年）建立了较完整的细胞病理学。1543 年，比利时的 Andreas Vesalius 发现了淋巴系统并建立了癌症的淋巴学说，首次提出恶性肿瘤是涉及淋巴系统的疾病。18 世纪中叶，法国的 Henri Francois Le Dran 描述了乳癌自原发部位转移至区域淋巴结，但其后又发生更广泛的播散而成为全身疾病。诸如此类的研究成果与理论学说进一步丰富和完善了肿瘤外科治疗的理论体系。

　　同时，肿瘤外科专业也伴随着外科的发展而进步。根据美国的 William Halsted 的记载，美国麻省总医院在刚发明乙醚后的 10 年内，手术例数仅为 400 例，但其后的手术量以每 10 年 4 ~ 5 倍的速度递增。另外，无菌外科技术的创立，使与感染相关的围术期死亡率明显降低。因而，可以这样评价：麻醉技术及抗菌术的建立和广泛应用，使手术能在"无痛"与"无菌"的保驾护航下更安全地施行，肿瘤外科也随之得到了更为迅速的发展。

　　19 世纪中后叶，欧洲的两位外科医师—奥地利的 Theodor Billroth 及其学生瑞士的 Theodor Kocher 成为开创肿瘤外科的先驱。Theodor Billroth 在 1881 年首次报道了对远端胃癌成功地施行胃部分切除术及胃十二指肠吻合术；1872 年他成功地施行了食管胃切除术；次年又实施了喉切除术、小肠广泛切除术及重建术，因而 Theodor Billroth 被誉为现代胃肠外科之父。Theodor Billroth 对于肿瘤外科的另一项重要贡献就是在报告手术结果时采取实事求是的科学态度，客观地总结手术的并发症和死亡率，从正反两方面对手术效果进行评价，这种优良的作风至今仍是培养外科医师及维持外科高水准必不可少的条件。此外在 1909 年，Theodor Kocher 因在甲状腺生理及外科方面杰出的划时代贡献而成为第一个被授予诺贝尔奖的外科医师。如果说老师 Theodor Billroth 是一位粗线条的、快速的手术者，那么学生 Theodor Kocher 则以其精巧、细腻的解剖技术而为人称道。

　　继两位先驱者之后，19 世纪后叶，各种肿瘤切除手术相继开展，有些术式甚至沿用至今。如 1879 年，第一例胃癌根治性切除顺利完成，1887 年，经骶部入路的直肠癌切除被首次描述，又如 1883 年的第一例经腹直肠癌切除术，1894 年的第一例经腹会阴联合入路的直肠癌切除术等。至此，肿瘤外科凭借各种相关基础学科及外科手术技术的进步，逐渐成为外科的一个重要分支。1890 年，William Halsted 根据肿瘤解剖及生理学特点制订了将原发肿瘤与转移淋巴结区域做广泛整块切除的原则，即所谓的"en bloc"（整块）切除肿瘤。Halsted 认为，由于乳癌有首先转移至腋部的倾向，因而实施乳癌根治术时，须将乳腺连同覆盖其上的皮肤、乳头、胸肌以及腋窝组织一并整块切除。Halted 还提出：乳癌早期仅是一局部区域性疾病，顺序地从局部病变向第一、第二站淋巴结发展，只有晚期才向全身扩散，因而其认为当锁骨上淋巴结受累时，应同时施行锁骨上淋巴结清除术。这一整块切除肿瘤的外科原则被广泛接受，且应用于其他绝大多数的实体瘤，成为广大肿瘤外科医师遵循的准则。同时，乳癌手术也在此原则的指导下发展成包括乳内动脉及锁骨上淋巴结的乳腺扩大根治术。

1906年美国的 George Crile 医师介绍了颈淋巴整块切除术。该术式至20世纪50年代仍作为治疗颈部原发肿瘤的经典颈部淋巴结清扫术。但头颈部鳞癌常因诊断时病变已进入晚期，而导致术后复发，以致在20世纪初期，许多肿瘤医师均主张选用镭治疗。其后，至20世纪40及50年代，头颈外科迅速发展，在美国的 Hayes Martin 医师的领导下，不但率先建立了针吸细胞学诊断技术，而且成立了头颈外科学会。从而，一些过去头颈部肿瘤的手术禁区也逐步被突破，比如鼻窦癌等均可施行肿瘤扩大切除并辅以镭治疗。

虽然，在18世纪末医师已经可以对结肠癌施行切除术，但在当时并未见有关彻底的淋巴结清除的描述，直至20世纪初典型的结肠癌区域淋巴结清除及一期吻合术才被建立。1908年英国的 William Miles 创立了直肠癌经腹、会阴联合切除技术，该术式被作为经典的直肠癌根治术沿用至今，其理论基础是：直肠癌的淋巴转移途径不仅向上，同时也向侧方及下方转移。1926年美国的 Rankin 医师报道了387例腹会阴联合的直肠癌切除，手术死亡率为8%。此外，美国的 Alexander Brunschwig 于1948年创建了盆腔多个脏器一并整块切除治疗晚期盆腔肿瘤的技术，对于个别仍局限于盆腔，但局部难以切除的直肠癌甚至考虑行半体切除术（hemicorporectomy）。结直肠癌手术方式及切除范围的改变不仅大大改善了结直肠肿瘤的手术切除率，也有效地延长了该类肿瘤患者的生存时间，并改善了患者的术后生存质量。

美国的 Wangensteen（时间难于考证）观察到胃肠道恶性肿瘤常因术后局部复发而导致手术失败，因而其建议在术后6～9个月尚未见明显复发前,常规进行再探手术(second look laparotomy)以切除可能存在的复发灶。美国的 Allen O. Whipple 于1935年开始对3例壶腹癌患者施行了分期的胰十二指肠根治术，并于1940年完成此手术。

在20世纪初期，不仅胃肠道等体腔内肿瘤的外科术式得到不断的发展与完善，而且体表肿瘤如皮肤癌的外科治疗方法也有了巨大的发展。1907年，Handley 观察到黑色素瘤细胞可通过皮下淋巴管转移，因此其建议对此类癌肿的皮肤切缘至少距病灶1英寸，皮下切缘应更广，达2英寸，直到深筋膜一并切除。其后，他又建议对肢端的恶性黑色素瘤做截肢及区域淋巴结清扫，而此观点被沿用多年。

从历史的整体观点来看，单纯以解剖学为基础、主张广泛切除肿瘤的观念的建立，无疑是肿瘤外科由传统向现代迈进的一大步，也为现代肿瘤外科学奠定了坚实的基础。但是，随着对肿瘤各种生物学行为研究的不断深入，以及放疗、化疗、内分泌治疗学等交叉学科的发展，人们逐渐认识到肿瘤外科治疗的不仅仅是局部的肿瘤，而是患有癌症的患者。因此，人们开始反思扩大根治术后可能发生的并发症及其对患者生活质量、精神、心理及功能方面带来的影响。综合客观地评价根治术的社会效果，要求肿瘤外科不仅能够延长患者的生存时间，而且要最大程度地改善患者的术后生活质量。因而，在这种思想的指导下，关于肿瘤外科治疗方式的认识也有了巨大的转变。

20世纪中期，美国的 Bernard Fishes 医师修正了 Halsted 的观点，指出乳癌在早期就已经是一种全身性疾病，目前此观点已被广泛接受。另外，关于头颈部肿瘤单纯广泛根治性切除术也有了更新的认识。即对于头颈部肿瘤即便单纯施行更为广泛的根治性切除手术，也常因淋巴结外的播散而导致手术失败；而多学科的综合治疗效果往往比单纯手术或放疗效果更佳，从而出现了各种保留功能的颈淋巴结清扫术。现已证实在甲状腺癌或某些病情较轻的颈部肿瘤施行保留副神经、胸锁乳突肌及颈内静脉的预防性颈淋巴结清扫，其结果与经典的颈淋巴结清扫同样有效，甚至考虑到对外观及功能的影响，主张对某些头颈部肿瘤不必进行颈淋巴结清扫。

1939年美国的外科医师 Dixon 注意到在 Hartmann 手术后遗留的直肠远端很少见肿瘤局部复发，因而报道了直肠癌的低位前切除术。其后，他又观察到直肠癌主要向近侧发生淋巴结转移，且其沿肠壁浸润很少超过2cm，从而使多数直肠癌患者可安全地保留肛门，并减少膀胱及性功能障碍。随后，自动吻合器的发明又克服了因保留肛门手术而受限于盆腔过狭等制约因素。到80年代初期，对于肛管癌的治疗已经明确氟尿嘧啶、丝裂霉素及放射治疗的疗效优于经腹会阴联合切除术的疗效。目前，除了癌肿已经侵及肛周皮肤及肛缘时首选手术治疗外，放化疗联合治疗已成为肛管癌的第一线治疗方案。

综上，肿瘤外科的发展虽然已经历了将近三个世纪的发展，对于多种实体瘤的单纯手术治疗已经发展成为如今的多学科综合治疗；但是有一点是不容置疑的，即在未来肿瘤外科医师依然是为肿瘤患者提供治疗的主要执行者，因此追寻更新合理的治疗观念，不断完善改进治疗方法应该是每一个肿瘤外科医师责无旁贷的工作核心。

第二节 肿瘤外科的概念

一个多世纪以来，肿瘤外科在历经了单纯肿瘤切除阶段及广泛切除阶段后迈向了功能保全型肿瘤外科阶段。尤其在近年来，随着对肿瘤本质及生物学特性认识的不断深入，以及肿瘤治疗技术和设备的不断创新与完善，肿瘤外科的基本概念，也随之发生了巨大的变化。目前，建立在以解剖学、病理生物学和免疫学基础上的现代肿瘤外科学，已经替代了以解剖学为基础的传统肿瘤外科学概念。

1. 掌握肿瘤外科解剖学概念，是科学实施肿瘤手术治疗的基础　由于实体肿瘤是以局部病变表现为主的全身性疾病，因此，目前在实体肿瘤的治疗上外科手术仍然为首选治疗方法，在大多数情况下只有外科手术才能比较彻底地根除局部的病灶，而局部病灶的根治或者良好的控制是减少全身转移、达到治愈目的的最首要措施。而放疗和化疗在理论上尚达不到这一个水平，这是外科最具特色之处，也是其总的治愈率最高的原因所在，因而外科手术仍然是治疗肿瘤的重要手段。那么，作为一名肿瘤外科医师，首先应明确肿瘤的外科治疗是一种局部治疗，是使用手术刀在尽可能完整切除肿瘤组织的同时，尽量保护正常组织不受到损伤；同时，还应明确癌肿和正常组织共存于同一机体中，它们之间的关系不是简单的机械组合，而是通过血管、淋巴、神经密切结合，各自按照其本身的生物学规律生长、增殖，同时又在同一机体中互相依存、互相斗争。因此，肿瘤外科医师不仅要将正常人体解剖学知识烂熟于心，还必须对癌浸润后引起的解剖学变异及淋巴结转移的特点及规律有深刻的了解。譬如，在胃癌手术时要掌握胃动、静脉血管的正常位置与异常走行，胃周围淋巴结的分组分站及其准确的范围界限，胃周围脏器受癌浸润后的位置变异等。又如，在直肠癌手术时要了解淋巴结转移的三条途径及各组淋巴结与血管的关系；直肠与膀胱、子宫、输尿管之间的位置关系及受癌浸润时的异常变化。只有这样才能将肿瘤的根治性手术建立在合理的解剖学基础上，达到整块切除肿瘤并避免手术并发症的目的。

2. 明确肿瘤外科的病理生物学概念、掌握肿瘤的生物学特性和扩散规律，是改善肿瘤预后和治疗效果的必要条件　虽然外科手术是治疗肿瘤的重要手段，但是外科手术仅可用于肿瘤发展过程中的某些阶段，如在癌前期（诱发期）及时行癌前期病变切除术，可防止肿瘤的发生；又如在原位癌时期，若处理及时肿瘤也将得到治愈。然而事实上，在临床治疗中肿瘤一旦确诊，大多数已进入浸润期和播散期，此时癌细胞可以蔓延到区域淋巴结，也可以有血源性转移。因此，手术治疗肿瘤的自然病程中可能出现 2 种结局：①治疗后可获得长期生存，最终可死于非肿瘤性疾病；②在一个明显缓解期后出现新的病灶，即出现复发或转移。因此，随着对肿瘤生物学特性研究的深入，越来越多的肿瘤医师认识到：肿瘤外科作为一种治疗方法既有它解剖上的局限性，又有肿瘤发展上的时限性。因而作为肿瘤外科医师，应明确肿瘤外科的生物学概念、掌握肿瘤生物学特性和扩散规律，才是确保肿瘤治疗效果及改善预后的必要条件。

恶性肿瘤本身的病理生物学表现，包括肿瘤的大体类型、组织学类型、分化程度、浸润深度、生长方式、转移规律等。这是决定肿瘤发生、发展规律和临床病理特点的重要依据。生长在不同器官上的肿瘤，有不同的生物学特征，例如：胃癌与直肠癌虽然同属消化道肿瘤，但胃癌以浸润型、低分化及未分化型为主，恶性程度高；而直肠癌以局限型、高分化型为主，恶性程度低。所以，直肠癌的预后较胃癌好。生长在同一器官的肿瘤，其恶性程度也不尽相同，例如：甲状腺癌分为乳头状腺癌、滤泡状腺癌、髓样癌及未分化癌四种，其中未分化癌恶性程度极高，很快发生血行转移，预后极差。而乳头状腺癌恶性程度低，即使出现了颈部淋巴结的明显转移，手术效果也是很满意的。绝大多数的癌肿都是以淋巴结为主要转移途径的，但转移的淋巴结大小与预后好坏并不是呈平行关系，即不是转移淋巴结越大，预后越差，在临床实际工作中可见，大结节融合型转移的淋巴结，多为局限型，手术后的效果较好。而小结节孤立型转移的淋巴结，多为广泛型，预后较差。外科医师决不能因转移淋巴结较大而放弃根治手术的机会。因此，掌握肿瘤的病理生物学特征是决定治疗方针的一个重要依据。

另外，肿瘤的发生是一个多阶段发展过程，大致可分为四个阶段：诱发期，原位癌，侵袭期和播散期。在诱发期和原位癌期，单纯外科手术治疗不仅可以预防肿瘤的发生，还有可能达到治愈肿瘤的可能。但是随着肿瘤进入侵袭期，其淋巴结和血道转移增多，并进一步进展至失去手术根治可能的播散期。一般在手术时发现肿瘤侵袭组织周围，即意味着术后有很大可能发生远处转移。此时，若只是一味地扩大手术范围，不仅不能够获得满意的治疗效果，甚至可能使患者的预后更为恶化，加速患者的死亡。这就是为什么肿瘤的外科治疗要遵循多学科综合治疗这一理念，在手术尽可能完整切除肿瘤的基础上，配合化疗、放疗、生物治疗等多种手段，控制肿瘤的局部复发和远处转移。

3. 注重肿瘤外科的免疫学概念，使肿瘤的外科治疗具有更强的目的性和准确性　免疫力是人体对外来刺激的抵抗能力。在肿瘤的发生发展过程中，机体的免疫反应具有重要的作用，正常的免疫组织被破坏，可能是肿瘤发生的重要因素。机体的免疫功能一方面能抵御病原的侵袭，另一方面可防止体细胞由于基因突变向恶性转化。在肿瘤的发生、发展过程中，机体的免疫反应也经历了非常复杂的变化。机体免疫功能正常时，即使存在致癌因子，也未必一定发生恶性肿瘤；即便是已经发生了肿瘤，免疫功能也能够限制其生长，不至于短期内发生侵袭和转移。而当机体免疫功能有缺陷或减弱时，肿瘤的生长和转移则难以受到有效抑制，癌肿迅速变大并扩散，进一步打击机体的免疫系统。因此，肿瘤的逐步发展可以使机体的免疫功能降低，而手术切除肿瘤和有效的放疗，化疗可使病情得到缓解，免疫功能则获得不同程度的改善和恢复。Fisher 等认为手术切除肿瘤的目的是，为了提高机体的免疫功能。这与我国金元时期张从正"祛邪即是扶正"的观点吻合。

另外，有学者曾做过这样的研究：将恶性肿瘤手术切除的淋巴结分别做免疫学测定，结果证明有癌转移的淋巴结或靠近肿瘤的淋巴结免疫功能是低下的，而远离肿瘤的没有癌转移的淋巴结免疫功能是正常的。根据淋巴结距离肿瘤的远近及转移的难易，将肿瘤周围淋巴结分为一、二、三站，第一、二站淋巴结靠近瘤，免疫功能低下，应随同肿瘤整块切除。第三站及其以远的淋巴结，如果手术中发现有癌转移，应该切除。外科手术对淋巴结广泛的切除，虽然能够防止肿瘤的淋巴结转移，但对免疫系统造成的损伤使肿瘤很容易复发和转移，并不能取得很好的远期手术效果。同时，外科手术也不可能完全清除体内所有癌细胞，少量的癌细胞最终还是靠机体的免疫功能来杀伤。在切除肿瘤后，改变了机体与肿瘤的比势，只有在免疫功能恢复的情况下，才能将残留的癌细胞杀灭。因此，手术时必须权衡肿瘤的进展程度、手术侵袭范围及机体免疫状态三者间的关系，以达到最大限度地切除肿瘤的同时保护机体免疫状态的目的。

综上，肿瘤外科治疗已从单纯解剖学模式，逐步转变为与生物学、免疫学相结合的观念。设计合理的手术不单切除肿瘤，同时还是提高机体免疫力的一种手段；在决定手术治疗时，不仅要依据肿瘤的期别和不同肿瘤的生物学特性，还要符合根治性、安全性、功能性的三条基本原则，注重综合治疗，保护机体的免疫功能，以达到防止肿瘤发生、转移、复发的目的，最终才能取得理想的效果。

第三节　外科手术治疗的原则

实施肿瘤外科手术除遵循外科学一般原则（如无菌原则等）外，还应遵循肿瘤外科的基本原则。肿瘤手术必须遵循无瘤原则，采用无瘤技术。恶性肿瘤的生物学特性决定了肿瘤手术不同于一般外科手术，任何检查或不当的操作都有可能造成肿瘤的扩散。医源性肿瘤扩散和转移是造成手术失败的一个重要环节，如术前皮肤准备时的摩擦、手术时的挤压、触摸肿瘤均可以使肿瘤细胞转移和污染手术创面。因此，人们提出了无瘤技术的观念，自 1894 年 Halsted 发明经典的乳腺癌根治术以来就已奠定，逐渐发展为"无瘤原则"和"无瘤技术"。肿瘤外科手术的基本原则有：

（1）不切割原则：手术中不直接切割癌肿组织，由四周向中央解剖，一切操作均应在远离肿瘤的正常组织中进行，同时尽可能先结扎进出肿瘤组织的血管。

（2）整块切除原则：将原发病灶和所属区域淋巴结作连续性的整块切除，而不应将其分别切除。

（3）无瘤技术原则：目的是防止术前和术中肿瘤细胞的种植或转移，包括防止肿瘤细胞扩散和防止肿瘤细胞种植两个方面。

防止肿瘤细胞扩散的措施有：①术前检查应轻柔，尽量减少检查次数。②尽量缩短活检手术与根治手术之间的时间间隔；若能通过术中快速病理切片检查，将两次手术合并一次完成则更为理想。③术前皮肤准备应轻柔，尽量减少局部摩擦，以防止癌细胞的扩散。④尽量不用局麻药，因为局部麻醉药注射后导致组织水肿，造成解剖困难，局麻药还可使局部压力增高，容易造成肿瘤细胞的扩散，如乳房肿块的活检可以在肋间神经阻滞麻醉下进行。此外，除了抗癌药物外，不应在肿瘤内注射任何药物。⑤手术切口要充分，暴露要清楚，以利于手术操作。⑥手术时应尽量采用锐性分离，少用钝性分离。用电刀切割不仅可以减少出血，还可以封闭小血管及淋巴管，而且高频电刀也有杀灭癌细胞的作用，所以可以减少血行和淋巴途径的播散与局部种植。⑦手术时先结扎静脉，再结扎动脉，可能减少癌细胞的扩散。⑧先处理区域引流淋巴结，再处理邻近淋巴结；

先处理手术切除的周围部分，再处理肿瘤的邻近部分，一般与原发灶一齐作整体切除。⑨手术操作要稳、准、轻、巧，避免挤、压、轧、损坏。⑩需要截肢者不采用抬高患肢以减少出血的办法。

防止肿瘤细胞种植的措施有：①活检后要重新消毒铺巾，更换手套和手术器械。②应用纱布垫保护创面、切缘及正常脏器。③肿瘤如果有溃疡和菜花样外翻时，可用手术巾保护，或者用塑料布、纱布将其包扎，使其与正常组织及创面隔离。④切除的范围要充分，包括病变周围一定的正常组织。⑤勤更换手术器械，用过的器械应用蒸馏水或 1 : 1 000 的氯化汞液冲洗后再用。⑥手术者手套不直接接触肿瘤，术中遇到肿瘤破裂或切开时，须彻底吸除干净，用纱布垫紧密遮盖或包裹，并更换手套和手术器械。⑦探查胸、腹、盆腔时，应以癌肿为中心，先远后近地探查。⑧结肠癌、直肠癌术后局部复发，常常发生在吻合口及切口附近，因此，手术时在搬动肿瘤前先用纱布条结扎肿瘤的上、下端肠管，可于结扎间肠管内注入 5-Fu 等抗癌药，防止癌细胞种植于创面及沿肠管播散。在吻合肠管前，先用 1 : 500 的氯化汞或 5-Fu 液冲洗两端肠管。⑨手术结束时，可以用抗癌药物如氮芥、噻替哌、顺铂等冲洗创面，然后再依次缝合。⑩结、直肠癌手术前用泻药准备肠道而不用灌肠。

尽管严格遵循无瘤原则，仍然有肿瘤的转移，这主要决定于肿瘤的扩散途径和生物学特性，也与机体的免疫状况有关。

第四节　外科手术治疗的方式

外科手术是治疗实体肿瘤最有效的方法，也是癌症治愈的唯一可能方法。但肿瘤外科医生在进行肿瘤手术前应考虑到许多因素的影响：①正确选择单纯手术治疗的患者。②正确判断患者的疗效、预后。③考虑手术后局部控制与功能损伤间的关系，最大限度地保留器官功能；④具体情况具体分析，选择最佳的综合治疗方案。肿瘤外科手术按其目的可以分为预防性手术、诊断性手术、探查性手术、根治性手术、姑息性手术、辅助性手术、重建与康复手术、远处转移癌和复发性癌瘤切除术、减瘤手术和介入治疗等。术前要做好整体评估，根据不同的情况，考虑患者的生理状况、肿瘤的位置和分级、肿瘤治愈和缓解的可能性以及肿瘤的病理组织学特征和分期，采取相应的手术方式，并且一定要和家属沟通好，说明病情、手术目的、手术方式、手术效果、术前术后所需的综合治疗、可能的并发症、费用及预后等，取得家属的理解和同意后再作手术，以避免误解和不必要的医疗纠纷。

（一）预防性手术

有些疾病或先天性病变在发展到一定程度时，可以引起恶变（表 3-1）。

表 3-1　可能引起恶变的常见疾病

症状	可能发生的恶性病变
睾丸未降	睾丸癌
溃疡性结肠炎	结肠癌
家族性多发性结肠息肉病	结肠癌
大肠腺瘤	大肠癌
多发性内分泌增生症	甲状腺髓样癌
白斑	鳞形细胞癌
小叶增生（有上皮高度或不典型增生）	乳腺癌
黑痣	恶性黑色素瘤
胃溃疡	胃癌
胃息肉	胃癌
胃上皮化生	胃癌
胆囊腺瘤性息肉	胆囊癌
胆总管囊状扩张	胆管癌

症状	可能发生的恶性病变
子宫颈上皮不典型增生	子宫颈癌
乳头状瘤	乳头状癌
甲状腺瘤	甲状腺癌
骨软骨瘤	软骨肉瘤、骨肉瘤或恶性组织细胞瘤

肿瘤外科医生有义务向患者说明其疾病发展规律，及时治疗一些有恶变可能的病变，以防止恶性肿瘤的发生。

临床常采用的预防性手术有：先天性多发性结肠息肉瘤作全结肠切除术，因为到40岁时约有一半发展成结肠癌，70岁以后几乎100%发展成结肠癌；溃疡性结肠炎患者作结肠切除术；隐睾或睾丸下降不良作睾丸复位术或睾丸切除术，在幼年行睾丸复位术可使睾丸癌发生的可能性减少；口腔、外阴白斑患者作白斑切除术；易摩擦部位的黑痣作黑痣切除术；重度乳腺小叶增生伴有乳腺癌高危患者作乳房病灶切除术等。

（二）诊断性手术

正确的诊断是治疗肿瘤的基础，而正确诊断必须依据组织学检查，需要有代表性的组织标本。诊断性手术能为正确的诊断、精确的分期，进而采取合理的治疗提供可靠的依据。获取组织标本的外科技术如下。

1. 细针吸取　通过用细针头对可疑肿块进行穿刺做细胞学检查。方法简单易行，诊断准确率因操作技术、病理科医生经验和肿块所在部位而异，一般在80%以上。本方法存在一定的假阴性和假阳性，偶见有针道转移的病例。

2. 针穿活检　一般在局部麻醉下应用较粗针头或特殊的穿刺针头（如True-Cut，Core Cut），对可疑肿块进行穿刺并获得少许组织做病理检查。如果取得足够组织，诊断准确率高，如果取得组织太少，诊断较困难。同时，由于针穿活检亦可造成创伤出血，甚或引起癌细胞播散、针道转移等，因此务必严格掌握适应证。

3. 咬取活检　一般用于表浅的溃疡型肿块，用活检钳咬取组织做病理检查。诊断准确率高，但咬取时应注意咬取部位和防止咬取后大出血。

4. 切取活检　常在局部麻醉下，切取一小块肿瘤组织做病理检查以明确诊断。有时在探查术中，因肿块巨大或侵及周围器官无法切除，为了明确其病理性质，也常作切取活检。施行切取活检时必须注意手术切口及进入途径，要考虑到活检切口及进入间隙必须在以后手术切除时能一并切除，不要造成癌瘤的播散。切取活检与第二次手术切除间隔的时间应越短越好，最好是在准备彻底切除情况下行冰冻切片检查。

5. 切除活检　在可能的情况下，可以切除整个肿瘤送病理检查以明确诊断。这样诊断准确率最高，如果是良性肿瘤也就不必再作第二次手术，如果是恶性肿瘤也不至于引起太多播散。但是，切除活检常在麻醉下进行，切口较大，所以活检手术切口选择必须考虑到第二次手术能否将其切除，同时也需要十分注意不要污染手术创面，以免造成肿瘤接种，

如果临床上拟诊为恶性黑色素瘤时，则不应作针穿、咬取或切取活检，应该在准备彻底切除时作切除活检。

（三）探查性手术

探查性手术目的：一是明确诊断；二是了解肿瘤范围并争取肿瘤切除；三是早期发现复发以便及时作切除术，即所谓二次探查术。它不同于上述的诊断性手术，探查性手术往往需作好大手术的准备，一旦探查明确诊断而又能彻底切除时，及时作肿瘤的根治性手术，所以术前准备要充分，备有术中冰冻切片检查。探查时动作轻柔，细致解剖。也应遵循由远及近和不接触隔离技术的原则。

（四）根治性手术

根治性手术指手术切除了全部肿瘤组织及肿瘤可能累及的周围组织和区域淋巴结，以求达到彻底治愈的目的，是实体肿瘤治疗的关键。凡肿瘤局限于原发部位和邻近区域淋巴结，或肿瘤虽已侵犯邻近脏器但尚能与原发灶整块切除者皆应施行根治性手术。根治性手术最低要求是切缘在肉眼和显微镜下未见肿瘤，切除范围视肿瘤类型不同和具体侵犯情况而定，对恶性肿瘤而言，一般要求切除范围应尽可能大，在达到根治的前提下才考虑尽可能多地保留功能（表3-2）。

表 3-2　常见根治手术治疗最少切缘

原发肿瘤	切缘	原发肿瘤	切缘
基底细胞癌	2~5mm	甲状腺癌	全腺叶
恶性黑色素癌		乳腺癌	3cm
厚度 <0.75mm	1cm	软组织肉癌	全部肌肉
>1.0mm	3cm	下咽及食管癌	3~5cm
舌癌	1~2cm	胃癌	6cm
喉癌	2~5cm	结肠、直肠癌	3~5cm

根治性手术对上皮癌瘤而言为根治术，根治性手术对肉瘤而言为广泛切除术。根治术是指肿瘤所在器官的大部分或全部连同区域淋巴结作整块切除，如癌瘤侵犯其他脏器，则被侵犯的器官亦作部分或全部切除，例如胃癌侵及胰腺尾部，除作胃次全或全胃切除及胃周围区域淋巴结清除外，尚须切除胰尾及脾脏。若切除的淋巴结扩大到习惯范围以外，则称为扩大根治术，如乳腺癌扩大根治术除根治术切除范围外，还包括胸骨旁淋巴结清扫。所谓广泛切除术是指广泛整块切除肉瘤所在组织的全部或大部分以及部分邻近深层软组织，例如肢体的横纹肌肉瘤应将受累肌肉的起止点及其深层筋膜一起切除，有时需将一组肌肉全部切除，因肉瘤易于沿肌间隙扩散，若为骨肉瘤常需超关节截肢。

（五）姑息性手术

姑息性手术是相对于根治性手术而言的，适用于恶性肿瘤已超越根治性手术切除的范围，无法彻底清除体内全部病灶的患者。因此，姑息性手术的目的是为了缓解症状、减轻痛苦、改善生存质量、延长生存期、减少和防止并发症。适用于晚期恶性癌瘤已失去手术治愈的机会或由于其他原因不宜行根治性手术者。姑息性手术包括姑息性肿瘤切除术和减瘤手术。前者是指对原发灶或其转移灶部分或大部分切除，肉眼尚可见肿瘤残留；后者则根本未切除肿瘤而仅仅解除肿瘤引起的症状。常用的姑息性手术如下。

1. 癌姑息切除术　如晚期乳腺癌溃烂出血，行单纯乳房切除术以解除症状。胃大部分切除或肠段切除术以解除晚期胃肠道癌瘤梗阻，防止出血、穿孔等，术后再配合其他治疗。肺癌、食管癌、上颌窦癌有时也作姑息性切除手术，术后再添加放疗或化疗。当转移瘤引起致命的并发症时，可行转移瘤切除以缓解症状。

2. 空腔脏器梗阻时行捷径转流或造口术　为了解除消化道梗阻、胆管梗阻，临床上常需作食管胃吻合、胃空肠吻合、胆囊空肠吻合、小肠结肠侧侧吻合等内吻合转流术。有时为了解除食管梗阻、肠梗阻、尿道梗阻、喉梗阻须作胃造口、肠造口、膀胱造口、气管造口等。利用手术或内镜在因肿瘤而发生梗阻的生理腔道内置入内支架也可解除梗阻。

3. 供应血管结扎或栓塞术　晚期肿瘤可引起大出血，临床常须结扎或栓塞供应肿瘤部位的动脉以达到止血目的，例如鼻咽癌、口腔癌并发大出血，若填塞无效，则须结扎或栓塞颈外动脉；恶性葡萄胎、绒毛膜上皮癌、宫体癌、直肠癌并发大出血而肿瘤难以切除，常须作髂内动脉结扎或栓塞。

4. 内分泌腺切除术　对激素依赖性肿瘤通过切除内分泌腺体，使肿瘤退缩缓解，如卵巢切除治疗绝经前晚期乳腺癌或复发病例，尤其是雌激素受体阳性者；晚期男性乳腺癌、前列腺癌行双侧睾丸切除等。

（六）减瘤手术

当肿瘤体积较大，或累及邻近重要器官、结构，手术无法将其完全切除的恶性肿瘤，可作肿瘤大部切除，术后进行化疗、放疗、免疫治疗、激素治疗、中医中药治疗、逆转录治疗等综合治疗，以控制残留的癌细胞，争取较好的姑息性治疗效果，称为减瘤手术或减量手术。但减瘤手术仅适用于原发病灶大部切除后，残余肿瘤能用其他治疗方法有效控制者，否则单用减瘤手术对延长患者生命的作用不大，相反增加患者的创伤和痛苦，加重患者及家属的负担，浪费医疗资源。不过应该指出的是，经减瘤手术后，体内瘤负荷减少，大量 G_0 期细胞进入增殖期，有利于采用化疗或放疗等综合治疗措施杀伤残余的肿瘤细胞，这与常规的辅助性化疗或放疗有本质上的区别。

（七）远处转移癌和复发性癌瘤切除术

转移瘤则指原发瘤以外的部位出现的与其生物学类型相同的肿瘤。肿瘤术后复发是指根治性手术后获临床治愈，经一段时间后又发生与原切除肿瘤生物学类型相同的肿瘤。临床所指的肿瘤复发多指局部复发，如残余器官、手术野、受累毗邻器官的复发。肿瘤术后复发的诊断需排除多中心起源和多原发恶性肿瘤。

转移和复发肿瘤的治疗比原发肿瘤更为困难，疗效也较差。但近年来对复发和转移肿瘤的手术治疗已受到重视。不过，转移癌瘤和复发癌瘤手术效果总的来说较差，必须与其他治疗配合进行。

远处转移癌属于晚期癌瘤，难以手术治愈，但临床上确有部分转移癌患者手术后获得长期生存，故此对转移癌手术不能一概否定。转移癌手术适合于原发灶已得到较好的控制，而仅有单个转移性病灶者，如孤立性肺、脑、骨转移，施行切除术后再配合其他综合治疗可获得良好效果。肺转移癌术后5年生存率15%～44%；肝转移癌术后5年生存率20%～30%；肺癌脑转移术后5年生存率13%。有时多达3个转移灶，但局限于肺叶或肝叶，仍可施行切除术。若为皮下多个转移，则无手术指征。

复发性癌瘤应根据具体情况及手术、化疗、放疗对其疗效而定，凡能手术者应考虑再行手术，配合其他综合治疗，仍可获得一定疗效。例如皮肤隆突性纤维肉瘤，术后反复复发，但反复切除，也获得延长寿命的效果；乳腺癌术后复发可再行局部切除术；软组织肉瘤术后复发可再行扩大切除乃至关节离断术、截肢术；肢体黑色素瘤术后复发可以截肢，以挽救部分患者生命；直肠癌保肛手术后复发可以再作Miles手术。

部分肿瘤在少数情况下切除原发瘤后转移瘤会自动消失，如切除原发性甲状腺腺癌或子宫绒毛膜细胞癌可导致肺部广泛血行转移的癌结节消退。临床医生应有这样的认知并努力争取这样的治疗。

（八）辅助性手术

为了配合其他治疗，需要作辅助性手术，例如喉癌放疗，为了防止放疗中呼吸困难，有时需作放疗前气管切开术；直肠癌放疗有时亦需先做人工肛门术，以免放疗中肠梗阻；乳腺癌和前列腺癌内分泌治疗常需作去势手术。此外，各部位晚期癌瘤局部灌注化疗时常需作动脉插管术等。

（九）重建与康复手术

为了提高肿瘤病患者的生存质量，重建和康复手术越来越受到重视。由于外科技术，特别是显微外科技术的进步，使肿瘤切除术后的器官重建有很大的进展。头面部肿瘤切除术后常用带血管皮瓣进行修复取得成功。舌再造术、口颊和口底重建使患者生活质量大大提高。乳腺癌根治术后乳房重建、巨大肿瘤切除后胸壁重建、腹壁重建等已广泛开展。

（十）介入治疗

是指在X线等设备的监视下将肿瘤药物和（或）栓塞剂经动脉导管或直接注入肿瘤组织，对肿瘤进行治疗。常用的有：肿瘤的介入放射学治疗和超声波导向的介入治疗。由于介入设备的不断完善，技术不断提高，各类栓塞剂的广泛应用，进一步提高了此疗法的有效率和患者生活质量。

第五节　外科手术治疗的优缺点与注意事项

外科治疗有很多优点：肿瘤对外科切除没有生物抵抗性，外科手术没有潜在致癌作用，其治疗效果也不受肿瘤异质性的影响；大多数尚未扩散的实体瘤均可行外科治疗，而且手术可为肿瘤组织学检查和病理分期提供组织来源。外科治疗也有其缺点：切除术对肿瘤组织并无特异性，即正常组织和肿瘤组织同样受到破坏；外科治疗可能出现危及生命的并发症，并可造成畸形和功能丧失；如果肿瘤已超越局部及区域淋巴结时则不能用手术治愈。

肿瘤外科是外科学的一个分支，既具有外科学的共同特点，如无菌操作、选择适应证、尽量少损伤正常组织等，也具有其特殊性，还要注意以下几点：

（1）准确性：正确的诊断对正确的治疗是非常必要的，对肿瘤患者获得有关病理组织并进行病理学检查，了解相关疾病信息（包括诊断、分期、病理类型、预后判断）是肿瘤外科医生的基本任务之一。肿瘤外科手术不同于一般手术，其手术范围广、创伤大、组织器官损伤多，不少情况下甚至终身残疾。假若不以准确的诊断为依据而草率地贸然实施肿瘤根治切除术，有时会丧失患者的劳动能力、终身幸福甚至造成残疾，例如不该截肢的截了肢，不该肛门改道的作了肛门改道等。更多的情况则是实为肿瘤而未能正确确定，未能获得正确恰当的外科手术治疗或其他治疗，给患者造成不应有的损失而过早地失去生命。术前要尽可能做出准确的诊断和正确的分期，选择恰当的治疗方法，要充分估计手术切除的可能性，是根治性切除还是姑息性切除，手术与其他治疗方法的配合等，注意手术后肿瘤的控制与功能损伤的关系。为了保证肿瘤诊治工作的准确性，肿瘤外科医生不仅要有丰富的病理学知识，尤其是肿瘤病理学知识，而且要与病理学医师保持密切联系，反复进行磋商，深入了解肿瘤性质、癌细胞的生物学特性，联合有关科室会诊，共同制订合理治疗方案，以便更好地发挥外科手术在综合治疗中的重要作用，为患者实施合理治疗。

（2）及时性恶性肿瘤：一旦进入进展期，发展往往很快，常在数月或一二年之内即可致患者死亡。所以要坚持早期发现、早期诊断、早期治疗的原则，对适合外科手术的癌症患者抓紧时机，赶在癌肿尚未蔓延播散或尚未明显蔓延播散之前，及时进行外科手术，多能收到良好的效果。反之，如果错过良机，让癌瘤病灶超越了手术能够肃清的范围，手术治疗的效果就会大大降低。不少患者由于就诊不及时、延误诊断或其他原因，使手术不及时，造成本来能够外科治疗的病变失去手术治疗机会，是十分令人惋惜的。

（3）彻底性与功能性：由于癌肿切除手术易有残留，肿瘤细胞易发生种植和播散，而一旦有残留、种植或播散，就极易发生复发和转移，其后果不堪设想。所以外科手术治疗肿瘤一定要坚持完全、彻底、全部、干净消灭之。除非某种肿瘤对放疗或化疗特别敏感且手术后有条件辅助进行放疗或化疗，不要实行"削切"手术。当然，彻底干净切除也是相对而言，不能要求外科医生的手术刀切净最后一个肿瘤细胞，也不能为了彻底干净切除而超越限制地扩大手术切除范围，造成组织器官和功能的过分损失。另外，不同期别的癌肿对手术切除彻底性的要求也不尽相同。对早期和病变局限的肿瘤应特别强调手术切除的彻底性，同时最大限度地保留组织器官功能，尽量做到器官功能保全性根治术；对较晚期的肿瘤，则不宜过分强调彻底性而片面扩大切除范围，而应把着眼点放在综合治疗上。此外，由于肿瘤的恶性程度不同和瘤细胞的生物学特性不同，对手术切除彻底性和切除的范围也不尽相同，应根据不同情况制定实施个体化的手术治疗方案。

（4）综合性：由于目前已认识到恶性肿瘤是全身性疾病，外科手术属局部治疗，而局部治疗难以完全解决全身性问题，所以应重视和强调多学科治疗，恰当、合理、有计划地实施综合治疗已成为肿瘤学工作者的共识。肿瘤外科医生要正确认识肿瘤外科在综合治疗中的地位和作用，恰当运用外科手术这一重要而锐利的武器，发挥其优势与特点，辨清其局限与不足，积极参与肿瘤诊断、分期、制定治疗方案等工作，搞好外科手术与放疗、化疗、新辅助放疗、新辅助化疗、生物治疗及其他治疗的衔接与联合，多科协作、联合作战，共同为恶性肿瘤患者提供最佳治疗，争取最佳治疗效果。其综合治疗的最终目的是：使本不能手术的患者能接受手术，降低复发和播散，提高治愈率，提高疗效和生活质量。

（5）关于前哨淋巴结和前哨淋巴结活检的采用：在长期随访结果出来之前，前哨淋巴结活检尚不能成为标准的治疗措施。前哨淋巴结和前哨淋巴结活检的概念必须符合以下条件：①淋巴流向是有序和可预测的。②癌细胞的淋巴结播散是渐进的。③前哨淋巴结是最先遭受肿瘤细胞侵犯的淋巴结。④前哨淋巴结活检的组织学检查结果应代表整个区域淋巴结的组织学状态。很显然，要全部满足这些条件是很难的，甚至是不可能的，所以要谨慎采用之。

（6）心理因素：随着心身医学研究的进展，肿瘤患者心理状况已备受关注。人的精神因素与全身机能活动有密切关系。心理状况能影响免疫功能，如恐惧、悲观、失望、紧张可使机体免疫监视作用减轻，相反医务人员的鼓励、关心、尊重、信心有利于患者免疫功能的稳定，增强抗病能力，调动内在积极因素，配合治疗，提高生活质量。因此，科学地掌握癌症患者的心理状况，及时有效地给予心理照顾，对患者的治疗、康复、预后能起积极作用。

第四章
肿瘤的介入治疗

随着生活水平的不断提高，尽管有不同的统计数据，然而恶性肿瘤的发生率和致死率迅速跃升至首位已是不争的事实。

对于肿瘤疾病的诊断和治疗是当前医疗事业的重大挑战和课题。恶性肿瘤传统治疗手段包括外科手术切除、药物化疗、放射治疗等。虽然外科手术切除目前仍是肿瘤的首选治疗方案，但具中国国情的患者在确诊时多数已属中晚期，即使手术切除，其术后复发率和转移率仍然居高不下。而化疗、放疗通常仅作为术后综合、辅助治疗，其总治愈率较低。此外，无论手术、化疗或放疗，对患者本已虚弱的机体造成极大的损伤，有时甚至是较为严重的打击，因此随着医疗理念更新、影像技术、科学技术的不断发展，肿瘤治疗策略已正在发生深刻变革。如何采用微创（无创）方法灭活肿瘤，且最大限度地保护周围正常组织，已成为当前肿瘤治疗的热点。微创治疗技术应运而生，已有越来越多的科研数据证明，肿瘤局部消融与常规手术切除的生存率相近，而且具有微创、可多次重复等临床优势，因此微创消融技术已经在世界范围内改变肿瘤治疗的原有理念和格局，为传统治疗手段增添了新兴的领域。

第一节　肿瘤微创治疗

微创（minimally invasive）概念最早于 1985 年 Payne 首次于内镜治疗尿路结石中提出，1987 年法国 Mouret 率先进行了首例腹腔镜下胆囊切除术。此后数十年中，微创技术突飞猛进，迅速形成了比较成熟的基本技术，包括内镜外科手术、腔镜外科手术、影像引导介入手术、微创化外科手术等，几乎涵盖了所有医学学科领域。

肿瘤微创治疗技术通常可大致分为血管内治疗及非血管内治疗两类（图 4-1）。

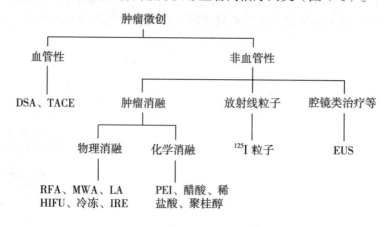

图 4-1　肿瘤微创治疗技术分类

第二节 肿瘤消融治疗

一、肿瘤消融治疗概念

肿瘤消融治疗是肿瘤微创治疗技术中的一个分支，近几十年来新技术层出不穷，并迅速发展为肿瘤微创中极为重要的治疗方法。肿瘤消融（tumor ablation）作为一项总体概念是在 1997 年北美放射学会（Radiological Society of North America，RSNA）提出和确立，指采用化学能或物理能直接作用于单个或多个肿瘤，以根除或实质性毁损肿瘤组织。

二、肿瘤消融治疗引导方式

肿瘤消融治疗的方式有经皮穿刺、经腔镜以及开放手术下等，其中经皮穿刺治疗由于简便、快速、更微创等优势，目前在肿瘤消融中处于主流方式。其在操作中应采用影像学引导，通常采用超声（ultrasound，US）、计算机断层扫描（computed tomography，CT）和磁共振成像（magnetic resonance imaging，MRI），其中由于超声引导更为简便、实时、价廉、无辐射等优点，在非空腔脏器肿瘤消融中占据优势而广泛应用。

三、肿瘤消融治疗常用手段

（一）化学消融

1. 无水乙醇注射治疗（percutaneous ethanol injection，PEI）　1983 年日本 Sugiura 首先报道了经皮无水乙醇注射治疗小肝癌并取得较好的疗效后，使该技术得到广泛的应用和推广。此后，由于无水乙醇（酒精）价廉、方便、疗效确切、相对安全等优点，使 PEI 逐渐应用于肝脏外的其他领域，如各脏器囊肿的硬化治疗；血管瘤治疗；甲状旁腺增生治疗等众多领域并取得较为满意的疗效。然而，注射无水乙醇治疗同时具有瘤体内弥散不均影响疗效、局部刺激症状强、需反复多次疗程等不足，而且国内多无 CFDA 认证的生产批号，因此一定程度上限制了 PEI 治疗的广泛应用。

2. 聚桂醇注射治疗　聚桂醇是一种具有表面活性的硬化剂，能使细胞蛋白质析出，破坏细胞膜，产生无菌性炎症，进而使组织纤维增生粘连。聚桂醇具有良好的起泡性，与同等剂量的液体硬化剂比较病灶治疗面积大，过敏反应发生率低，不良反应少且具有麻醉作用，不会引起机体发生强烈的刺激反应等优点，故成为目前另一种较为积极应用的介入注射硬化剂。早期聚桂醇主要应用于血管类疾病的硬化治疗，随着学者的不断探索，已逐渐应用到囊肿类疾病、良性肿瘤类疾病（如子宫肌瘤、肝血管瘤等），目前罕有恶性肿瘤治疗的临床报道，但已有一些基础动物实验研究表明聚桂醇对于恶性肿瘤的治疗也存在一定的效果。

不过聚桂醇在硬化治疗过程也存在一定的不良反应，诸如可出现暂时胸痛、烧心、反酸、便秘、发热；也可出现局部组织坏死；偶见暂时性虚脱、头晕、呼吸困难、胸闷、恶心、视力障碍、局部感觉损害等。若使用泡沫化治疗，还要避免气体栓塞等严重不良并发症。此外，药物说明书中对于药物代谢动力学、药物过量反应、儿童及老年用药等重要内容均认为"尚不明确"，亦需要进一步研究。

除上述两种化学消融药物外，其他尚有平阳霉素注射、50% 高渗葡萄糖溶液注射等方法，但随着某些药物的淡出、疗效欠稳定等因素已逐渐退出主流应用行列。至于使用热盐水、稀盐酸、冰醋酸等进行注射治疗者，更是由于医学不断的发展而仅见于文献之中。

（二）热消融

微创介入治疗逐渐由边缘学科发展为新兴分支学科的一个重要契机，就是层出不穷的消融技术诞生，其中热消融技术的发明和推陈出新功不可没。目前，热消融治疗中三大主流技术为射频（radio frequency ablation，RFA）、微波（microwave ablation，MWA）和激光消融（laser ablation，LA）。当然，从广义角度而言，高强度聚焦超声（High Intensity Focused Ultrasound，HIFU）和冷冻消融（cryotherapy）也可列为热消融技术范畴。

HIFU 是由超声波聚焦声能部分转化为热能，在肿瘤内聚焦点处产生瞬态 60℃以上的温度（属热消融范畴），但同时也具有空化效应、机械作用等生物学效应；虽具有路径无创、无辐射等优点，但也深受空腔脏器、骨质、空气等干扰，故也影响其使用领域的拓展。

冷冻消融通常使用氩氦刀技术，其实质是冷冻 + 热疗治疗，当氩气在针尖内急速释放时，可在十几秒内

冷冻病变组织至 –120 ~ –165℃；当氦气在针尖急速释放时，将产生急速复温和升温，快速将冰球解冻，"冰火两重天"破坏细胞消除肿瘤，因此可属"负"热消融范畴。但氩氦刀具有针具粗大、消融边界厚且不清、操作复杂需要钢气瓶等不足也限制了其临床使用。

1. 射频消融（radiofrequency ablation，RFA） RFA 是通过射频发生器在组织内释放频率为 200 ~ 750kHz 的射频交变电流，主要激发组织内离子的高频振荡，相互摩擦产热，从而将消融区组织细胞加热破坏的技术。

1990 年意大利学者 Rossi 等利用射频电极进行动物肝脏热疗实验，并于 1993 年首先报道了肝癌射频治疗的临床研究。但当时由于消融范围过小仅作姑息辅助治疗，直到 20 世纪 90 年代中后期，随着射频技术的不断改进消融范围增大后，RFA 效果提高而逐渐广泛应用。尤其是 RFA 采用了内部冷却电极的重要技术进步，如 Lorentzen 等研究表明，应用冷循环 RFA 后坏死区域显著增加，从而进一步提升了射频消融的临床应用价值。

20 余年来，多国学者对 RFA 的临床研究不断推进。基本已得出一些较为普遍认同的理念，如：与无水乙醇注射消融相比，RFA 局部疗效及所需治疗次数均占优势，其复发率和长期生存率均优于 PEI；与传统肝癌手术切除相比，RFA 的总体生存率与之没有显著统计学意义差异，仅可能在带瘤生存率略高于传统手术。

当然，RFA 也存在一些不足，如较为明显的"热沉效应"，对于大血管旁的癌灶容易残留而复发；消融时体内存在射频波和电流循环，对于孕妇及严重心律失常患者需高度警惕；由于温度偏低及针具较粗等因素，针道种植转移报道时有发生，前期的报道中甚至有 12.5% 的高发生率；RFA 热效率及热密度不如微波高，消融耗时较长等。因此也部分影响了 RFA 的临床应用。

2. 微波消融（microwave ablation，MWA） 医用微波消融主要采用 915MHz 和 2 450MHz 的高频率电磁波，前者穿透力强，形成的消融坏死区大，后者能够相对精准消融，也是目前临床最常用的微波频段。微波经过靶区组织中水、蛋白质等极性分子和带电粒子吸收微波能后剧烈振动摩擦，产生热效应使局部温度短时间内升至 60 ~ 100℃以上，导致蛋白质变性、组织细胞凝固、脱水坏死，从而达到治疗目的。

1986 年日本学者 Tabuse 等率先进行了微波消融在肝癌治疗中的研究。1994 年日本 Seki 报道了超声引导经皮将微波天线植入瘤体内消融小肝癌。20 世纪 90 年代中国学者董宝玮、梁萍等合作开发了中国第一台微波消融仪器，并在国内首先开展微波肝癌消融的研究，为微波消融技术的应用和发展起到了举足轻重的作用。

超声引导经皮微波消融治疗肝癌已十余年，已累积大量病例和研究，不少学者研究认为 MWA 同样能取得良好的治疗效果。如董宝玮报道 234 例肝癌微波消融，1、3、5 年生存率分别为 92.7%、72.9%、56.7%；梁萍等报道的 74 例肝脏转移癌患者的数据为 1、3、5 年生存率分别为 91.4%、46.4%、29% 等不俗成果。

自从 20 世纪 90 年代的肝脏微创治疗试验开始，中国的微波消融技术已经成功运用于包括肝、肾、肾上腺、甲状腺、子宫、脾脏、乳腺等多种脏器肿瘤和病变的微创治疗。在过去 20 年的微波消融发展历程中，中国学者独领风骚，进行了大量开创性基础和临床研究，使中国成为微波消融第一大国。不仅产量居首，在微波消融领域的 SCI 论文中，中国学者发表的论文数占总量近半壁江山。微波由于单针消融范围大、热转化效率高等优点，亦已引起国外医学者的关注和应用，未来微波消融将向着更精准化、智能化以及前沿化发展。

不过微波也存在穿刺针粗、消融范围可控性相对偏弱、对于微小病灶进针偏钝、消融效率过高等不足，宜针对不同的患者、不同的情况，选用不同的消融手段。

3. 激光消融（laser ablation，LA） 激光消融是指将激光辐射生物组织，光子能量入射到组织后光能转化为组织分子动能振动摩擦，从而使被照射组织温度升高。热效应主要是热致组织凝固变性，随着温度升高而导致局部生物组织凝固坏死、炭化、汽化甚至蒸发。

1960 年，美国科学家梅曼（Theodore Harold Maiman）发明了世界上第一台红宝石激光器，此后一年即有学者将激光引入医学领域。早期的激光医学多集中在表面切割、辐照的领域中，直到 1971 年由于白英光纤的研制成功，使氩离子（Ar+）激光和掺钕钇铝石榴石（Nd：YAG）激光得以进入体腔内进行治疗，从而迅速扩大了激光医学的应用领域。

回顾文献我们可以清晰发现，激光技术是最早将热效应原理运用于医学临床的手段。以激光运用于肝脏领域为例：1968 年 Hoye 已运用 Nd：YAG 激光治疗 Vx2 癌株种植于肝脏的肝癌动物实验。

1980 年德国学者 Ruedi 已进行运用激光治疗人体肝脏肿瘤的报道。

1983 年 Nims 已报道运用 CO_2 激光仪治疗多例肝癌和卵巢癌，其中肝癌大小 1 ~ 4cm 不等，取得不错的临床效果。

当然，这些早期临床治疗文献，激光治疗多数是运用辐射、切割作用为主，但也已部分涉及激光热消融内涵。

激光消融（laser ablation）的概念，首先是由英国学者 Bown 于 1983 年总结提出的，是指将激光辐射生物组织，对其加热并通过热损伤、汽化、高温分解等作用，达到凝固或切割组织的目的。激光消融的理念和技术得到了迅速推广和普及。

随着医学理念的不断推进、石英光纤的研制成功和激光技术不断发展，激光消融运用更加广泛。

1985 年日本学者 Hashimoto 开始运用 Nd：YAG 激光消融治疗肝癌，于 1987 年报道了相关消融研究。

1986 年我国上海中山医院余业勤、汤钊猷院士等报道高功率 Nd：YAG 激光消融治疗肝癌的实验和临床研究，亦是属于世界最先开展肝癌激光消融的里程碑。

同期及此后欧洲学者的激光消融也已大量开展。激光消融治疗肝癌的疗效已经得到大量临床研究报道的验证和支持。

2008 年发表于 Radiology 上的大样本多中心研究表明，肝癌的激光消融不仅有效，而且其并发症发病率均处于较低水平，是一项安全的消融手段。尤其是针道种植转移，在 1 004 例（次）治疗中，未发生一例针道种植情况。

2015 年意大利学者一份大样本随机对照研究结果表明，激光消融与射频消融的多项疗效对照发现二者不分伯仲，结论提示激光消融同样属于最有效的肝癌消融手段之一。同时激光消融更适合高危区域的肝癌消融。

除肝脏领域外，激光消融也涉及其他许多临床领域。欧洲对甲状腺结节消融早已进行长期而大量的消融实例。意大利学者 Pacella 报道了一项 1 531 例的甲状腺结节激光消融的研究，证实 LA 是有效的、便捷的门诊治疗技术，患者耐受良好，并发症风险较低。

著名甲状腺专家 Papini 领衔一项甲状腺结节多中心前瞻性随机对照研究的文章也指出，激光消融可以显著缩小瘤体、缓解症状，同时不会累及甲状腺功能改变。研究均认为激光消融是一项安全、有效的新兴消融技术。

此外，激光消融亦在乳腺、甲状旁腺、转移性淋巴结、肾脏、前列腺等全身多脏器多领域中应用，受到越来越多学者的关注和研究。

相较于其他消融手段，激光消融具有其一定的独特优势，特别是消融过程中的安全性而言，LA 更是具备了较为突出的优点，这是具有深刻的内在因素，简析如下：

（1）穿刺针管径最小：YAG 激光穿刺针为 21G，外径 0.8mm，光纤直径仅 0.3mm。而目前微波多为 14G，外径 2.1mm；射频多为 17G，外径 1.47mm；而氩氦刀则更是管径极为粗大。各针横截面示意图如下，其中 14G 针的横截面积是 21G 针的 6.89 倍。

由此可见，激光针在穿刺路径上是对正常组织损伤最小、最安全的手段，甚至一些不可避免的静脉血管、胃肠道等组织，亦是可以穿透而过且不易引起并发症。

（2）激光在热消融电磁波中波长最短：无论射频、微波和激光都属于电磁波，其中 Nd：YAG 激光的波长为 1 064nm，而其他热消融波长均较大。如最常使用频段为 2 450MHz 的微波为例，其波长也已达到 12.2cm；而射频波频率为 500kHz 左右，故其波长则更大。正如超声波特性一样，波长越短，则其消融切割精度则越高。

（3）消融区域最精准：如上述原理，激光采用纳米级别的光能进行消融；射频是在针尖裸露区产生高波长的射频电流，并在人体组织形成电流回路进行消融；微波针内则采用微波发生器向四周发射微波，其有效消融范围到正常组织之间必定是较为宽大的阶梯递减消融区。

因此，激光的消融热场控制最为精准，大量实践和文献已证实，激光消融凝固区和周边正常组织之间的交界带非常纤薄，病理大体标本、甚至镜下均可见存在较为清晰的界限。这是射频、微波或氩氦刀尚不能及的特性。

此外，激光消融的侧向消融范围约 5mm，而且相当稳定和可控，故在一些极为靠近重要脏器的肿瘤消融中，运用激光消融侧向消融距离稳定的特性，准确地布针即可对一些极其困难的病灶做精准和适形的消融。

（4）无电流导入：激光消融通常采用直径 0.3mm 的纯石英光纤输送激光，完全不存在将电流导入人体组织内。射频、微波均采用将电流电磁波导入人体进行作用，尤其是单极射频消融，均需要在体表贴上电极片，将人体和消融仪器形成一套电流循环系统，因此对于孕妇、严重心脏病、心律不齐、心脏起搏器等患者均需慎重接受治疗。此外，射频微波也偶有出现电击伤、贴片发热烫伤、迷走神经受刺激亢进等报道。这些并发症可能部分与电流导入刺激人体有关。

（5）针道出血、种植转移风险最低：文献报道，射频消融针道种植转移发生率可高达 0.2% ~ 5.1%，甚至有高达 12.5% 的报道，射频微波消融后针道出血亦时有所见，这是由于射频、微波穿刺针较粗，而且消融方式均采用穿刺到肿瘤深面底部、甚至穿透肿瘤进行消融，因此消融结束后，射频、微波必须行针道消融以预防针道出血和针道种植转移。而激光消融则是采用最细的穿刺针和纤细的光纤，且消融作用时针尖位于肿瘤的浅部，待消融结束后光纤后撤至针鞘内再针道消融整体拔针，因此，迄今尚无一例针道种植转移报道。激光消融温度较高、穿刺针细、Nd：YAG 激光本身就是很好的止血工具，因此激光消融亦是最不易引发出血的技术之一。

（6）消融灶凝固性好：通常而言消融温度越高，组织脱水越多其消融灶凝固性则越好。消融灶的凝固性在一些接近包膜或突出包膜的病灶消融显得尤为重要，如一些靠近腹腔脏面包膜的肝癌，早期已有数例临床提示经过射频消融后，消融灶迸裂或整体脱落，从而形成巨大创面和出血，造成严重并发症及死亡案例。这可能由于早期的射频对肿瘤周边温度并不能达到理想的高温所致。至于氩氦刀冷冻消融，其消融灶组织凝固性则相对较差，通过观察日常中冷冻鲜肉化冻之后，肉质糜嫩伴渗血水，便可有直观感受。激光消融是目前热消融中，中心温度、周边温度均是最高的消融技术。因此，其消融灶凝固性应是最好的，术后肿瘤迸裂、脱落的发生概率亦应是最低。

（7）输入能量值精准可控：射频、微波消融通常功率可在 100W 以上，数篇临床和实验研究文献提示，若射频、微波尚未彻底杀灭肿瘤，或消融灶旁还有其他瘤体的话，那么消融后癌肿可能会急速反弹生长和进展。研究推断可能和射频、微波输入过多能量激发了肿瘤生长有关，并得到了大鼠肝癌模型的动物研究实验证实。因此对于肿瘤消融过程中，总体而言并非更多能量输入便可获得更多收益。激光消融通常采用 5W 功率，且能量输入可以精确到 1 焦耳（J），故可最大程度减少这方面的顾虑。

当然，激光消融也存在着一定的不足之处：诸如单针消融范围较小，对于一些较大肿瘤消融不如射频、微波消融更具效率；多针联合治疗时，耗材费用较高且对布针技术要求偏高；消融时，激光消融对组织汽化现象相较于射频、微波消融最明显，有时会影响手术视野等不足。

总之，目前主流的热消融手段，无论射频消融、微波消融还是激光消融，都存在其各自的优点和不足之处。激光消融由于其内在的特性，无论是逻辑理论上、还是临床实践中，都是目前热消融方法中较为安全的消融手段。只要在临床应用中合理得当地使用，激光消融应是消融后并发症发生率及严重程度最低的热消融技术。作为致力于介入消融领域的医务工作者均应全面了解和掌握这些消融手段的综合信息，对纷繁复杂的临床治疗中，做出准确的判断和合理的选择。

第三节　激光医学背景

激光是 20 世纪以来，继原子能、计算机、半导体之后，人类的又一重大发明，是人们长期对光学、量子物理学、波谱学等学科综合研究的巨大成果。它一问世，就获得了异乎寻常的飞快发展，激光的发展不仅使古老的光学科学和光学技术获得了新生，而且导致一门新兴产业的出现。

激光的英文为 laser，它其实是英语“受激辐射光放大”（light amplification by stimulated emission of radiation）中每个实词第一个字母组成的缩略词。国内早期对激光的称呼较为冗长和复杂，例如“光的受激辐射放大器”“光量子放大器”，还有一些音译，如“镭射”等。1964 年冬天，中国全国第三届光量子放大器学术报告会在上海召开，会议召开前《光受激发射情报》杂志编辑部给中国著名科学家钱学森写信，请他给 laser 取一个中文名字。不久，钱学森回信建议命名为“激光”，从而正式将此名称统一确定。

一、激光理论基础

1927 年 10 月第五届索尔维会议在比利时首都布鲁塞尔召开，当时世界上最著名的科学家齐集一堂，会议主题为“电子和光子”，讨论重新阐明的量子理论。参加这次会议的 29 人中有 17 人成为诺贝尔奖获得者。

1900 年，马克斯·普朗克（Max Planck，1918 年获诺贝尔物理学奖）在解释黑体辐射问题时第一次提出了“量子”的概念，不但对光学产生冲击，同时也带来了原子物理的大发展。

1911 年，英国物理学家欧内斯特·卢瑟福（Ernest Rutherford，1908 年获诺贝尔化学奖）提出了原子模型。

他认为原子结构像是一个小小的太阳系，中间是原子核，电子分布在原子核周围。原子核带正电，电子带负电，电子围绕原子核不停地旋转。

1912年卢瑟福的学生，27岁的丹麦物理学家玻尔（Niels Henrik David Bohr，1922年获诺贝尔物理学奖）将普朗克的量子概念，与卢瑟福原子模型结合，提出核外电子分层排布的原子结构模型。1913年，玻尔提出了原子定态、量子跃迁等重要概念。他将原子中的电子运动轨道量子化，假设电子只能在特定轨道绕原子核运动，而无法在轨道之间的空白地带自由游荡。不同轨道的电子有不同的动能、势能，这些能量值叫作能级。在正常状态下，原子处于最低能级，这时电子在离核最近的轨道上运动，既不辐射也不吸收能量（电磁波），原子结构处于稳定状态。这种定态叫作基态。当原子受到外界能量（如热能、电能或光能）激发时，其最外层的电子吸收一定频率的电磁波（吸收光子）而跃迁到较高的能级上，此时原子处于激发状态。这种激发态是不稳定的，在极短的时间内（10～8秒），原子便释放一定频率的电磁波（高能级的电子释放光子，回到低能级），恢复到基态。原子吸收和释放的能量，必须正好等于电子两个能级的差。这种能量也就是电磁波的频率，即光的波长。不同原子从激发态还原成基态所释放的能量不同，因此也就形成了原子光谱。

1916年，爱因斯坦（Albert Einstein，1921年获诺贝尔物理奖）发表《关于辐射的量子理论》。他在玻尔的基础上，提出了"自发和受激辐射"理论，在这篇论文中，爱因斯坦将光的吸收和发射，区分为三种过程：受激吸收、自发辐射、受激辐射。这一理论指在组成物质的原子中，有不同数量的粒子（电子）分布在不同的能级上，在高能级上的粒子受到某种光子的激发，会从高能级跃迁到低能级上，这时将会辐射出与激发它的光相同性质的光，而且在某种状态下，能出现一个弱光激发出一个强光的现象。这就叫作"受激辐射的光放大"，简称激光。而这正是激光理论的物理学基础，因此爱因斯坦被认为是激光理论之父。

1960年，美国科学家梅曼（Theodore Harold Maiman）制造了世界上第一台激光器——红宝石激光器，这是人类有史以来获得的第一束激光，梅曼也成为世界上第一个将激光引入实用领域的科学家。

1961年，激光首次在外科手术中用于杀灭视网膜肿瘤，将激光引入到了医疗，从而开辟了一个全新的广阔领域——激光医学！

二、激光医学简史

激光医学是激光技术与医学相结合的一门新兴的边缘学科。20世纪60年代，激光问世不久，就与医学结合起来。激光技术从临床诊断、治疗到基础医学研究被广泛应用。目前激光医学已基本上发展成为一门体系完整、相对独立的学科。在医学科学中起着越来越重要的作用。

1960年，梅曼（Maiman）用激光照射兔眼的视网膜，通过激光生物效应对视网膜的损伤程度来粗略测定其功率和能量，从而拉开了激光医学的序幕。

1961年，美国发明世界第一台医用激光机——红宝石视网膜凝固机，Campbell、Koester等对剥离的视网膜进行焊接；同年，Sonlon、Zeret、Eichler等人首批发表了"激光的生理作用""光脉冲引起眼的损伤""相干光源产生的光凝固"以及"激光在生物医学的应用的生理学基础"等论文。

1962年，欧洲的Bessis小组报道了他们用红宝石激光照射细胞器的研究成果。

1963年，苏联也开始发表激光生物效应方面的文章。

1965年，北京同仁医院开始了红宝石激光视网膜凝固的动物实验。

1966年用CO_2激光束切除狗的肝脏，证明术中出血很少，从而开创激光手术。

1968年用激光治疗颌面部病变。

1969年用激光刀完成胸廓切开术。

1971年由于石英光导纤维研制成功，使掺钕钇铝石榴石（Nd：YAG）激光和氩离子（Ar^+）激光得以进入体腔内进行治疗；据1971年的统计报道，当时全世界已有5万名患者接受了激光手术，治愈率达76%。

1972年手术显微镜配合CO_2激光进行喉部手术成功，从而开始激光显微手术。同年，Nd：YAG激光已用于胃肠、泌尿外科，并用于内镜实验。

1975年，开始通过内镜应用Nd：YAG激光凝固出血点和治疗肠道急性出血。

1978年，Nd：YAG激光已广泛用于胸外科、皮肤科、五官科、妇科等。

经过20多年的基础研究和临床应用，激光医学已趋于成熟。20世纪80年代已形成了一门新兴的边缘学科——"激光医学"。它得到了国际组织的公认，世界卫生组织（WHO）成立了"激光医学咨询委员会"。

中国的激光医学在国际上起步较早。1965 年开始，北京和上海的一些单位陆续开展了激光的生物学基础和临床研究。1970 年研究成功激光视网膜凝固机，1971 年，上海第六大人民医院发表了第一篇红宝石激光凝固视网膜的临床报道；1973 年，原上海医科大学附属耳鼻喉医院、中山医科大学等单位用国产的 CO_2 激光治疗机在外科、皮肤科、五官科、妇科、肿瘤科等开展了激光手术治疗；1974 年，开始研制激光内镜系统；1977 年，在武汉举行了第一次全国性激光会议。80 年代初，国家科委立专项攻关并取得成果，为我国的激光医学的迅速发展奠定了基础。随着激光医学在我国的迅猛发展，激光医学队伍日益壮大，1991 年 6 月经中华医学会第 20 届常务理事会第 10 次会议审议，批准成立中华医学会激光医学会分会。

激光医学的发展使得医用激光器生产产业化，国际上医用激光器已形成大产业，产品 40 多种，年销量已突破 10 亿美元。随着激光技术的长足发展，激光医学（laser medicine）逐步形成和快速壮大，激光以其独特优点解决了传统医学基础研究和临床应用中所难以解决的诸多难题，已激起国内外医学界的关注和探索，必将具有广阔应用前景。

第四节　激光工作原理

物质由原子组成，原子的中心是原子核，外围布满带负电的电子，绕着原子核运动。这些电子会处于一些固定的"能阶"，不同的能阶对应于不同的电子能量。我们简化以一个碳原子为例来说明激光的基本原理，如图 4-2 所示，把这些能阶简化成一些绕着原子核的轨道，电子离原子核最近，能量最小，故最稳定；电子离原子核较远，能量较大，故不稳定。能级越高，能量越大越不稳定。光和物质的相互作用可有三个基本状态：受激吸收、自发辐射和受激辐射（图 4-3）。

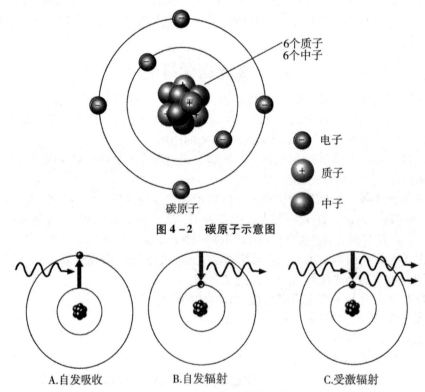

6个质子
6个中子

● 电子
＋ 质子
● 中子

碳原子

图 4-2　碳原子示意图

A.自发吸收　　B.自发辐射　　C.受激辐射

图 4-3　原子内电子的跃迁过程

A. 自发吸收：电子透过吸收光子从低能阶跃迁到高能阶；B. 自发辐射：电子自发地透过释放光子从高能阶跃迁到较低能阶；C. 受激辐射：光子射入物质诱发电子从高能阶跃迁到低能阶，并释放光子。入射光子与释放的光子有相同的波长和相，此波长对应于两个能阶的能量差。一个光子诱发一个原子发射一个光子，最后就变成两个相同的光子

（一）受激吸收

受激吸收就是处于基态的原子吸收外界辐射而跃迁到激发态。电子可以通过吸收或释放能量从一个能阶

跃迁至另一个能阶。例如当电子吸收了一个光子时，它便可能从一个较低的能阶跃迁至一个较高的能阶。

（二）自发辐射

自发辐射是指激发态的原子自发地辐射出光子并恢复成基态。自发辐射的特点是每一个原子的跃迁是自发的、独立进行的，其过程全无外界的影响，彼此之间也没有关系。因此它们发出的光子的状态是各不相同的。这样的光中，光子与光子之间，毫无关联，即波长不一样、相位不一样，偏振方向不一样、传播方向不一样，相干性差，方向散乱。太阳光、烛光，手电筒、白炽灯、荧光灯等发出的光，都属于自发辐射形式。

（三）受激辐射

爱因斯坦研究热辐射时就理论推导出，在辐射过程中，除自发辐射外，同时还存在另一种辐射，即受激辐射。

受激辐射是指处于激发态的原子在光子的"刺激"或者"感应"下，恢复成基态，并辐射出一个和入射光子同样频率的光子。由受激辐射产生的光子与入射光子是关联的，它们的波长一致、相位一致、偏振方向一致、传播方向一致。

受激辐射的特点是它必须要有外来光子刺激（或感应）才会发生。受激辐射光子与外来光子的频率、位相、传播方向和振动态都完全相同，无法区分外来光子与受激辐射光子，即一个光子变成了两个光子。然后，这两个完全相同的光子又去诱发其他处于高能级的粒子产生受激辐射，理论上就可以激发出四个完全相同的光子，循环往复下去，所产生的光不仅是相干光，高度一致性，而且会使光的强度不断增大，这正是产生激光的基本过程，即受激辐射光放大。

实际上，激光的原理就是以可控的方式让这些电子跃迁以相同的相位释放光子。当我们需要创造条件产生和释放出激光时，至少应具备激光器的三大基础构件：激光激活介质、泵浦系统和光学谐振腔。

1. 激光激活媒质　激光激活媒质是产生激光的物质基础（又称激光工作物质），它决定了输出激光的波长以及仪器的结构和性能。并不是任何物质都能作为激光工作物质，也不是任何能实现粒子数反转（population inversion）的物质都能用来制造实用的激光器，只有那些具有亚稳态能级结构的物质才有可能实现。人们总是尽量选用那些在室温下更容易实现粒子数反转的物质，而且它们对激励源应有很强的吸收性。

激光激活媒质可分为固体、气体、液体和半导体四大类。固体如红宝石、钇铝石榴石等；气体如 CO_2、He-Ne、Ar^+ 等；液体如有机染料等。它们是组成激光器的主要核心部件。

2. 泵浦系统　要想获得受激辐射光放大，则应设法使处于高能级上的粒子数多于低能级上的粒子数，这种分布称为粒子数反转。若要使原子体系处于非平衡状态实现粒子数反转，就必须具备能量输入系统，使激光介质不断从外界提供能量，让尽可能多的粒子吸收能量后，从低能级不断跃迁到高能级，这一能量供应过程称"激励"或"泵浦"，这套供应能量的系统称为泵浦系统。此系统若用光作为激励源，则称为"光泵"；用电能则称"电泵"；此外还有"化学泵""核泵"等。

3. 光学谐振腔　在电子学中，经常采用正反馈放大技术来获得振荡信号。像电子技术中的振荡器一样，要实现激光振荡，除了有放大元件外，必须有正反馈系统、谐振系统和输出系统。在激光器中，可实现粒子数反转的激活媒介就是放大元件，而光学谐振腔就起着正反馈、谐振和输出的作用。光学谐振腔不仅是产生激光的重要结构，而且它直接影响激光的输出特性，如输出功率、频率特性、光强分布（模式）和光束发散角。

光学谐振腔通常由两个反射镜构成，这两块反射镜分置于激活媒介两端，精确平行并且垂直于激活媒介中心轴线。其中一块为全反射镜（反射率达98%以上），另一块为反射率达90%以上的部分反射镜。光子（流）在谐振腔内来回运动时，即会产生受激辐射光放大。

有一些激发态的原子发射出光子后是射向任意方向的，凡是发射出不沿谐振腔轴线方向行进的光子，很快就通过谐振腔侧面逸出腔外，而沿着轴线方向的光子可以在腔内继续前进，并在两个反射镜之间不断往返，在折返过程中就会不断激励处于激发态的原子发射出光子来，而新产生的光子又继续参与到激励其他原子激发进程中去，因此通过这种受激发射作用，沿着轴线方向的光子数目就会不断地雪崩式增加，谐振腔内的光积累到非常强时，从部分反射镜射出的光，就是激光（图4-4～图4-6）。

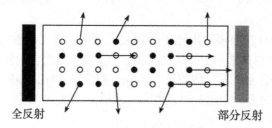

图4-4　被激发的原子开始发射光子

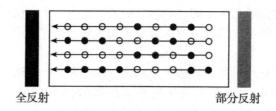

图4-5　轴线方向的光子在腔内振荡反射放大

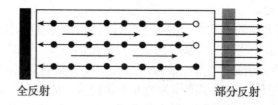

图4-6　激光从振荡腔的部分反射镜射出

　　从而形成激光的高度波长一致性（即单色性）、高度相干性、高度方向一致性和高亮度等卓越特性，使有限的激光能量能在空间和时间上高度集中起来。

第五节　激光对人体组织作用机制

　　激光入射到生物组织中能产生生物效应的是那些在组织中被散射和吸收的光子。光在生物组织中传输以及组织对激光的吸收等都与激光的参数、组织的光学参数、组织的热物性参数以及机体的状态等有关。

　　激光与生物组织作用形式多样，作用机制也各不相同。根据激光作用生物组织所产生的宏观效应，可把激光与生物组织作用分为热作用、光化作用、机械作用、电磁场作用、生物刺激作用等五大作用。这五种作用即为激光生物学效应的作用机制，是激光医学诊治疾病的基础依据。

一、激光的热效应

　　激光热作用是光子入射到生物组织内，光子能量转化为生物组织分子动能，分子振动能和转动能即为通常意义上的热能，从而使被照射组织温度升高。热效应主要是热致组织凝固变性，随着入射激光的增强，温度升高而加剧，导致局部生物组织凝固坏死、炭化、汽化甚至蒸发。

　　生物细胞只能在适宜的温度下生存，当温度上升到一定程度，且持续一定时间时，醇将失去活性，蛋白质将变性，从而使细胞或组织受伤甚至死亡；所以，组织的破坏与激光作用时间和组织温升呈正相关（图4-7）。

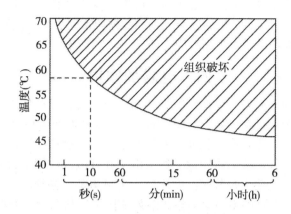

图 4-7　组织热损伤的温度与持续时间的关系

当组织温度高于 42℃时，若持续 30 ~ 60 分钟，可以导致不可逆的细胞死亡；温度高于 60℃时，可以迅速导致组织凝固性坏死及细胞立即死亡；若温度高于 80℃，细胞膜的通透性急剧提高；在 100℃时，大多数组织中的水分子开始汽化，从而同时引起组织的机械破裂和热分解；当温度高于 150℃时，炭化发生，可见邻近组织变黑且冒烟；当温度高于 300℃时，组织出现熔化、汽化。目前，激光对组织内肿瘤消融主要即利用了激光的热效应，以达到灭活肿瘤组织的目的。

二、光化作用

利用光能作为激活能，在组织或细胞内引起的化学反应称为光化反应。普通光也有光化作用，如光合作用、光敏作用等。通常而言，激光和普通光的光化作用机制是一样的，但激光可使光化作用更有效、更迅速、更广泛。

光化学过程可导致酶、氨基酸、蛋白质和核酸等变性失活，分子结构也会有不同程度的变化，从而产生相应的生物效应。根据光化学反应的过程不同可分为光致分解、光致氧化、光致聚合、光致异构和光致敏化等。

在临床应用中，主要用到的是光致分解和光致敏化两种类型。

光致分解指生物分子吸收激光能量后导致分解，分解的产物随激光波长和温度的不同而不同。

光致敏化作用指有敏化剂存在时所发生的光化学反应称为光致敏化。

光致敏化是生物系统所特有的，它对疾病的诊断和治疗中起到相当重要的作用。在光致敏化反应中，敏化剂起到催化光化过程作用，其本身并不发生永久性变化。

光敏化剂有两类，第一类光致敏化的特征是其反应无须氧分子参加，且温度对它的敏化速率几乎没有影响。敏化剂有呋喃香豆素、铀化合物等。例如临床上使用呋喃香豆素，在光照射下可治疗银屑病和白癜风即属于第一类光致敏化作用。

第二类光致敏化剂的特征是一定要有氧分子参加。凡是有氧分子参加的光敏化作用称为光动力作用。这类敏化剂种类较多，其中用来治疗肿瘤的血卟啉衍生物（hematoporphyrin derivative, HpD）就是其中常用的一种。

在激光医学中广泛应用的光动力疗法（photodynamic therapy，PDT），就是光致敏化作用具体应用的例子。PDT 的基本机制是某些光敏物质，如血卟啉衍生物（HpD），48 小时后仍潴留在肿瘤细胞中，而正常组织中的 HpD 却大部分已被清除，即使在一周以后肿瘤细胞中的 HpD 的浓度仍然很高。光致敏物质在没有光辐射时是没有活性的，但在适当激光照射后，这些光敏物质能发出荧光，并在肿瘤细胞中发生光动力反应，产生单态氧（singlet oxygen）杀死癌细胞，而周围正常组织基本不受损害。

已有报道应用激光联合光敏剂治疗实验兔门静脉癌栓的研究，提示肝癌门静脉癌栓的激光联合光敏剂治疗是安全、有效，有望成为一种治疗门静脉癌栓的新方法。

三、机械作用

光子和其他粒子一样也具有质量、动量和能量等属性。激光照射生物组织时，光子的动量都将发生变化，即会有力作用在生物体上，这种作用称为光压。激光直接照射在物体上所产生的压力称为一次压力；若照射后在组织内部产生大量热而使生物组织蒸发、产生热膨胀和汽化等现象而产生的压力，称为二次压力。

激光在临床上的很多应用就是利用激光引起的二次压强作用。如眼科中的压力打孔，就是利用汽化引起的二次压强，这种蒸汽团产生的瞬时压强比一次压强大得多，破坏力很强，当第二次压强在组织内部发生时，其破坏力更大，可以轻易地将组织撕裂。另如钬激光前列腺剜除术时，对前列腺切除时，除了热切割作用外，二次压强产生的"爆破"作用也是重要的激光效应之一。

四、电磁场作用

激光也是一种电磁波，当激光照射入体组织时，相当于将人体置于电场中。高的场强作用于生物组织，就有可能在生物组织内部产生光学谐波，发生电致伸缩等效应，从而使生物组织电系统发生变化。

强大的激光电场能产生很多生物效应，如使生物偶极子发生二次或三次谐波，而这些谐波有些正处在蛋白质、核酸等的吸收峰，从而引起这些物质变性；约束电子在外电场作用下，突破其静电势垒而逸出的现象称为场的剥裂效应，所以强电场能使生物分子高度激发产生自由基，剧烈的自由基反应又可引起细胞严重破坏；激光电场引起的电致伸缩可以在组织内部激起冲击波、超声波，从而产生振动和空化作用，引起细胞破裂；此外，激光强电场还能直接使生物分子受激、振动、产热，使光点处的组织电离，细胞结合受破坏，造成一系列损害等。

五、生物刺激作用

激光生物刺激作用是一种光生物学现象，可能与激光的特有属性如相干性、偏振性等关系不大。这种生物刺激作用也并不是激光特有的，如超声、针灸、红外线等物理因子也都可以产生生物刺激作用。

通常临床上，生物刺激作用多为弱激光的主要应用范畴。如低功率激光辐射在促进溃疡愈合、刺激软组织修复、增进皮瓣活力等方面具有一定的临床价值，且在治疗各种炎症如关节炎、脉管炎、周围神经炎等方面有不错的疗效。此外，低功率激光照射还或可增强免疫、治疗过敏及内分泌紊乱，调整机体状态等效果。

总之，激光与生物组织的相互作用分类并没有清晰严格的界限，激光热作用、光化作用和机械作用通常是同时发生的，所以相互作用的分类并不是绝对的。但各种作用之间也确存在着一些差别，如每种效应都具有典型的激光及典型现象等，激光与生物组织的相互作用是一个多种因素决定的复杂过程，激光的参数（如波长、功率、能量、激光模式等）、生物组织的性质（如密度、弹性、热导率、比热、热扩散率、反射率、吸收率、色素、含水量、不均匀性和层次结构）以及生物体状态等对激光的生物效应都有影响。

第五章

头颈部肿瘤

第一节 颅内转移性肿瘤

一、概述

颅内转移瘤（intracranial metastatic tumors）为身体其他系统的肿瘤转移至颅内，即转移性脑肿瘤（metastatic brain tumors）和原发中枢神经系统恶性肿瘤转移（metastases of primary CNS tumors）。颅内转移瘤可在原发病的任何时间表现出症状和体征，一般肺癌、黑色素瘤和胃癌易早期转移至颅内，而乳腺癌、肉瘤和其他胃肠道肿瘤转移则较晚。不同国家和地区颅内转移瘤的发生率差别很大，多数报道转移瘤占颅内肿瘤的10%左右，但随着生活水平和医疗条件的发展，颅内转移瘤的发生有增高趋势。发病年龄与全身肿瘤相同，男性多于女性，男女比例约为1.5 : 1。最多见于40～60岁。恶性肿瘤转移至颅内有4条途径：①经血流。②经淋巴。③直接侵入。④经蛛网膜下隙。其中经血流为最多见的途径。转移途径和转移部位与原发瘤的部位有关，如肺癌、乳腺癌、皮肤癌等主要经血流转移，易在脑内形成多发转移癌；消化道癌瘤较易经淋巴系统转移，而播散于脑膜；室管膜瘤和髓母细胞瘤可经蛛网膜下隙播散。临床表现主要为颅内压增高、精神症状、神经功能障碍及脑膜刺激症状等。

二、诊断（Diagnosis）要点

1. 临床表现　年龄多为40～60岁，急性起病占40%～50%，出现颅内压增高和神经系统定位体征，并呈进行性加重。临床症状广泛复杂，不能用单一病灶解释，常提示为多灶性。

2. 既往史　有或无癌瘤病史，部分首先出现颅内症状，诊断为转移瘤后才在其他部位找到原发病灶。

3. 辅助检查　头部CT可见脑实质内圆形占位，多为高密度或混杂密度，中心时有坏死囊变，强化明显，病灶周围水肿明显；头部MRI T1和T2弛豫时间延长，T1图像为高信号或与灰质信号相仿，强化可发现颅内微小和多发病灶，水肿区不强化；正电子发射断层扫描（positron emission tomography，PET）是一种安全无创伤的影像技术，可以获得全身图像，早期发现肿瘤的原发、转移或复发病灶，对转移脑瘤术前及术后评估很有价值；脑脊液细胞学检查是脑膜转移瘤的主要诊断方法，反复多次查找肿瘤细胞，阳性率约为80%。另外身体其他部位的辅助检查也是不可缺少的。

4. 鉴别诊断

（1）胶质瘤：一般很少多发，无身体其他部位的癌瘤史，肿瘤周围水肿较转移瘤轻。

（2）脑脓肿：囊性转移瘤在影像学上不易与转移瘤区分，但追问病史就不难做出辨别。

（3）脑出血：当转移瘤卒中出血时需与脑出血鉴别，但根据出血部位、形态，有无高血压病史可判断。

三、治疗思路、程序与方法选择

对脑转移瘤患者来说积极、恰当的治疗措施不仅能阻止或延缓严重的神经系统症状（如偏瘫等）的出现、改善患者的生存质量，同时脑部病灶的控制也可以为治疗原发灶争取时间，有利于延长患者的生存时间。颅内转移瘤治疗困难，不易治愈，经过临床实践，综合治疗是脑转移瘤的较为理想的方法。图5-1是颅内转移

性肿瘤的治疗流程。

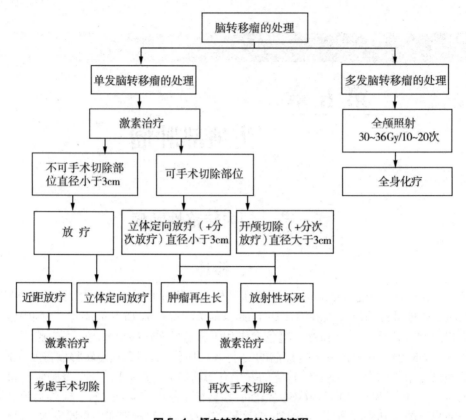

图5-1 颅内转移瘤的治疗流程

四、手术治疗

对于单发转移瘤，手术治疗的指征主要包括：

（1）原发病基本稳定，得到控制。

（2）手术可达到的病变。

（3）颅内高压有脑疝形成危险或威胁生命。

（4）原发病灶不明，为获得病理诊断者。

（5）全身状况好，估计能耐受手术。手术切除脑转移可以消除脑水肿的根源。对颅内压增高症状明显者，手术切除肿瘤可迅速降低颅内压，缓解症状。术前定性诊断不清者可以明确组织学诊断。对放射性治疗不敏感的肿瘤，手术切除是治疗的唯一方法。

对于多发病，因其预后常较单发者差，所以通常建议行放射治疗。其手术指征主要包括：定性诊断不明者；可经单一手术入路切除者；多发转移瘤中，某一肿瘤为主要临床症状源且可经手术切除者。

手术入路的设计主要根据病变的部位，通常遵循病变距离最短的原则，位于功能区或功能区附近的病变除外。术中可见转移瘤边界较清楚，可沿肿瘤与脑组织的分界面进行分离和切除，通常可获得大部切除。

五、放射治疗

放射治疗是脑转移瘤的主要治疗方法。单发或多发脑转移瘤不能手术切除或不全切除，在并用激素或减压术后采用放疗，即使某些原发灶尚未完全控制的脑转移瘤患者也可选择应用。此外，放疗是脑转移瘤手术切除后的重要辅助治疗。

（一）放射治疗技术

1. 照射靶区　全脑放疗为脑转移患者的常规治疗方式。但全脑放疗有约 1/3 以上的病变未达到局部控制，故为了提高肿瘤照射剂量，可应用精确放疗作补充。包括 3DCRT、X 刀、γ 刀等技术。Andrews 等于 2004 年报道了 RTOG9508 的结果，单发脑转移者用全脑加 X 刀比单纯全脑照射疗效好，中位生存时间分别为 6.5 个月和 4.9 个月（P=0.039），而且加 X 刀者的卡氏评分也得到了明显改善（43% 和 27%），建议全脑放疗加 X 刀或 γ 刀肿瘤局部加量，应作为脑单发转移癌的标准治疗，而对 2 ~ 3 个病灶者也可考虑作为标准治疗。

2. 放疗剂量　一般认为，全脑放疗应以 DT 4 000cGy/20 次或 3 000cGy/10 次为宜，分割剂量不宜大于 300cGy/ 次。对于多发转移瘤，因转移数目多不宜应用精确放疗，可适当增加到 5 000cGy/25 次。在常规全脑放疗后再行精确放疗（3DCRT、X 刀、γ 刀），周边剂量宜达 16Gy 左右（CTV）。

（二）放疗并发症

可出现脱发，治疗早期有短期头痛、恶心等神经系统症状。在生存 1 年以上的患者可能出现 10% 左右晚期并发症，特别在分割剂量大于 300cGy/ 次者。

（三）全脑放疗加化疗

脑转移癌本身与其他部位转移癌有一样的化疗敏感性，而对化疗药物抗拒的主要原因是血 – 脑脊液屏障问题。因此，如果希望对脑转移癌有相似的反应率，化疗应在全脑放疗后进行，或者用能够通过血 – 脑脊液屏障脂溶性化疗药物，如长春新碱（VCR）、顺铂（DDP）、司莫司汀（Me-CCNU）、替尼泊苷（VM-26）等。

（四）疗效（表 7-1）

表 5-1　单发脑转移瘤治疗疗效情况

治疗方式	中位生存（周）	野内复发（%）
全脑 +X 刀	48~56	8~14
手术 + 全脑	40~43	20
单纯全脑	15~30	52~100

六、化学药物治疗

对于多发脑转移瘤或原发病未广泛转移的系统性癌症，药物治疗结合放射治疗通常为首选方案。药物治疗主要包括激素治疗和化学治疗。

1. 激素治疗　对病情危重不能耐受手术或病情急性恶化垂危的患者首选药物治疗，如激素、脱水药等，一般都能有很好地降低颅内压的作用，为进一步行其他治疗争取时间。由于转移瘤的症状多与瘤周水肿相关，所以单独应用激素治疗即可明显减轻转移瘤（特别是多发脑转移瘤）的神经系统症状，一般 24 ~ 48 小时即可见效，但这种疗效并非持续性，且长期服用激素可产生应激性溃疡等不良反应。

2. 化学药物治疗　一般认为，化疗在治疗脑转移瘤方面作用很小，原因是药物很难透过血 – 脑脊液屏障。但近来的研究表明，一些肿瘤如生殖细胞肿瘤（特别是绒毛膜癌）、小细胞肺癌及一些乳腺癌，化学治疗可以缩小肿瘤的体积，有些肿瘤甚至可以完全消失。对于颅内多发转移瘤，化疗不失为一种可选择的治疗方法。常用的化疗药物有氮芥、环己亚硝脲等。可根据原发肿瘤的组织学类型选用适宜的抗癌药物。化疗药物一般为 BCNU（卡氮芥）125mg/d 连续 3 天静滴，注意血常规及肝肾功能改变。

第二节　头颈部肿瘤的调强放射治疗计划和图像引导放射治疗计划

一、FDG-PET/CT 用于靶区勾画

靶区勾画是 IMRT 最有挑战性的一个方面。靶区勾画不准确是出现治疗误差的主要原因；肿瘤所致解剖结构改变，手术或肿瘤多变异常的浸润播散方式都有可能导致在靶区勾画时出现显著误差。因此，采用合适的影像学检查方法引导对肿瘤靶区的勾画非常必要。

CT、MRI 和 FDG-PET/CT 是头颈部肿瘤临床分期时最常借助的三种影像学方法。每一种方法都有其优缺点。增强 CT 最常用于治疗计划，其不但能够提供充足的包括正常解剖结构，肿瘤和受侵犯的淋巴结的横断面信息，而且可用以进行准确的放疗剂量计算，并能够以其为基础生成 DDR 图像，与在放疗过程中获得的射野影像进行比较指导对位。然而，存在于头颈部 CT 扫描中的一个众所周知的问题是人工金属材质牙填充材料所致的散射伪影，受其影响正常解剖结构以及肿瘤的边缘常显示不清，特别是位于口腔和口咽部的肿瘤。另外，CT 在识别淋巴结受累方面的敏感性和特异性较差。

评估软组织以及颅底骨侵犯方面，MRI 要优于 CT。然而，MRI 影像易受运动的影响，特别是图像采集过程中患者的运动或者吞咽活动。由于 MRI 影像采集过程相对较长，对于某些具有幽闭恐惧症的患者，在狭窄的扫描腔内停留较长时间非常困难，因而一定程度上限制了 MRI 影像的应用。MRI 技术在不断进步，已有研究比较了弥散加权 MR 影像和常规 MR 影像在指导放疗靶区勾画方面的作用。与 CT 或常规 MRI 相比，弥散加权 MRI 在检测淋巴结受累方面的敏感性和特异性达 89% ~ 97%，因此具有很好的应用前景。

近 10 年来，PET 越来越广泛地应用于头颈部肿瘤的分期工作。相较于 CT 或者 MRI. PET 检测颈部淋巴结转移的敏感性和特异性最高。然而，PET 单独使用时对解剖结构的显示不佳，与 CT 联合运用可以显著提高解剖定位的准确性。自从 PET 问世以来，对于如何将 PET 影像信息融入放射治疗计划中一直是研究的热点之一。研究业已显示，由于 PET 影像的加入，超过 50% 的患者的疾病最初分期需要修改。同样，根据 PET 影像，超过 50% 的患者治疗计划靶区需要做进一步修正，而且有助于减少不同医生靶区勾画的差异，最终可使靶区的处方剂量在原有基础上提高达 25%，理论上在正常组织并发症概率相同的情况下这将使肿瘤控制率提高 6%。因此 PET/CT 在辅助放疗靶区勾画方面极具应用前景。

如果在靶区勾画方面 PET/CT 表现优于单独 CT，必须满足以下两个标准。第一，PET/CT 能够更好地反映病理学上肿瘤的实际体积；第二，能够更好地反映实际的肿瘤细胞负荷，因此能够更准确地预测治疗疗效。已有研究数据支持上述标准。关于第一个标准，Daisne 等对 9 名接受全喉切除术的喉癌患者进行了术前 CT、MRI 和 PET 检查，对照分析了影像所见肿瘤体积与手术结果。虽然三种影像检查方法均高估了术后病理标本中的大体肿瘤体积，但基于 PET 影像的肿瘤体积最接近实际体积。然而，没有任何一种检查手段准确地反映了原发肿瘤的实际浸润范围，特别是存在黏膜和黏膜下侵犯时。虽然 PET 有助于确定肿瘤体积，但详细的体格检查仍然不可替代。

针对第二条标准业已有很多研究。我们对基于 PET 的肿瘤体积，又称代谢肿瘤体积（metabolic tumor volume，MTV）的治疗预后价值进行了评估。本研究共包括 85 例 III - IV 期头颈部肿瘤，全部接受根治性同期放化疗。所有病例均行 PET/CT 检查，以最大密度投影显示影像结果，并据此制订治疗计划。首先，在代谢增强的肿瘤内确定最大摄取值（SUV 值）。然后，采用半自动轮廓勾画软件（RT Image）生成 MTV。MTV 的定义为肿瘤内由 50% 最大摄取值形成的曲线所包括的体积。虽然最大 SUV 值与治疗结果之间无相关性，但当根据疾病分期、肿瘤位置、体力状态评分和治疗方式进行分层分析时，MTV 是疾病无进展生存率和总体生存率的最佳预测因子。本研究所示的 MTV 治疗预后价值提示基于 PET 影像的肿瘤体积的确能够反映活性的肿瘤负荷，从而证实其在靶区勾画中的作用。

二、根据 PET 影像勾画靶区的方法

由于受正常组织对 FDG 的背景摄取、图像采集过程中患者移动、部分容积效应以及 FDG 平衡改变等因素的影响，在 PET 影像上肿瘤与正常组织的分界通常不如在 CT 或 MRI 影像上清楚。因此，建议视不同情况采用不同的方法对 PET 影像上靶区体积进行自动分割，具体的参考标准如下。

1. 基于 SUV 值法　靶区包括 SUV 值超过预设限值（如 2 或 2.5）的所有体素。
2. 阈值法　基于肿瘤的最大活性，由设定的百分活性曲线（如 40%、50% 等）包绕形成靶区。
3. 背景截断法　将摄取活性强度超过背景强度一定预设标准差的区域定义为靶区。
4. 源 / 背景算法　根据源 / 背景比值计算最佳阈值，借此以确定靶区。

上述方法各具优缺点，在头颈部肿瘤中何种方法最佳尚不得而知。Burri 等根据 12 例患者的术前 PET/CT 对部分上述靶区勾画方法进行了评估，并与术后病理所见肿瘤体积加以对照分析。与术后病理肿瘤体积最相符合且最小程度低估肿瘤实际大小的方法是 SUV40 阈值方法（靶区包括 SUV 值 ≥ 40% 最大 SUV 值的肿瘤区域）。一项类似的研究则发现 GTV50（靶区为由 50% 最大强度曲线所包绕的肿瘤体积）与术后病理结果最为一致。根据上述研究以及我们自己的经验，采用 40% ~ 50% 最大强度阈值方法定义 MTV 或许较为合理。

另一个有趣但有待证实的 PET 靶区勾画方法利用光晕现象，已在 3 种位置不同的肿瘤中对此方法进行了研究。人为地将 PET 图像的窗宽和窗位固定在 35 000Bq/ml 或 30 000Bq/ml，从而在 FDG 浓聚区周缘形成一宽约 2mm 的晕圈。根据该晕圈边缘勾画肿瘤靶区将有助于减少不同操作者根据 PET/CT 勾画靶区时的变异。虽然这一方法非常简便，但仍需要进一步地研究以验证其指导靶区勾画的准确性。

在头颈部肿瘤放疗计划中 PET 影像极富价值，但将其融入常规的临床应用仍具技术挑战性，需对诸多细

节之处加以考虑。目前仍无可供推荐的单一靶区勾画方法，因此对每一种方法都需审慎选择和使用；同样亦不能忽视其他的影像学资料和临床信息。

三、基于 PET/CT 的颈部淋巴结勾画

在 PET/CT 影像中，某些淋巴结可能显示 FDG 高代谢，而其他淋巴结的 FDG 摄取则不明显，从而导致在选择淋巴结治疗组时出现困难。Murakami 等报道了对 23 例头颈部肿瘤患者的术前 PET 检查结果与颈部淋巴结清扫术后病理的对照分析结果。如果淋巴结直径 <10mm，SUV 值无助于确定有无受累；如果淋巴结最大径 ≥ 10mm，以 SUV 值等于 1.9 作为判断淋巴结受累与否的诊断阈值，敏感性几乎可达 100%，但特异性较低，约为 70%。尽管此方法或可导致部分淋巴结接受过度治疗，但却可保证治疗涵盖所有受累淋巴结；如果单独采用 CT 扫描，则很有可能遗漏部分阳性淋巴结。

四、应用 PET 行靶区勾画的最佳时机

（一）诱导化疗

近年来，基于两个大型随机临床研究的结果，在局部进展期头颈部肿瘤中诱导化疗的应用越来越多。临床研究结果显示，与 PF 诱导化疗方案（顺铂＋氟尿嘧啶）相比，TPF 方案（顺铂＋氟尿嘧啶＋紫杉醇或泰素帝）可改善患者的生存率。虽然在标准的以顺铂为基础的同期放化疗基础上联合 TPF 诱导化疗的获益尚未在 Ⅲ 期大样本临床研究中得到证实，但根据前述早期研究结果，许多肿瘤医生推荐在局部晚期头颈部肿瘤治疗中联合应用诱导化疗。然而上述治疗模式对放疗造成了某种程度的困难，即靶区的确定是以诱导化疗前的肿瘤体积为准，还是以诱导化疗后的肿瘤为准，对此存在争论。

虽然头颈部肿瘤对诱导化疗的总体反应率较高，但完全缓解率却仅为 10% ~ 17%。早先的研究显示，仅需杀灭三次方的肿瘤细胞即可获得临床完全缓解，但残留的肿瘤细胞仍可达数以百万计。而且，化疗也未必导致肿瘤在各个方向以相同幅度萎缩。鉴于上述考虑，主张以诱导化疗前的肿瘤体积为基础制定放疗计划。除非诱导化疗导致肿瘤退缩的目的是为了最大程度地保护重要正常组织，此时放疗计划则以诱导化疗后的肿瘤体积为准，这种情况多见于肿瘤重叠在重要的神经结构上，如脊髓、脑干和视觉器官等。

迄今为止，PET 或者其他影像学检查均不能准确评估诱导化疗后肿瘤是否出现病理完全缓解。Konski 等对 PET/CT 在预测同期放化疗后食管癌残留病灶范围方面的作用进行了评估。结果显示，无论是同期放化疗后 PET/CT，抑或是术前 PET/CT 均不能有效预测手术标本中的残留肿瘤病灶范围。另一项类似的研究评估了诱导化疗联合同步放化疗治疗头颈部肿瘤的情况。同样，术前 PET/CT 影像与手术病理标本间不存在相关性。上述情况在单纯化疗病例中可能更糟。这些研究进一步支持使用化疗前肿瘤体积作为放射治疗的肿瘤靶区体积。

由于诱导化疗越来越普及，头颈部肿瘤专家已经制定出一套用于指导临床实践的治疗规范。其中的一项关键性建议是在施行诱导化疗前获取病灶的解剖学影像以帮助后续放疗靶区的制定。在 2009 年的 ASTRO 会议上，一组专家被要求勾画一个已经诱导化疗治疗后的舌癌患者的放疗靶区，现场提供了该患者化疗前后的 CT 图像（无 PET 图像）。结果显示，在仅有 CT 图像的情况下，专家们所勾画的靶区差异甚大。

在我们中心，在患者接受诱导化疗前后均行 PET/CT 模拟定位扫描。根据化疗前的 PET/CT 图像勾画靶区，然后参考融合的化疗后图像中解剖结构的变化对靶区进行适当的调整。此外，我们还发现，由于治疗的原因，在化疗前 PET/CT 影像上显示具有代谢活性的淋巴结在化疗后影像上代谢活性下降或完全不摄取 FDG。如果不行化疗前 PET/CT 扫描，上述淋巴结在放疗时将可能遗漏或者所受剂量不足。

（二）PET/CT 用于指导适应性调强放射治疗

PET/CT 用于指导自适应调强放射治疗学者们同样对 PET/CT 是否可用于指导适形调强放射治疗进行了评估。一项研究总共纳入了 10 个患者，患者的放疗剂量每增加 10Gy，就分别进行一次螺旋 CT，PET/CT 和 MRI 检查，用以评估放疗过程中肿瘤体积的改变。总的来说，PET/CT 显示的治疗前肿瘤体积要小于螺旋 CT。进一步的，螺旋 CT 和 PET/CT 均证实了治疗过程中肿瘤的逐渐退缩。基于这些检查图像的研究，学者分别进行了适形调强放射治疗计划的制作，结果显示利用 PET/CT 制作出的治疗计划能够使周围正常组织受照射剂量降至最低，并且不以肿瘤剂量降低为前提。基于这项研究，学者推荐当肿瘤剂量需要超过 70Gy 时建议利用 PET/CT 指导制作治疗计划。

五、利用 PET 影像制作放射治疗计划的缺陷

（一）多重反射假象

利用 PET 影像制作放射治疗计划需要考虑的一个重要问题是 PET 和 CT 之间图像配准的准确性。尽管 PET 图像是在采用相同的治疗位置和合适的固定装置以及在 CT 扫描的前或后获取的，但因为 PET 图像获取需要较长的时间（大约 30min）使得它很容易受到扫描中的体位移动的影响。活动部位的肿瘤如喉癌特别需要考虑这一因素的影响。

使用 PET 扫描的一个问题是其与 CT 图像融合时产生的误差。甚至立刻对两幅 CT 图像（CT 平扫图像和 CT 增强图像）进行排序，扫描这两幅图像的时间（大约 15min）就可以产生运动变化。另外，即使最好的固定装置也不能够充分地避免多重反射假象。近期加利福尼亚大学开展了一项研究去探讨假如 PET 和 CT 在不同扫描床上时（也就是说患者将会从 PET 扫描床移动到 CT 扫描床）使用它们将会产生什么样的多重反射假象。这项研究中，他们利用颅底去配准这些扫描图像，也就是说越偏离颅底变异越大。在下颈部，多重反射假象为 10 ~ 15mm。经过评估，他们证明利用手动的可变的配准可以使误差变得最小。因此，假如 PET/CT 扫描过程中需要床的改变，手动可变的配准机制应该被应用进去。进一步来说，不管采用何种配准工具，决定计划靶体积（PTV）时都应该将多重反射假象的范围包括进去。

（二）PET 成像的准确性——假阳性和假阴性

PET/CT 用于头颈部肿瘤分期和治疗计划设计的一个主要原因是区分肿瘤组织和正常组织。炎症和细胞代谢增高可致 PET 影像上出现假阳性。在头颈部区域，上述现象主要集中于舌底及扁桃体区，假阳性率可高达 42%。偶然发现的垂体腺瘤、甲状腺肿或者喉肌 FDG 摄取增高（即使是轻微说话）均可能造成 PET/CT 假阳性，从而推迟放射治疗。棕色脂肪是 PET 影像假阳性的另一原因。棕色脂肪较常存在于年轻人及女性，多分布于下颈部及锁骨上区，在 PET/CT 图像中表现为中度 FDG 摄取。在成像前使用苯二氮䓬类药物（如劳拉西泮 1mg）能够最大程度地降低棕色脂肪对 FDG 的摄取，但不影响肿瘤的代谢。但是，如果模拟扫描室内温度较低，患者出现寒战将可致棕色脂肪的活化，在这种情况下使用苯二氮卓类药物无效，因而需要加以注意，尽量避免上述情况的发生。

除了假阳性，PET/CT 影像同样易受假阴性的影响。舌底及扁桃体对 FDG 的假阳性生理性摄取性可能会掩盖存在于这些部位的病变。PET/CT 难以显示 <1cm 的肿瘤以及坏死的淋巴结。因此在应用 PET/CT 制订放疗计划时，需充分考虑到以上影像缺陷。

六、IMRT/IGRT 临床应用的准确性

（一）肩部固定

标准热塑形面罩可以为头部提供良好固定，但在肩部的固定不够牢靠。然而对颈部淋巴结行 IMRT 治疗时，有效的肩部固定非常重要。目前有几种自制或市售的肩部固定装置，包括广泛头颈肩联合热塑形面罩，多种肩部固定器，手臂牵拉带或配有三点标志与肩带的插孔板。

（二）日常摆位变异

目前已可根据治疗等中心点对日常摆位误差进行量化。威斯康星大学的 Hong 等采用一个光学引导的患者定位系统对 10 个患者的日常摆位准确性进行了评估。全部患者均以热塑形面罩和固定于治疗床上的底板加以固定。在任一方向上的平均摆位误差为 3.33mm。如果同时考虑到 6 个自由度，则平均复合向量偏移值为 6.97mm（标准差为 3.63mm）。上述摆位变异最终可能导致等效剂量下降高达 21%，从而对肿瘤的控制造成严重影响。

（三）分次放疗中的变异（intrafraction variability）

目前有关分次放疗过程中位置移动的数据非常有限。我们对 29 例头颈部肿瘤患者同一天内采集的两套 CT 图像进行了比较，以期定量分析治疗过程中的动度。前后两套 CT 图像采集时间间隔 20min，扫描时患者均处于同一扫描床和同一体位，并以同样的方式固定体位（利用专用头部固定器，从颅顶至下颌骨下的热塑型面罩及专用插板）。分别测量在前后、左右、头足六个方向上的水平和旋转位移。结果显示，头颈部任一方向上的平均位移 <0.5mm，平均旋转角度 <1.02°；但在肩部，侧方移位可达 11.58mm，旋转可达 3.27° 9 例（31%）患者中，肩部的位移超过 5mm，进一步凸显了下颈部和肩部的位置不确定性，从而将影响位于这

些部位的靶区体积的治疗准确性。

此外需要特别注意的还有伴随呼吸和（或）吞咽时喉的运动对靶区的影响。MD 安德森肿瘤中心的研究人员根据骨性解剖标志（舌骨、甲状软骨和 C2）对吞咽时喉部的位置形态变化进行的量化研究发现，模拟影像和治疗影像上喉部的位置差异可达 1.2cm。整个治疗过程中的很大部分时间里，日常对位影像上舌骨的位置相对于模拟定位影像所示更高，从而增加了发生系统性误差的风险。因此进行治疗计划时充分考虑到治疗中可能出现的解剖位移非常重要，通过适当地调整 PTV 边界有助于降低其对治疗的影响。

七、调强放疗中肿瘤和正常组织器官体积的变化

如果 IMRT 的治疗疗程达 6 ~ 7 周，对于期间发生的肿瘤体积及患者解剖上的变化应引起足够重视。若原发灶和（或）区域淋巴结体积快速缩小，需及时重新制定照射计划。此外，部分患者体重减轻明显，导致体位固定出现松动，亦需因应进行处理。以下简要总结临床中需特别关注的两个相关变化。

（一）体重下降

鉴于头颈部解剖结构复杂和功能多样，放疗导致的吞咽困难和化疗诱发的恶心呕吐常造成患者体重一段时间内显著下降。McRackan 等回顾分析了 72 例头颈部肿瘤患者的治疗后发现，相较于体重指数超过 25 的患者，体重指数 ≤ 25 的患者需行经皮内镜胃造瘘置管的概率更高，而且总生存率更差。

为了降低头颈部肿瘤患者放疗过程中体重下降的严重程度，已经对数项方案进行了评估。根据研究，已经初步确定用以预测发生晚期吞咽功能异常的因素，包括患者年龄，肿瘤分期和肿瘤部位（喉 / 下咽部）。Caudell 等进一步研究发现，包括咽食管狭窄和经皮内镜胃造瘘置管依赖等吞咽并发症与喉及咽缩肌所受剂量相关。特别是受照剂量超过 60Gy 的组织体积大小是一个重要的影响因素。基于这些研究结果，制订放疗计划需对上述结构予以勾画，并且应优先予以保护。

（二）涎腺变化

放疗过程中正常腺体（如腮腺和下颌下腺）通常发生一定程度的萎缩。与计划剂量分布比较，由于上述体积的变化，腮腺受量显著增高。根据文献报道，如果腮腺受照剂量超过一定阈值，口腔干燥症将失去可逆性而长期存在。通常该阈值设定为腮腺平均剂量 25 ~ 30Gy，或者接受 30Gy 剂量的腮腺体积超过 50%。然而，上述阈值是以单次治疗前扫描的数据为基础建立的，未将治疗过程中腮腺体积萎缩及其实际所受剂量等考虑在内，而后两项的准确评估对于适应性前射治疗非常重要。

八、IGRT 在头颈部肿瘤治疗中的应用

（一）IGRT 用于调整摆位误差

临床上已有数种 IGRT 方法用于指导对日常摆位误差的调整，包括正交 kV 级二维平面影像和室内 CT 影像系统。虽然这些技术重新应用愈来愈广，但对于最佳的影像引导形式及使用频率在学者间仍未达成共识。一项研究应用正、侧位 EPID 影像对分次治疗间的靶区位移进行了评估，共分析了 20 例接受 IMRT 治疗的头颈部肿瘤患者的资料数据。结果显示 EPID 的使用频率不会显著影响在左右及前后方向上的系统误差，但如果不能隔天或每天应用 EPID，头足方向上的误差将显著增大。Den 等的研究显示每天使用 CBCT 可显著改善治疗的准确性，而且可以显著地缩小 PTV 的外扩边界达 50%。这些结果表明有效的 IGRT 应用有助于减少位于高剂量区内的正常组织体积。

（二）IGRT 用于适应性放射治疗

如果靶区和（或）正常组织解剖学上发生的变化在治疗时影像中得到证实，后续的问题则是何时及怎样对治疗进行重新设计。若已经获得治疗时的容积 CT 影像，那么可以采取的适应性治疗策略包括：①在线（或近乎实时）IMRT 计划重做。②根据在线 CT 图像上所见的解剖结构形变，相应地调整现行治疗计划中的放射剂量强度。可以按一定时间间隔执行上述两个策略，或每天 1 次或每周 1 次；如果形变大小超过了特定阈值，则应考虑采用第三种策略。③根据患者初始几次治疗的治疗 CT 影像生成 –PTV 可信区间，只有当实际剂量分布与可信区间相差显著时，方才考虑修正原有计划。

绝大多数 IGRT 方法比较耗时，目前尚不清楚何种方法可以获得更佳的临床治疗效果。一些方法已经开始用于在线适应性放疗。就目前而言，仍缺乏足够的临床数据支持适应性放疗过程中人力物力等支出增加的

必要性，治疗过程中重新制订治疗计划主要见于两种情况，肿瘤显著退缩或患者体重明显下降。基于此，可根据以下流程评估是否需要重做治疗计划。

（1）如果面罩松动，需制作新面罩，通过比较 kV 影像与最初的 DDR 影像使新面罩与原体位尽可能匹配，之后重新采集计划 CT 图像。

（2）根据骨性标记对两次计划 CT 影像进行配准，以检查是否存在位置差异。

（3）将初次的 IMRT 计划复制到新的 CT 计划影像上进行剂量评估，需要考虑到两次 CT 扫描时可能存在的等中心点偏移。

（4）根据肿瘤靶区是否已经获得足够剂量覆盖以及重要器官如脑干，脊髓和视觉器官等是否获得足够保护来决定有无必要重新设计治疗计划。

如果需要重新设计治疗计划，首先利用图像形变配准工具将在初次计划 CT 影像中勾画的靶区轮廓转移到第二次的计划 CT 图像中。医生对复制的靶区轮廓进行仔细检查，视情况进行必要的调整。如前所述，第二次的 IMRT 计划采用和初次计划相同的剂量参数，计划过程相对简单。利用现有的图像形变配准工具和逆向计划设计软件，重做计划不会过多增加医生、物理师和剂量师的工作，因此具有实际可操作性。

九、结论

目前尚无适用于临床各种不同患者及病情的单一自动靶区勾画方法，对于现有的众多方法也不推荐单独使用。结合利用所有可能的方法非常重要，包括 PET、CT、MRI 和临床评估（特别是判断黏膜侵犯范围）。PET/CT 影像上的肿瘤靶区大小和范围具有重要的评估治疗预后价值，而且有助于指导治疗。

第三节　鼻腔癌与鼻窦癌的放疗

一、概述

鼻腔与鼻窦肿瘤在 40 岁以后常见，男性的发病率约为女性的两倍，上海市 1997 年的发病率男性为 0.9/10 万，女性为 0.4/10 万。其中绝大多数是上皮源性肿瘤，它的发生可能与锯末、制鞋及镍的开采和提炼等有关。

鼻腔与鼻窦肿瘤的扩散途径相似，腺样囊性癌常沿神经播散。常见的播散途径是沿嗅神经通过筛板进入颅前窝，通过眶下神经或经过眶上裂的神经到颅中窝或海绵窦。CT 检查时要注意眶下裂、嗅沟及筛板，MRI 在这些部位的检查要优于 CT。大多数患者病变较晚，通常侵犯邻近的窦腔，如鼻咽腔、口腔。上颌窦和筛窦癌常累及眼眶，而鼻腔癌侵犯眼眶较晚。通过筛板和筛窦顶侵入颅前窝，通过颌下窝、翼板侵入颅中窝。内翻性乳头状瘤常发生在鼻腔的外侧壁，容易扩展到邻近的鼻窦、眼眶和颅前窝。上颌窦前下的肿瘤容易侵犯口腔，向后则侵及颅底。如果肿瘤侵犯眼眶的外侧壁，眼球向内或向上移位。向内侧的侵犯可以达鼻腔、筛窦、泪腺以及眼眶的内下壁。当多个部位累及时，最大肿瘤的部位作为原发部位。原发于蝶窦的恶性肿瘤罕见，当其穿透底壁进入鼻咽腔时，临床表现与鼻咽癌相似。淋巴结转移相对较少，常见的淋巴结转移部位为颌下和二腹肌下淋巴结。

一、治疗原则

对早期的鼻腔癌，放疗和手术治疗均可获得很高的治愈率。晚期患者则以放疗为主。可以采用超分割的方法，1.2Gy，每天 2 次，总剂量在（72 ~ 74.4）Gy/（60 ~ 62）次。化疗的应用能否改善鼻腔癌的疗效尚无肯定的结论。

筛窦癌的治疗以综合治疗为主，先做手术，然后放疗。如果不能手术治疗，只能单纯放疗。上颌窦癌术前放疗和手术治疗是基本的治疗方法，但也可采用手术加术后放疗的方法。然而，究竟哪种综合治疗方法更佳还无定论。治疗蝶窦癌的主要方法是放疗，其治疗计划与鼻咽癌相似。

（一）放射治疗

鼻腔癌、上颌窦癌、筛窦癌的外照射技术相似，一个鼻前野和一个或两个耳前侧野，通常加用楔形滤片。开始照射野要大，在照射 45 ~ 50Gy 后缩野加量。

筛窦和晚期鼻腔癌的鼻前野剂量的比重应较大，以防对侧眼睛的过量照射。然后缩小的前野主要包括肿瘤。筛窦的肿瘤常侵犯眼眶，在设计鼻前野照射时应尽可能保护上眼睑及眼眶外侧的大泪腺，以减少对泪腺的剂量，降低泪液分泌减少的并发症，有利于保护结合膜和角膜。

（二）治疗效果

1. 鼻腔癌、筛窦癌和蝶窦癌　鼻腔癌、筛窦癌、蝶窦癌的远处转移率低，局控率可以相当于生存率。Ang 报道 45 例鼻腔癌行根治性治疗，其中 30 例鳞癌，9 例腺癌，1 例未分化癌，5 例腺样囊性癌。18 例根治性放疗，27 例手术加放疗，中位随访 11 年（2.8 ~ 16.8 年）。5 年和 10 年最终无肿瘤生存率分别为 83% 和 80%，总的生存率分别为 75% 和 60%。4 例发生失明，2 例为肿瘤侵犯，2 例为放射损伤。其他不良反应为骨坏死、龋齿、鼻腔萎缩及鼻中隔穿孔。袁伟等报道 82 例鼻腔癌的治疗效果，总的 5 年生存率为 62.2%，手术加放疗的效果要优于单纯放疗，分别为 76% 与 38.3%（P<0.05）。他们认为早期鼻腔癌 $T_{1~2}$ 可以单纯放疗，12 例治疗后 8 例生存 5 年以上。而未分化癌的效果差，无颈部淋巴结转移的患者亦需要进行颈部预防性放疗。高黎等报道 231 例鼻腔癌和筛窦癌，5 年生存率 42.1%，单纯放射治疗与手术加放射治疗的 5 年生存率分别为 34.1% 和 61.9%（P<0.01）。早期患者手术与放疗的疗效相似，分别为 65.5% 和 75%（P>0.05），晚期患者综合治疗的 5 年生存率高于单纯放疗组，分别为 76.9% 和 24.3%（P<0.01）。毛志达报道 317 例鼻腔癌放疗后 5 年和 10 年生存率分别为 42.6% 和 32.7%。其中 T_1N_0 期肿瘤分别为 64.3% 和 54.3%，有颌下淋巴结转移者疗效较差，5 年和 10 年生存率分别为 35.3% 和 26.9%。死亡患者中，57.1% 死于局部肿瘤进展或复发。

由此可见，早期鼻腔癌单纯放疗和手术的疗效相似，因而可以首选单纯放疗；但是中、晚期患者手术加放疗的疗效明显优于单纯放疗，提示应尽量建议患者先做手术，然后术后放疗。对病理检查显示分化较差的鼻腔癌是否要做颈部预防性放疗问题，在文献中尚无定论，但多数倾向于不必做。

Waldrom 报道 29 例筛窦癌治疗后 5 年生存率 39%，治疗失败原因主要为肿瘤进展，占 52%。作者建议筛窦癌的放疗剂量为 60Gy 后加用立体定向放疗，在照射 50Gy 后保护视交叉及泪腺，并且进行密切的随访，如果肿瘤进展或放疗 3 个月后肿瘤残留，可以行补救性手术。蒋国梁等报道 34 例筛窦癌，21 例手术加放疗，13 例单纯放疗，9 例接受辅助化疗。放射治疗的剂量为每次 2Gy，术前放疗为 50Gy/25 次、5 周，术后放疗为 60Gy/30 次、6 周，单纯放射为 50 ~ 70Gy／25 ~ 35 次、5 ~ 7 周。5 年生存率、5 年无瘤生存率分别为 55% 和 58%。全组 5 年局控率为 71%（手术加放射组和单纯放射组分别为 74% 和 64%）。9 例局部复发，硬脑膜侵犯与局部失败有关，T 分期也是影响预后的主要因素。主要的后遗症为脑损伤和视力下降。筛窦癌的主要失败原因是局部复发，手术加术后放射治疗可以达到较高的局控率，对不能手术的患者，单纯放射治疗也是较好的治疗方法。

2. 上颌窦癌　一般报道上颌窦癌手术加术后放射的 5 年生存率在 T_1、T_2 期肿瘤为 60% ~ 70%；T_{3-4} 期肿瘤为 30% ~ 40%。对晚期不能手术切除的患者，放射治疗的 5 年生存率为 10% ~ 15%。张延平报道上颌窦癌放射治疗加手术组的 5 年局控率为 59.2%，单纯放射组 5 年局控率为 22.7%，放射治疗加手术的效果明显优于单纯放射治疗，最常见的失败原因为局部复发（45.8%）。

Fujil 则认为上颌窦癌加用辅助化疗的效果极佳，手术和放射组加优福定（UFT）的 5 年生存率为 71.4%，而未用 UFT 组 23.8%。Konno 报道上颌窦鳞癌给予术前放射和 5-FU 动脉灌注，而后行上颌窦根治术，5 年和 10 年生存率分别为 71.9% 和 56.3%。但为非随机对照，病例数较少，还需行严格的随机对照实验来确定上述治疗方法的优越性。

对上颌窦癌患者颈部淋巴结引流区的预防性放疗的价值仍有争议，Paulinc 报道 9.5% 患者就诊时有颈部淋巴结转移，他们对 N_0 上颌窦癌患者颈部不做预防性放射治疗，但是 28.9% 患者的颈部发生淋巴结转移。N_0 患者治疗后颈部无复发的中位生存期为 80 个月，而颈部有淋巴结或放疗后颈部发生淋巴结转移的患者为 25 个月（P=0.05）。因而建议对 N_0 上颌窦癌患者行颈部预防性放疗。Le 报道诊断时淋巴结转移率为 9%，原发灶经手术与放疗或单纯放疗后，颈部不给予治疗，5 年淋巴结复发率为 12%，而淋巴结照射 50Gy 后则无 1 例淋巴结复发。以鳞癌和腺样囊性癌复发的比例最高，可达 20% 左右。治疗后 5 年和 10 年生存率分别为 34% 和 31%。同时 T_3、T_4 患者有较高的淋巴结复发率。故对局部肿瘤晚期（T_3、T_4）的患者应该行同侧上颈淋巴结预防性照射。

（三）放射治疗的后遗症

鼻腔和鼻窦放疗的后遗症主要有单侧或双侧的视力减退或失明，部分是由于肿瘤侵犯所致，部分为放疗后的并发症，另外还有慢性鼻窦炎、鼻腔狭窄、鼻腔萎缩、瘘管形成、张口困难、下颌骨坏死或放射性脊髓炎。

第四节　口腔癌的放疗

一、概述

1997 年，美国口腔癌的发病率 9.5/10 万，上海市为 2/10 万，它的发生与口腔卫生及吸烟、酗酒有关。颊黏膜白斑或红斑为癌前期病变，17.5% 在随访中发生癌变。除了舌尖癌或过中线的肿瘤外，大多数颈淋巴结转移发生在同侧。大多数早期患者伴有口腔溃疡疼痛、牙痛、口腔内肿块。晚期患者常有出血或疼痛，舌的固定导致语言和进食障碍，张口困难伴有耳部的放射性疼痛亦常有发生。30% ～ 59% 的口底癌患者临床有颈部淋巴结转移，即使颈部无淋巴结转移，在手术标本的病理学检查中发现有 40% 淋巴结阳性。舌癌患者的临床颈部淋巴结转移率为 35% ～ 65%，5% ～ 10% 为双侧，初诊颈部淋巴结阴性的患者，最终 30% 发生颈部淋巴结转移。颊黏膜癌就诊时的颈淋巴结转移率为 10% ～ 30%，颈淋巴结阴性的患者，病理标本检查中亚临床淋巴结转移率约为 15%。口腔癌常沿黏膜表面播散并向深部组织浸润，包括上颌骨和下颌骨以及舌和口底的肌肉。

对早期的黏膜表面病变，不一定要进行 CT 或 MRI 检查。对晚期病变必须进行 CT 或 MRI 检查以判断肿瘤侵犯下颌骨的情况、确定原发灶的范围以及颈部淋巴结的转移情况。90% 的口腔癌为鳞状细胞癌，其他肿瘤包括小唾液腺恶性肿瘤，如腺样囊性癌、黏液表皮样癌、腺癌，它们常发生在硬腭、颊黏膜、唇。其他少见的肿瘤包括淋巴瘤、黑色素瘤、肉瘤。

二、口腔癌的治疗原则

局限于口腔的肿瘤，治疗包括手术、放疗、激光以及以上几种方法的综合。对 N0 的患者可以单纯放射治疗，对已有颈淋巴结转移的患者可以手术加术后放疗。治疗方案的决定取决于原发肿瘤的部位和肿瘤的大小，有无颈淋巴结转移，相应治疗方法的优缺点，所在医疗机构外科医生和放疗科医生的经验及患者的愿望等。

（一）手术切除

近年许多头颈整形外科专家建议对头颈部肿瘤广泛切除术后行整形外科手术，但成功的病例还不多。主要的问题是对合适的手术范围有争议。

（二）放射治疗

1. 外放射　舌活动部的癌，采用双侧野的照射方法，并将舌向下压以避开硬腭。上界一般在舌背上 2cm，并避开硬腭。术后放射的剂量一般为 60Gy，常规分割放射，如果切缘很近或切缘阳性，或淋巴结包膜外侵犯，可以小野加量 6Gy，尽量避免下颌骨的过量照射。如果肿瘤局限于一侧，可以采用同侧成对的楔形滤片来对原发灶加量，对侧的腮腺可以起到一定的保护作用。如果采用组织间插植或口腔孔照射来加量，可以提高局控率，减少正常组织的放射并发症。

舌根癌早期可以采用放射治疗。MD Andeoon 肿瘤中心的 Mak 报道舌根癌患者先用常规分割放射，放疗的后期进行加量照射。具体方法为常规分割放射，每次 1.8Gy，照射 54Gy/30 次，6 周，加量照射在第四周到第五周开始，每次 1.5Gy，两次照射间隔 4 ～ 6h，原发灶的中位剂量为 72Gy/42 次，6 周（66 ～ 74Gy），共治疗 54 例，5 年生存率和最终无肿瘤生存率分别为 59% 和 65%，5 年局控率为 76%，T_1、T_2、T_3 期舌根癌 5 年实际局控率分别为 100%、96% 和 67%。94% 的患者发生 RTOG 3 级或 4 级黏膜炎，2 例发生一过性的下颌骨暴露，3 例发生自愈性的黏膜溃疡。作者认为同期加量照射的局控率很高，无持续的严重晚期并发症。对颈部转移淋巴结的处理，作者建议放疗后颈部淋巴结全部消退的患者不需要行颈部淋巴结清除术。Horwitz 分析 16 例舌根鳞癌外照射加组织间插植的效果。先给予常规分割外照射 54Gy/27 次，5.4 周（50.4 ～ 66.6Gy），包括原发灶和颈部淋巴结，然后在外照射结束后 9 天（1 ～ 19 天）行组织间插植，低剂量率照射，剂量为 27Gy（20 ～ 32Gy）。插植体积包括肿瘤和舌扁桃体沟。中位随访 47 个月（6 ～ 88 个月）。2 例在肿瘤瘤床复发，5 年局控率 88%。T_2 患者经过手术补救后 5 年局控率 93%，全组 5 年实际生存率 72%。3 例患者骨暴露，1 例Ⅻ对脑神经瘫痪。90% 患者的进食及语言功能良好。

立体适形放疗（3-DCRT）是近年来放疗研究中的热点，Rakshak 比较 3-DCRT 放疗与传统的二维放射治疗计划，95% 的靶体积在 3-DCRT 计划接受的剂量为 82% ～ 93%，而二维计划为 68% ～ 87%；同时 2/3 腮腺所接受的剂量 3-DCRT 明显减少，分别为 46%、65%。他们的结论是 3-DCRT 治疗计划有较好的剂量均匀度，增加平均肿瘤剂量，避免肿瘤靶区照射遗漏以及保护腮腺。

2. 组织间插植照射　插植的体积依肿瘤的范围而定，可以采用单平面或多平面插植，至少包括肿瘤体积外 0.5 ～ 1cm 边界。目前采用高剂量率较多，但还没有报道显示在疗效方面高剂量率照射优于低剂量率。环素兰等报道 123 例 $T_{1～2}N_0$ 舌活动部鳞癌患者，Ⅰ期 26 例，Ⅱ期 97 例，原发灶外照射 20 ～ 30Gy/10 ～ 15 次，2 ～ 3 周，休息 1 ～ 2 周后给予镭针插植治疗 70 ～ 80Gy，6 ～ 7d，T_1、$T_2$5 年局部控制率允别为 92.3%、86.6%。Fujita 报道 207 例Ⅰ和Ⅱ期舌鳞状细胞癌采用单纯插植放疗 127 例，外照射加插植放疗 80 例（综合组）。单纯插植治疗的剂量为 65 ～ 70Gy，综合组为 50 ～ 60Gy，采用低剂量 0.25 ～ 1.8Gy/h，外照射的剂量为 30Gy，颈部不给予预防照射。全组 5 年无复发生存率 T_1、T_2、T_3 分别为 92.9%、81.9%、71.8%（P<0.05）。浸润性生长的肿瘤预后差（P=0.02），舌后部的肿瘤效果差（P<0.01）。严重的软组织后遗症发生率 11.5%，T_2 要高于 T_1，（P=0.03）。统计学分析显示单纯插植组中剂量率（不小于 0.6Gy/h）与软组织后遗症发生率有关（P=0.03），作者认为单纯插植的剂量率应小于 0.6Gy/h 且插植剂量在 65 ～ 70Gy。综合组的剂量为外照射 30Gy，插植剂量 55 ～ 70Gy，剂量率小于 0.55Gy/h，以降低并发症。尽管经 LQ 模式计算这种高剂量率后装组织间插植的放射生物效应与低剂量率放疗相同，但是其中 T_1、T_2 期肿瘤的局控率均低于历史对照的低剂量率照射，且晚期并发症也高。

从目前舌癌插植治疗中，低剂量率照射的效果比较肯定，而高剂量率照射的效果报道不一，如何从放射生物学的角度与临床经验相结合，从中得出一个比较好的治疗方案，还需要做大量的工作。

3. 口腔孔照射　口腔孔千伏 X 射线照射是一种局限性的放疗手段，与组织间插植放疗的适应证相似，但更适合于舌的前部或口底前部的病变，并且病灶的厚度不要超过 5mm，需要与外照射相结合。

4. 手术和放疗的综合治疗　单纯放疗时 T_1 和 T_2 口腔癌的治疗效果较好，但是对 T 和 T4 肿瘤的疗效较差。手术治疗可以切除较大的对放射不敏感的肿瘤，而留下的亚临床病灶可以通过放射治疗来解决，有术前和术后放射两种。N1s1 等报道 10 例舌根癌单纯手术与手术加放射综合治疗组的无复发生存率分别为 46%、64%（P=0.04），颈部控制率分别为 68%、87%（P=0.04），综合治疗组均优于单纯手术组。一般认为常规术前放疗能减少复发和潜在的远处转移。术前放射的剂量为 45Gy/23 次，4.5 周。术后放射的剂量一般为 55Gy/28 次，5.6 周，而减负手术后的照射剂量要达到 65Gy/33 次，6.6 周。

三、治疗后患者生存质量的评价

目前在舌癌的治疗中，不仅要考虑患者的肿瘤控制率，还要考虑患者的生存质量。因为舌是一个重要的发音和进食器官。如何评价患者的生存质量在文献中尚无公认的标准。Zelefsky 从三个方面来评价舌的功能：①在公共场所进食。②讲话时别人理解的程度。③饮食的正常度。29 例参加了调查，功能评分采用记分方法，满分为 100 分。结果如下：在公共场所进食 72，讲话时别人理解的程度 69，饮食的正常度 58。根据他的评分标准，发现 T 分期愈晚，舌功能愈差。解剖部位也明显影响舌的功能，以舌根癌功能最差（P=0.002），其次为口底癌（P=0.018）、扁桃体癌（P=0.001 8）。在以上三个指标中，以 T 分期对语言和饮食正常度的差异明显，而在公共场所进食差异不明显。

第五节　扁桃体癌的放疗

一、概述

扁桃体癌是常见的口咽部恶性肿瘤，约占口咽部肿瘤的一半。上海市 1997 年口咽部肿瘤的发病率为 0.5/10 万，男性扁桃体癌的发病率为女性的 3 ～ 4 倍，长期嗜烟酒与肿瘤的发生有关。扁桃体癌颈部淋巴结的转移率高，为 60% ～ 70%，大多转移到二腹肌淋巴结、中颈淋巴结、颌下淋巴结，并且随病期的增加，淋巴结转移率增加。不同 T 分期的颈淋巴结转移率：T_1 为 10%、T_2 为 30%、T_3 为 65%、T_4 为 70%。

二、扁桃体癌的放疗

1. 扁桃体常规放疗　$T_{1～2}$ 患者放射与手术可达到相同的效果，但手术常切除下颌骨，故以放疗为首选。

若放疗采用 4 ~ 6MeV X 射线双侧面颈联合野照射 40 ~ 45Gy，再缩野照射到 70Gy，下颌骨的剂量可达 70Gy 以上。若缩野时给予患侧 18MeV X 射线照射，可以减少颞颌关节和下颌骨的剂量，在 60Gy 以下，以减少后遗症的发生。$T_{3 \sim 4}$ 患者可以考虑综合治疗，目前化疗与放疗的综合治疗应用较多。Fein 等报道放射治疗口咽癌 30 年的经验，5 年局部控制率和 5 年生存率分别为 76%、67%，作者推荐用单纯放疗或放射治疗原发灶，然后对颈部淋巴结引流区域进行手术清扫，这样既保留了患者的容貌和口咽功能，疗效又和手术治疗相当。结合头颈部肿瘤放疗和化疗综合治疗的经验，对晚期扁桃体癌建议先给予化疗，然后放疗，也可采用手术与放疗的综合治疗。Kajanti 报道单纯放疗与手术加放疗的 5 年生存率分别为 53%、29%，但单纯放疗组患者均为晚期，其中Ⅲ期为 27%、Ⅳ期为 66%，而手术加放射组Ⅲ期为 47%、Ⅳ期为 23%。他们认为早期扁桃体癌单纯放疗可以达到较好的效果，而对大的肿瘤，放射加手术可以达到比单纯放射更好的效果。

2. 扁桃体癌的非常规分割放疗　多数报道非常规分割放疗可以增加扁桃体癌的局部控制率，但急性反应增加。Gwozdz 对 83 例扁桃体鳞癌进行缩野加量照射。先给予大野照射 54Gy/30 次，6 周，缩野照射为 1.5Gy，10 ~ 12 次，在疗程的最后 2 ~ 2.4 周给予，两次照射的间隔为 6h。总的肿瘤量为 69 ~ 72Gy/40 ~ 42 次，6 周。5 年最终无肿瘤生存率和实际生存率分别为 71%、60%。其中 T_2、T_3 原发肿瘤的 5 年实际控制率分别为 96%、78%。除 5 例患者外，均发生 4 级黏膜炎。严重的晚期放射并发症包括下颌骨坏死（1 例），照射野内骨肉瘤（1 例），慢性吞咽困难（5 例）。作者认为局部缩野加量放射可以达到很高的局部和区域控制率，但少数患者有严重的后遗症。Horiot 报道 EORTC 随机分组治疗 T_2、T_3 口咽癌，159 例超分割组（80.5Gy/70 次，1.15Gy/ 次，每天 2 次，7 周），166 例常规放射（70Gy/35 次，每次 2Gy，7 周），两组的 5 年局控率分别为 59%、40%（P=0.02），5 年生存率分别为 47%、31%（P=0.08）。

放疗的总疗程对扁桃体癌的疗效有影响。总疗程的延长会降低局部控制率。这与肿瘤干细胞在放疗疗程中的加速再增生有关。Withers 分析了 9 个研究单位 676 例扁桃体癌，总剂量 50 ~ 72Gy，每次剂量 1.8 ~ 3.3Gy，总疗程在 3 ~ 8 周以上。在这 9 个临床研究中，局部失败率 T_1 为 10% ~ 20%、T_2 为 25%、T_3 为 40%、T_4 为 50%。他的研究发现：总剂量每增加 1Gy，局部控制率可以增加 2%，而在特定的总剂量中，总疗程每延长 1d，局部控制率下降 1%，因而为达到相同的肿瘤控制率，延长 1d 照射时间需要外加 0.5 ~ 0.7Gy 的剂量来补偿由于肿瘤干细胞的加速再增生所造成的影响。多因素分析证实治疗时间的延长是影响局控率的一个独立预后因素。所以，在扁桃体癌的治疗中，尽量减少不必要的治疗中断，治疗按计划完成，并且外照射与近距离治疗的间隔时间也要尽量缩短。

3. 扁桃体癌放疗并发症　扁桃体癌放射治疗后的并发症包括口干、黏膜干燥、纤维化。严重的晚期放射并发症包括下颌骨坏死、慢性吞咽困难、放射性骨肉瘤等。Withers 报道在 676 例中有 71 例（11%）发生严重晚期并发症，其中黏膜（24 例）、骨（32 例）、肌肉（21 例），而以骨为最高。通过 LQ 模式计算，以肌肉和骨的 3 级、4 级晚期并发症为观察指标，肌肉和骨的 α/β 值分别为 3.1Gy 和 0.85Gy。因而总剂量及每次剂量是影响晚期并发症的主要因素，55Gy、65Gy、75Gy 照射时肌肉的晚期并发症分别为 2%、5%、13%，骨的晚期并发症分别为 4%、8%、18%，差异有显著性。采用超分割放射治疗时，两次照射的时间间隔要足够长，至少大于 6h，以使亚致死性放射损伤得到修复。

第六节　脑转移瘤的放疗

一、概述

脑转移瘤的发病率约（8.3 ~ 11）/110 万人，随着现代肿瘤诊断治疗技术的不断成熟与推广应用，肿瘤患者成活时间的延长，临床脑转移瘤的发生率不断攀升，脑转移瘤已成为成年人最常见的颅内肿瘤，有报道：脑转移瘤与原发脑肿瘤的比例高达 10 : 1，即 90% 的脑肿瘤是脑转移瘤（远远高于以往文献报道的 10% ~ 15%）；脑转移瘤已成为人类重要的患病与死亡原因，约有 20% 肿瘤患者死于脑转移。因此，脑转移瘤的个体化、优化治疗对于延长患者的生存期和改善生存质量具有重要意义。

转移瘤多见于 40 ~ 50 岁的中年人群。因原发肿瘤不同部位与性质不同，转移瘤的发生率各不相同，一些类型的肿瘤具有较高的转移率（如恶性黑色素瘤 60%，肺癌 40%），一些肿瘤的较早发生转移（如小细胞肺癌），一些则相反（如非小细胞肺癌）。然而由于肿瘤的发病率的不同，实际脑转移瘤的患者比例更为复杂，美国纪念斯隆—凯特林癌症中心报道：其收治的 2 700 例脑转移瘤中，最常见的原发肿瘤来源分别为：肺癌48%，乳腺癌15%，泌尿生殖道肿瘤11%，骨肉瘤10%，黑色素瘤9%，头部和颈部癌症6%，神经母细胞瘤5%，胃肠道癌症3%，淋巴瘤1%。脑转移瘤具有明显的性别差异，男性患者以肺癌最高，女性患者以乳腺癌居首位。但仍有约5%～10%左右脑转移瘤利用现有技术尚不能查找到原发病灶，而成为隐源性脑转移瘤。

尽管大宗病例统计肿瘤患者诊断脑转移瘤仅有 8.5%～9.6%，恶性肿瘤患者尸解20%～45%可发现脑转移，其中半数以上是多发转移瘤，大约80%～85%转移瘤在幕上，10%～15%在小脑，3%～5%在脑干等深部结构，但脑转移瘤也可发生于垂体、脉络膜、松果体及脑膜、颅骨等任何结构。

脑转移瘤主要分布于血供丰富的额顶叶，以微小血管集中的灰白质交界区尤为常见，肿瘤常呈现不明显的侵袭性推挤或膨胀性生长方式，类球形生长，因瘤周水肿明显，而边界常十分清晰。肿瘤可能在不同时间转移，随血流累及不同的部位，因此，转移瘤可能在双侧半球不同脑叶或部位生长，大小不一，较大病变可呈现明显的占位效应，部分患者也可能在较局限范围出现大小不等的瘤结节。

光镜观察：根据性质不同、是否二次转移、是否中心囊变、坏死、出血等多种原因，可能部分保留原始肿瘤细胞与间质结构特征，有利于推测原始病灶，进行原发病灶搜寻；可能尚能进行细胞来源分类，如腺癌、鳞癌、透明细胞癌等；有时仅能区分为难以分类的转移瘤。免疫组化检查可协助定性诊断。肿瘤内常没有明显的神经或胶质细胞，肿瘤可有包膜或分叶性生长推挤周围脑组织结构形成假性包膜。周围脑组织呈现较明显的脑水肿与少许炎性细胞浸润。较大或生长迅速的肿瘤可能出现中心性坏死、液化、囊变或肿瘤卒中改变。腺癌可有明显的分泌颗粒或腺囊肿形成。

二、临床表现

脑转移瘤系同时或分别发生的颅内散在多发病变，故其临床症状与体征可能千变万化各不相同，年轻患者可能以颅内压增高为首发症状；老年患者可能以智能障碍、动作迟缓、语言障碍为主诉；累及功能区则可能出现偏瘫、失语，甚至局限性癫痫等症状就诊。有基础疾病患者，则可能是在原疾病基础上出现神经系统症状为特点。

1. 颅内压增高　多发病变、脑水肿严重或年轻患者或累及脑脊液循环通路者，常以颅内压增高症状与体征为主要临床特点，根据累及部位不同而略有差异，头疼（70%）是最常见的临床表现。严重患者会因为颅腔间压力差别，而诱发脑疝，甚至危及生命。

2. 局灶神经损害　脑转移常分布于血供最丰富的大脑半球，尤其是额颞顶叶或颞顶枕叶，加之具有小病变大水肿的特点，因此，脑转移瘤常会较早期出现神经定位损害症状与体征：偏瘫、失语、视野缺损、智能障碍（30%）、意识障碍等，而成为就诊的主要原因。部分患者可能以神经刺激症状（癫痫30%～60%）为首发症状。个别病例会因为并发瘤卒中或脑供血不足而表现为卒中样起病。累及蛛网膜、硬脑膜可出现头疼、呕吐、脑膜刺激征。

3. 原发疾病表现　相当部分患者具有原发肿瘤疾病基础，能询问到原发疾病、病理诊断、治疗与演变情况，目前系统疾病症状与体征。极少数患者可能因为时间间隔长或曾经进行脑部病变筛查阴性，而忽略相关病史，应详细询问。

三、辅助检查

转移瘤辅助检查同颅内肿瘤，请参考相关章节，但脑转移瘤也存在一定的特殊性，简述如下：

转移瘤以血源性、多发性转移为主，因此，脑内转移瘤常呈现不同部位不同生长时期（不同体积）病灶共存的现象，因此影像诊断特别强调可能存在的微小病灶的早期诊断，即尽可能显示可能存在的微小病灶，建议对于考虑转移瘤或平扫多病灶水肿改变者，使用双倍增强剂薄层对比扫描，有条件推荐 MRI 薄层（层厚≤2mm）强化扫描。

MRI 在微小病变显示方面优于 CT，有报道 MRI 强化扫描可在约20%的 CT 单发脑转移瘤患者发现多发病变。一般以下情况需要进行增强 MRI 检查：①增强 CT 显示准备手术或放射外科治疗的单发或两个转移，KPS≥70；②恶性疾病患者，增强 CT 阴性，但病史强烈提示脑转移瘤的存在；③ CT 尚不足以排除非肿瘤性病变（如脓肿，感染，脱髓鞘疾病，血管病变）。弥散张量成像有利于环状强化病灶的鉴别诊断。

部分系统肿瘤容易发生颅内转移，确立诊断和定期复查以及颅内病变治疗后复查时，均应该常规进行脑增强 CT 或 MRI 扫描，以期早期发现颅内转移，及时治疗。

当疑诊癫痫，但现有证据尚不足以支持时，建议安排脑电图检查。

怀疑癌性脑膜炎时，需要脑脊液细胞学和脊髓增强 MRI 检查。

定性困难或诊断不清时，建议进行系统腹部脏器、前列腺、子宫附件、乳腺彩色超声波、肺部强化 CT、血清肿瘤标记物，纤维内窥镜（食管、胃肠、支气管）检查，协助搜索原发病灶，以及时开展全身疾病的综合治疗。但指南推荐：在原发性肿瘤不清楚的患者建议进行：胸部 / 腹部 CT、乳腺 X 线检查。但如果缺乏特殊症状或者脑活检结果提示，不必安排进一步的广泛搜索性检查。18F-FDG PET 在检测原发肿瘤方面有一定价值，诊断困难时应进行核酸代谢 PET 显像检查。

以下情况应安排（立体定向或开放手术）获取组织诊断：①原发肿瘤不明确；②患者是一个长期幸存者，器官癌症控制良好；③病变的 MRI 不具备脑转移瘤的典型特征；④临床疑诊脑脓肿（发烧，假性脑膜炎）。

对脑转移瘤的组织病理学研究——免疫组织化学染色筛查组织、器官或肿瘤特异性抗原或基因表达，可能在搜查原发病器官方面提供有价值的信息，由此引导进一步的有针对性的特殊检查。应在有条件单位推广并逐步过渡为常规检查。国际放射外科协会 2008 年脑转移瘤治疗指南推荐疑诊脑转移瘤诊疗流程图参见图 5-2。

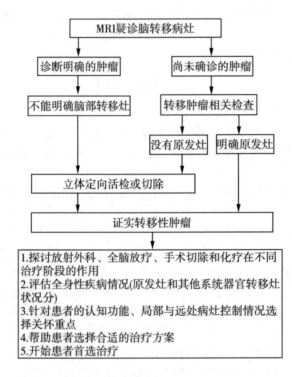

图 5-2　脑转移瘤诊疗流程示意图

四、治疗

医生需要在决策建议前综合考虑：患者年龄，患者的症状，全身性疾病的现状，患者的神经功能状况，患者的医疗条件，是否存在其他器官的转移，既往 WBRT 历史，脑部既往处置，家庭对患者的关注和神经认知功能的风险承担能力，患者的意愿等。转移瘤作为全身性疾病，应遵循急救优化治疗原则，即：可能立即威胁患者生命的病损优先处理，相对稳定患者首先处理重要结构、功能区病变，转移病灶稳定及时处理原发病灶的基本原则。传统的手术、化疗、放射治疗、生物靶向治疗已成为现代脑转移瘤的基本治疗方案，而中医扶正、免疫治疗、支持治疗也是综合治疗的重要方面。因此，脑转移瘤是一种系统性疾病，需要系统的多学科联合个体化优化综合治疗，才能取得理想的治疗效果——长期的成活与良好的生活质量。

（一）一般及支持治疗

1. 神经外科饮食与护理　高营养、富含纤维素饮食，可结合中医扶正治疗。加强心理护理，注意保持患者乐观情绪，并注意合理安排饮食与辅助药物治疗，保持大、小便通畅。

2. 脱水剂的合理使用　没有颅内压增高的患者无需使用脱水剂；病情稳定或脱水剂敏感者，建议间断低剂量使用脱水剂；慢性颅压增高可使用甘油果糖制剂以避免反跳。脱水治疗患者必须密切监测和维持水电解质平衡，应警惕栓塞性疾病的发生。

3. 糖皮质激素　类固醇会降低瘤周水肿或缓解放射治疗的急性不良反应，但无症状的患者不需要类固醇治疗。如果需要，请选择地塞米松，每日两次给药已经足够。起始剂量应不超过4～8mg/d。但症状严重的患者，包括意识障碍或其他颅内压增高的迹象者，可能会受益于高剂量（≥16mg/d）治疗。在开始治疗的1周内尝试减少剂量；如果可能的话，患者应该2周内逐渐减量停止使用类固醇。如果不能完全脱离，推荐使用可能的最低剂量。

4. 抗癫痫药物　不应该预防使用抗癫痫药物。在联合化疗药物的患者发生癫痫，需要抗癫痫药物治疗时，应避免使用有酶诱导作用的抗癫痫药物。

5. 静脉血栓预防　静脉血栓栓塞症患者的低分子量肝素是有效且耐受性良好的初始治疗和二级预防。推荐抗凝治疗持续3～6月。外科手术患者推荐预防治疗。中国高凝状态患者相对较少，一般术后早期或非卧床患者，不推荐常规使用。

（二）化学药物治疗

脑转移瘤系中枢神经系统外生性肿瘤，而血-脑脊液屏障常阻止大部分化疗药物的有效进入，因此单一化疗效果不甚满意。化疗是敏感肿瘤颅外病灶的有效治疗手段，放疗可能损伤并部分开放血-脑脊液屏障，可为化疗创造条件，而有利于协同抗肿瘤作用。部分生物治疗与化疗具有协同作用。因此，推荐联合放化疗、联合化疗生物靶向治疗。替莫唑胺、VM26有一定的血-脑脊液屏障通透性，并对许多神经系统外肿瘤有效，推荐联合其他敏感药物多药化疗。高龄、长期卧床、KPS<60分者不推荐化疗。

（三）手术治疗

具有明显占位效应与颅内高压的脑转移瘤患者是手术摘除脑转移瘤的指征。通常病变体积较大、单发、全身疾病控制良好，能耐受手术，耐射线肿瘤、诊断不清需要手术明确诊断者，是手术治疗适应证。

（四）放射治疗

现代放射治疗包括常规外照射（全脑放疗 WBRT）、立体定向放射治疗（SRT，适形放射治疗 CRT，适形调强放射治疗 IMRT）、放射外科（SRS，包括伽马刀、X 刀、诺力刀、射波刀、质子治疗等）三类，根据病情需要与医疗条件选择，均是脑转移瘤的重要治疗手段。因为脑转移瘤以血源转移为主，而由于其在时间与空间上的差异，脑内可能不同部位都存在肉眼或影像学不能显示的微小病灶，WBRT就是颅内多发转移瘤的重要首选治疗手段，尤其适合对放射线敏感的转移性肿瘤，新近推荐方案30Gy/10F或37.5Gy/15F与手术、SRS 的补救或联合治疗措施。但肿瘤也可能单发或偶发，加之 WBRT 明显的神经损害，具有明显放射物理优势的 SRS 也是单发或少发转移瘤的首选措施之一。WBRT+SRS 或 SRS+WBRT 可提高脑转移瘤的局部控制率，并降低新发与复发脑转移瘤发生率，仍为指南所推荐。对于体质较差、颅内多发、体积较大患者，WBRT 后明显的肿瘤残留，则首推 SRT 补量更为安全。

（五）生物靶向治疗

非中枢神经系统肿瘤的生物靶向治疗相对比较成熟，若患者有原发肿瘤手术史，应完善肿瘤生物生物学与免疫组化检查，根据阳性表达的特殊生物靶位选择特异性靶向药物治疗，将是重要的联合治疗手段。如：表皮生长因子受体抑制剂吉非替尼可用于非小细胞肺癌脑转移瘤的治疗。参见本书颅内肿瘤个体化综合治疗。

（六）原发疾病与非中枢神经系统转移瘤治疗

脑转移瘤的绝大部分血源播散转移瘤，属于远处转移肿瘤，因此，系统综合治疗十分重要，在很大程度上远期预后更多地取决于原发疾病与非中枢神经系统转移瘤转归，应予重视。根据所患肿瘤性质、放化疗敏感性、原发灶治疗与控制情况、脑外病灶情况、患者一般情况、有无其他系统疾病，以及患者家庭治疗愿望与经济情况，甚至风险承受能力等因素，进行综合考虑，合理安排诊治顺序，积极开展多学科联合治疗，牟取最大的治疗收益。

（七）随诊康复治疗

脑转移瘤多是已远处转移的肿瘤，长期疾病对于家庭与个人均是严重的消耗战，向患者及家属介绍必要的肿瘤防治常识与书籍，以确保我们共同努力及时发现可能的"残敌"或"新发敌情"，并及时消灭之，或维持于可控状态。这就需要治疗后定期、长期的门诊与影像复查，以及病情变化时的及时复诊、复查。

五、放射外科与立体定向放射治疗

（一）适应证

脑转移瘤由于主要是血源转移的外生性恶性肿瘤，肿瘤贴附破坏血管壁局部生长，相对于脑组织而言常为非侵袭性、膨胀性生长为主，因此脑转移瘤是病灶内无脑神经组织的类球形病变，瘤周水肿明显而边界十分清楚；肿瘤周围水肿广泛常导致较早期出现临床症状，而诊断确立时肿瘤相对较小；而肿瘤增殖活跃对放射治疗敏感，因此，血源脑转移瘤属于单次放射外科治疗的理想适应证。

国际放射外科协会脑转移瘤临床治疗指南治疗适应证：

（1）新诊断单个或多发脑转移瘤，影像学上无明显占位效应。

（2）单个或多发脑转移瘤全脑放射治疗后补量治疗。

（3）全脑放射治疗后复发脑转移瘤。

（4）切除术后残留肿瘤。

国内大宗病例总结，建议适应证：

（1）以肿瘤平均直径 <3cm，最大直径 ≤ 4cm 为宜。

（2）绝大部分患者可一次完成治疗，一次治疗 4 个病灶以内为宜。

（3）对于转移瘤直径小于 2cm 者，一次可治疗 6 ~ 8 个病灶。

（4）对转移瘤病灶较多、肿瘤体积较大的患者可以分次治疗。

（5）治疗前有颅内高压者不能完全视为禁忌证，可以在使用甘露醇和激素基础上进行治疗。

国际 SRS 协会临床治疗指南推荐脑转移瘤治疗指南与流程，参见图 5-3 ~ 图 5-5。

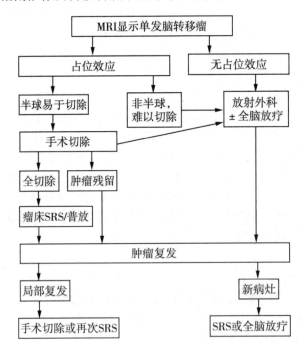

图 5-3　MRI 单发脑转移瘤治疗建议

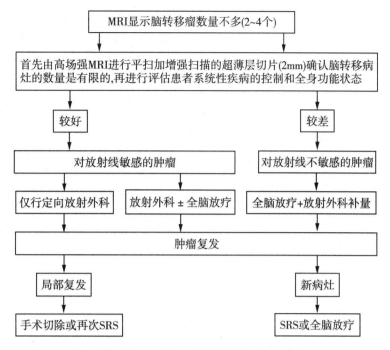

图 5-4　MRI2 ～ 4 个脑转移瘤治疗建议

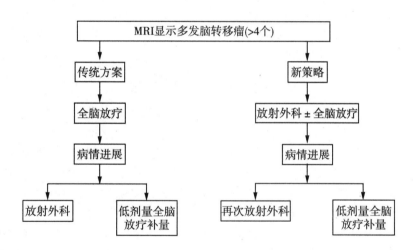

图 5-5　MRI>4 个脑转移瘤治疗建议

对于不能耐受手术的大体积病变与紧邻敏感结构病变可采用分次立体定向放射治疗，通过降低单次治疗给量，降低正常结构损伤，并改善晚期迟发性反应。分次 X 刀（图 5-6）、诺力刀、射波刀、质子治疗均可以开展该方面工作。

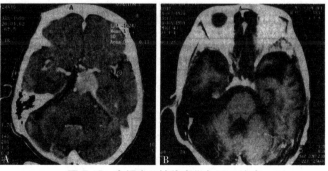

图 5-6　左视交叉转移瘤分次 X 刀治疗

A. 治疗前；B. 5 月后复查转移瘤消失，视力视野正常

（二）禁忌证

病变体积较大，直径在 4cm 以上，具有明显的占位效应（中线移位 ≥ 0.5 ~ 1.0cm），弥散病变，颅内高压明显是治疗禁忌证。患者一般情况差，明显脑外病变，预计生存期短于 2 ~ 3 个月者，属于相对禁忌证。

（三）放射外科治疗

提倡以手术、放射外科治疗为主体的个体化综合治疗，脑转移瘤 SRS 治疗本身形态较规则，凸面居多，小病变大水肿，边界清晰，设计治疗技术难度不大。单次治疗与肿瘤敏感性关系不大，治疗剂量更主要取决于病变的直径，一般转移瘤最大直径小于 2mm 的肿瘤 SRS 治疗剂量为 22 ~ 25Gy；直径大于 2mm 给予 18 ~ 20Gy 治疗剂量。在治疗配合全脑放疗时，SRS 剂量需降低 30%。最大治疗直径一般限制在 4cm，考虑到部分老年患者脑萎缩等原因，稍大于 4cm 占位效应并不明显，有医生更强调治疗体积增加后需降低剂量，对于高龄、不能耐受手术患者，可在一定范围内适当放宽治疗指征，但需要严密随访复查。对于大体积、多发病变，国际上有研究人员尝试低分次伽马刀治疗或 SRT，通过等效生物剂量推算单次治疗给量，能更好地保护晚反应脑组织。已取得一定经验。国内对此有采用使用偏低剂量单次治疗，密切随访观察，3 ~ 6 月后再 2 次给量治疗，其远期治疗效果与不良反应有待观察，不予推崇。

（四）随诊复查

脑转移瘤放射外科治疗后肿瘤发生缺血、变性坏死的过程与肿瘤的放射敏感性、病变体积、治疗剂量等因素相关，敏感病变、小体积、大剂量治疗病变会较早出现血供降低、变性坏死、吸收消散。在肿瘤吸收消散的时候会因为坏死崩解产物及血管毒性物质释放，可能导致较为明显的瘤周水肿，需要及时治疗；脑转移瘤随时可能发生再转移；因此，脑转移瘤治疗后需要定期临床随访和影像复查。一般患者出现神经症状的反复或加重需要及时复查；无症状应安排治疗后 1 月、3 月、6 月、9 月、12 月、18 月、24 月复查增强 CT/MRI（交通不便者术后 1 月可以不复查，如果 3 月复查时肿瘤已消失，可以适当延长间隔时间，前 2 年不长于 6 月），以后 6 ~ 12 月复查至 5 年，无肿瘤复发，以后 1 ~ 2 年复查至 10 年，再根据情况调整复查间期。出现新肿瘤或肿瘤复发重新治疗者，需重新启动定期复查机制。

六、放射外科治疗效果

SRS 通过间接血管损伤，导致血管狭窄、闭塞影响肿瘤的微循环与血供；直接损伤肿瘤细胞遗传物质，导致核分裂中断，细胞坏死等共同导致肿瘤变性坏死、萎缩、吸收消散，这个过程根据肿瘤的性质、受照剂量与体积不同而各异。小体积敏感肿瘤 1 ~ 3 月，大体积肿瘤因为剂量偏低该过程会更为缓慢。肿瘤消失、缩小、稳定以及生长延缓均是治疗有效的标志，最初的改变常常是肿瘤血供的降低，个别肿瘤在坏死时体积可能因肿胀而增大，但随后会逐渐缩小。常规放疗耐射线的肿瘤，单次大剂量 SRS 治疗同样有效。

脑转移瘤 RPA（recursive partitioning analysisclasses）Ⅰ级（原发肿瘤控制，≤ 65 岁，KPS ≥ 70，没有非中枢神经系统转移瘤）、RPA Ⅱ级（原发肿瘤控制不佳，≤ 65 岁，KPS ≥ 70，有非中枢神经系统转移瘤）、RPA Ⅲ级（> 65 岁，KPS < 70，有系统疾病）中位生存期分别为 7.1 月、4.2 月、2.4 月。一组 10 个中心参加的 502 例转移瘤 WBRT+SRS 治疗观察：联合治疗可将各组中位生存期延长至 16.1 月、10.3 月、8.7 月，具有显著统计学差异。新近研究显示：对于 RPA Ⅰ级、Ⅱ级的单发或 2 个脑转移瘤的患者，单纯 SRS 治疗具有手术切除 +SRS 相似的疗效。

Chougule 等随机对比观察单纯伽马刀、WBRT+ 伽马刀、单纯 WBRT，结果显示：局部肿瘤控制率为 87%，联合治疗为 91%，单纯 WBRT 仅为 62%。日本放射肿瘤学 99-1 研究组报道：1 年肿瘤局部控制率在全脑放疗 +SRS 组为 88.7%，单纯 SRS 组为 72.5%（P=0.002）。1 年新发脑转移率分别为 41.5% 和 63.7%（P=0.003）。许多研究也发现 WBRT 可以改善局部肿瘤控制率和降低新发转移瘤率，但是对于患者预后没有明显影响。这是因为脑外病变可能是影响患者预后的主要因素。Pirzkall 等报道对没有颅外肿瘤组联合治疗呈现改进患者生存率的趋势（15.4 个月 vs.8.3 个月，P=0.08）。

典型案例：参见图 5-7、图 5-8。

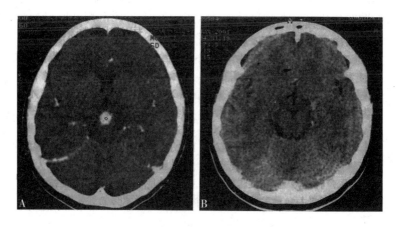

图 5-7　大脑脚间窝转移瘤 X 刀治疗

A. 治疗前；B. 1 月后复查转移瘤消失

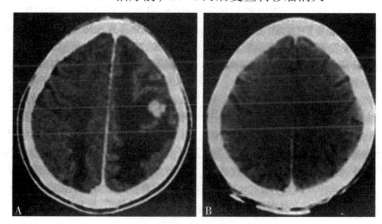

图 5-8　左额叶转移瘤 X 刀治疗

A. 治疗前；B. 5 月后复查转移瘤消失

七、放射外科治疗问题与展望

放射外科治疗作为一门放射肿瘤与神经外科的边缘学科，由于主治大夫的教育背景的差异，设备归属部门、科室开展技术的差异，学科合作协调的问题，甚至经济的干扰，导致了脑转移瘤治疗客观存在一些问题或困惑。

1. SRS 治疗与手术治疗　典型的脑凸面转移瘤相对成熟和简单，而且近期效果良好，小病变都可以考虑；但是对于大体积、占位效应明显则是手术治疗的适应证；多发（≤4 个）、深部转移、累及功能区者，则应该选择 SRS 以减轻患者的痛苦，更好地保护脑功能，也为进一步综合治疗赢得时间。SRS 的微创也是部分患者选择治疗的重要原因，也应酌情考虑。

2. 单纯 SRS 与单纯 WBRT　WBRT 是以脑组织的耐受剂量来确定的治疗给量，因此，只能暂时控制敏感肿瘤的生长，极易发生近期复发，需要进一步综合治疗。同时如果原发肿瘤控制不佳，也可以再发新的转移病灶。WBRT 具有较高的智能损害与迟发性脑水肿发生率。SRS 具有较高的局部肿瘤控制率，但是它不能治疗影像学不能显示的肿瘤，因此，新发肿瘤率高。主要是医生与设备所在科室不同导致这种困惑，较好解决办法是联合治疗，可以采用 WBRT+SRS 或者 SRS+WBRT 的模式，SRS 治疗剂量降低 30%，间隔 2 周左右进行联合治疗。

3. 单纯 SRS 与 WBRT、SRS 联合治疗　肿瘤科大夫习惯 WBRT，多数专家建议单发病变，非特别容易多发转移肿瘤，可以采用单纯 SRS 治疗，严密随访，出现新发病灶可以再次 SRS 治疗。多发病灶更适合联合治疗，先 WBRT 治疗后可缩小病变体积，更符合放射生物学治疗原则。大于 4 个以上的病变，首推 KBRT+ 化疗、生物治疗，再联合 SRS 治疗。

4. 规范诊疗行为、多学科协同作战　一些操作规范因涉及相关学科，一些对比研究难以开展，建议组织开展跨学科大样本前瞻性对比研究，在学科协作研究的基础上，逐渐规范跨学科疾病的诊治规范，并借此规范不同学科的医疗行为规范，在促进学科发展的同时，将使更多的患者受益。

5. 探索脑转移瘤复发、水肿的生物机制　利用 SRS 治疗后复发、迟发性反应手术机会，收取相关标本，联合基础学科进行肿瘤分子生物学、超微结构病理学、蛋白组学、基因组学等研究，探索脑转移瘤复发、水肿的生物机制研究，为进一步有效提高肿瘤治疗效果，降低并发症提供实验依据。

6. 加强生物靶向治疗研究　利用原发肿瘤标本进行生物靶位结构与分子研究，联合基础学科进行深入生物靶向治疗基础与动物实验研究，结合肿瘤敏感试验与生物标志特征，筛选优化治疗方案，进行个体化综合治疗，提高远期治疗效果，改善生活质量。

第七节　听神经瘤的放疗

一、概述

立体定向放射神经外科治疗听神经鞘瘤的目的是抑制肿瘤的远期生长. 保护耳蜗及其他脑神经功能，维持或改善患者的生活质量。1969 年 Leksell 教授在 Karolinska 医院首次使用伽马刀治疗听神经瘤时，立体定位采用的是气脑造影或空气造影剂对比造影的技术，由此开始了放射神经外科治疗听神经瘤的历程。从 1977 年至 1990 年是 CT 定位时代，在 1991 年以后使用 MRI 进行伽马刀的立体定位。在过去的四十余年里，伽马刀放射外科的技术不断发展，反映在先进的剂量计划软件、MRI 定位引导下的剂量计划系统、剂量优化系统及治疗设备的不断升级，其发展已对中小型听神经瘤的诊疗程序产生影响。从 1969 年至 2008 年 12 月，据医科达公司统计，全世界已有 46 835 例听神经瘤患者接受了伽马刀放射外科治疗。长期的随访结果表明，伽马刀放射外科同显微外科一样是重要的微侵袭治疗手段。直线加速器放射外科（X 刀，Cyber 刀）和荷电粒子束放射外科（质子刀）与伽马刀放射外科相比较，治疗的病例数量较少且缺乏长期的随访资料，还需要更丰富的循证医学证据来证实长期的临床疗效。因此无论从治疗的适形性和选择性，还是从对于患者的成本效益比来权衡，伽马刀放射外科目前仍是放射神经外科治疗听神经瘤的金标准。

二、伽马刀放射外科

（一）临床实践

1. 治疗前评估　高分辨率的 MRI（不能行 MRI 检查的患者行 CT 检查）评估肿瘤大小，平均直径一般小于 3cm（测量标准：X 方向为垂直岩骨最大肿瘤直径，Y 方向为平行岩骨最大直径，Z 方向为冠状面最大肿瘤直径，平均直径为肿瘤三个径乘积的立方根）；临床症状上，无明显的脑干受压的症状和体征；纯音听力检查阈值（PTA）及语言辨别力得分（SDS）在内的测听试验，听力分级可依照 Silverstein-Norell 分类法的 Gardner-Robertson 修正案或美国耳鼻喉 - 头颈外科学会指南（Sanna/Fukushima classification of hearing level），面神经功能分级可依照 House-Brackmann 分级标准。其中"有用"的听力（serviceable hearing）可定义为 PTA 低于 50dB，SDS 高于 50%，相当于 Gardner-Robertson 分级 I 或 II 级。

2. 治疗定位　伽马刀治疗过程中，首先在患者头部牢固地安装一个与 MRI 相配的 Leksell 立体定向框架（G 型），头皮局部浸润麻醉，并可辅以静脉注射镇静剂。戴上与立体定向框架相配的标有基准点的图框行高分辨率的 MRI 扫描，采用 3D 梯度回波扫描（1 ~ 1.5mm 层厚，28 ~ 36 层），范围包括整个肿瘤及周边重要结构，与 CT 骨窗进行融合并三维重建，或 T2 加权 MR 扫描（三维重建），有助于观察脑神经及重建内耳结构（耳蜗及半规管）。立体定位图像通过网络传输到装有 Gamma Plan 计划系统的计算机上，并首先被检查是否变形或精确度不够，然后在 MRI 的轴位薄层扫描的图像上结合冠状位及矢状位的图像重建制定计划。

3. 剂量计划　规划计划时，应优先考虑处方剂量曲线完全包裹肿瘤并保护面、耳蜗及三叉神经的功能，保证剂量计划的高适形性和高选择性。对于大体积的肿瘤，也应考虑对脑干功能的保护。尽量选择小口径准直器，采用多个等中心点规划使周边剂量曲线严密地适形于肿瘤。面听神经束常走行于肿瘤腹侧，三叉神经走行于肿瘤上极，且经验表明，脑神经受照射的长度与脑神经损伤有关，故应注意规避。对于内听道部分的肿瘤则可使用一系列 4mm 准直器，从而减小散射范围，并更适形，耳蜗受照射剂量一般不超过 4 ~ 5Gy。

4. 处方剂量　伽马刀治疗听神经瘤的经典剂量是以 50% 的周边剂量曲线包裹肿瘤，给予周边剂量 12 ～ 13Gy，该剂量既可有很高的肿瘤控制率，且有较低的并发症发生率。较低剂量的放射外科治疗对神经纤维瘤病 II 型患者是比较好的选择，对因其他原因导致对侧耳聋从而使听力保留异常重要的患者来说也是如此。1992 年以前多采用 14 ～ 17Gy 的周边剂量，结果导致较高的并发症发生。

5. 治疗后处理　建议治疗开始前或结束后给予静脉注射甲泼尼龙 40mg 或地塞米松 10mg。还有其他中心会在放射治疗前给予 6mg 地塞米松，并在整个治疗过程中每 3 小时重复一次。治疗结束后立即拆除立体定向头架。患者结束治疗后观察几个小时，一般 24 小时内出院。

6. 治疗后评估　治疗后所有患者均需做增强 MRI 的连续定期随访，建议遵循以下时间表随访：6 个月、12 个月、2 年、4 年、8 年和 12 年。所有保留部分听力的患者在复查 MRI 的同时，都应做电测听试验（PTA 和 SDS）。

（二）临床疗效

1. 肿瘤的控制　国内外关于伽马刀治疗听神经鞘瘤的中短期临床疗效已有大量的文献报道，认为伽马刀治疗的中短期肿瘤控制率为 85% ～ 100%。对于长期疗效的报道随着时间推移也逐渐增多，认为伽马刀治疗的长期肿瘤控制率为 87% ～ 98%。Lunsford 等报道了匹兹堡大学从 1987 年至 2002 年 15 年间伽马刀治疗听神经瘤 829 例的随访分析，其中随访时间超过 10 年的 252 例肿瘤控制率达 98%，73% 的肿瘤缩小。Hasegawa 报道一组 1991 年至 1993 年治疗的 73 例肿瘤，平均随访期 135 个月，肿瘤控制率为 87%，并认为直径小于 3cm 或体积小于 15cm^3 的听神经鞘瘤适合伽马刀治疗。天坛医院孙时斌、刘阿力等于 2011 年报道一组 157 例平均随访期 6.3 年的病例，肿瘤平均体积 5.1cm^3，平均周边剂量 12.7Gy，平均中心剂量 28.8Gy，93 例肿瘤缩小（59.2%），48 例肿瘤未发展（30.6%），16 例出现肿瘤体积增大（10.2%），肿瘤累积控制率 3 年为 94%，5 年为 92%，10 年为 87% 因此伽马刀放射外科能长期控制肿瘤生长，进而影响听神经鞘瘤的自然病程，使患者实现有质量的、长期的"带瘤生存"，但患者应接受长期乃至终生的追踪随访，以防止肿瘤的远期复发。

2. 听力的保护　多家文献报道，52% ～ 83.4% 的听神经鞘瘤患者伽马刀治疗前后听力水平不变，小体积肿瘤的患者听力保留率更高。与显微外科不同，伽马刀治疗后早期的听力下降不常见（3 个月以内），听力损伤一般发生在治疗后 6 ～ 24 个月，其发生与神经性水肿或脱髓鞘有关。放射外科治疗后远期的听力下降的原因还不甚清楚，微血管的逐渐闭塞，神经轴突或耳蜗的直接放射性损伤均可能与之有关。文献报道伽马刀治疗听神经鞘瘤后听力变化的两个趋势，肿瘤越大听力保留率越低，随诊时间越长听力保留率越低。匹兹堡大学的一项长期研究（随访期 5 ～ 10 年）表明，51% 的患者治疗后听力无改变。1992 年以前肿瘤周边剂量 >14Gy 时，5 年统计的听力保留率及语言能力的保留率分别为 68.8% 和 86.3%；1992 年以后肿瘤的周边剂量为 13Gy 时，5 年统计的听力保留率及语言能力的保留率分别为 75.2% 和 89.2%）。位于内听道内的肿瘤接受周边剂量不超过 14Gy 的放射外科治疗后，均能保留有效的听力（100%）。孙时斌、刘阿力等报道听力保留率为 71%，听力累积保留率 3 年为 94%，5 年为 85%，10 年为 64%；该组 60 例随访期 ≥ 10 年的患者，听力保留率 60%，随着随访时间的延长，听力保留率逐步下降。

3. 面神经及三叉神经功能保护　文献报道，接受伽马刀治疗的大部分患者的面神经及三叉神经的功能现在都能保留（>95%），但早期伽马刀治疗后脑神经功能障碍发生率较高。Kondziolka 比较了 1987—1989 年用 CT 定位的 55 例病例（平均随访时间 50 个月，平均肿瘤体积 3.6cm^3，边缘剂量 18Gy）和 1989—1992 年用 MRI 定位的 83 例病例（平均随访时间 36 个月，平均肿瘤体积 3.8cm^3，边缘剂量 16Gy），二组在肿瘤控制率方面无明显差别（98%），而一过性或永久性面神经瘫痪的发生率由 49% 降至 11%（p<0.000 1），一过性或永久性三叉神经损害发生率由 40% 降至 8%（p<0.000 1），听力丧失的风险率下降了 1.9 倍。孙时斌、刘阿力等报道伽马刀治疗对脑神经功能的长期影响，一过性面神经功能障碍 16.6%，一过性三叉神经功能障碍 17.8%，轻度面瘫 1.3%，面部麻木 2.5%，永久的明显的面神经及三叉神经功能障碍发生率为 0。

4. 肿瘤中心失增强反应（loss of contrast enhancement，LOE）　伽马刀后的 3 ～ 18 个月内，均匀强化的神经鞘瘤常会在增强 MRI 上出现肿瘤中心密度明显减低（LOE），T_1WI 呈等低信号，T_2WI 呈等高混杂信号，多伴有肿瘤的一过性肿胀，12 ～ 24 个月左右后又转为均匀强化伴逐渐萎缩，36 个月后形态变化逐渐稳定。伽马刀治疗可使肿瘤间质血管逐渐闭塞，导致肿瘤细胞缺血缺氧坏死，发生炎性改变或诱导肿瘤细胞凋亡，并逐步被胶原纤维组织所取代，此慢性的心血管效应可能是其病理基础。

5. 大体积听神经瘤的伽马刀放射外科治疗　伽马刀放射外科对于中小体积的听神经瘤的中长期疗效已

得到肯定，但对于大体积的听神经瘤的疗效还有待探讨。面对缺乏开颅手术条件的或复发的大体积听神经瘤患者（通常大于 $10cm^3$），神经外科医生对选择显微外科手术还是伽马刀放射外科颇多争论。天坛医院孙时斌、刘阿力等观察了一组 28 例伽马刀治疗大型听神经瘤的病例，肿瘤平均体积 $14.3cm^3$，周边剂量 6 ~ 12Gy，平均随访时间 6.2 年，肿瘤控制率 79%，低于中小型听神经瘤的肿瘤控制率。Hasegawa 指出 $>20cm^3$ 的听神经瘤绝对不适宜伽马刀放射外科而必须显微外科手术，并认为大体积听神经瘤更易在治疗后发生脑积水。临床实践告诉我们，高龄和肿瘤体积巨大并存时（$>15cm^3$）为高危因素。因此对于肿瘤体积 $>10cm^3$ 伴有明显的脑室扩张颅内高压的年轻患者，应首选显微外科手术；而对于肿瘤体积 $>15cm^3$ 伴有明显的脑室扩张颅内高压的高龄患者，不宜积极地实施放射神经外科治疗。但是我们在临床实践中也发现囊实混合性肿瘤较实性肿瘤在接受照射治疗后更易皱缩，尽管没有统计学支持。因此对于不具备手术条件的（高龄或二次以上手术）、大体积囊实混合性肿瘤、无渐进性颅内压增高的听神经瘤患者，也可以尝试放射神经外科单次或分次治疗，以达到长期控制肿瘤并获得较好生存质量的目的。

6. 远期的恶性肿瘤生成　与放射治疗相关的良恶性肿瘤，一般定义为组织学证实且在至少 2 年以后从原放射治疗野发生的与原肿瘤性质不同的新生物，组织学上"良性"的听神经鞘瘤有在治疗后远期转变为恶性的侵袭性的肿瘤的潜在可能。据估计，放射外科治疗后 5 ~ 30 年此类肿瘤的发生率大概不超过 1：1 000（符合与放射治疗相关的恶性肿瘤的概念），远少于优秀的治疗中心显微外科术后的死亡率（一般术后第一个月为 1：200）。

7. 神经纤维瘤病Ⅱ型（neurofibromatosisⅡ，NF-Ⅱ）　该病为常染色体显性遗传，95% 的患者表现为双侧听神经瘤，致残致死率高，处置复杂。神经纤维瘤病Ⅱ型患者伴发的肿瘤通常呈蔓状结节样生长，并吞噬或浸润蜗神经。完全手术切除一般是不可能的。伽马刀治疗可以安全有效地控制 NF-Ⅱ病情发展，使患者获得较高的生活质量，避免多次开颅手术。伽马刀治疗的肿瘤控制率为 74% ~ 98%，较单侧听神经鞘瘤偏低；有用听力的保留率为 38% ~ 73%，较单侧听神经鞘瘤略低；面神经及三叉神经功能障碍发生率与单侧听神经瘤基本一致。北京天坛医院从 1994 年 12 月至 2010 年 12 月有 97 例 NF-Ⅱ患者接受伽马刀治疗，曾报道 2002 年以前 23 例病例的局部肿瘤控制率为 90%；其中 6 例患者追踪随访 10 年左右，局部肿瘤控制率为 70% 左右，双侧听力均已消失或逐渐下降，有用听力保留率低，1 例因肿瘤发展在观察 7 年后死亡，1 例观察 5 年后出现双下肢瘫痪、双目失明伴全身皮下结节而生活质量极差，其余 4 例可维持较好的生活质量。因此从以上经验看，在现代放射外科治疗技术的帮助下，可以控制 NF-Ⅱ患者的肿瘤发展并保留其有用听力，一些中心建议当听力水平尚可时应尽早行放射外科治疗。

8. 并发症　近期的肿瘤一过性肿胀，瘤周水肿，一过性面肌抽搐，一过性面部麻木。远期的听力下降，面部麻木，面部疼痛，面肌无力，脑积水及平衡不稳。

三、其他立体定向放射治疗

（一）X 刀治疗

从 20 世纪 80 年代开始，X 刀开始被应用于治疗听神经瘤。X 刀既可以实施立体定向放射外科治疗（stereotactic radiosurgery，SRS），又可以实施立体定向分次放射治疗（fractionated stereotactic radiotherapy，FSRT）。Fong M 等 2012 年系统回顾 9 篇 X 刀 SRS 治疗听神经瘤和 12 篇 X 刀 SRT 治疗听神经瘤的文章，两者的肿瘤控制率基本一致（97.1%vs98%），但在听力保留率方面后者明显优于前者（66.3%vs75.3%），其中对于小体积听神经瘤（小于 $3cm^3$）两者无区别，而对于 $3cm^3$ 或以上的听神经瘤后者明显优于前者，并且认为老年患者（55 岁或以上）的听力保留率明显低于年轻患者（小于 55 岁）。

（二）Cyber 刀治疗

进入 20 世纪 90 年代 Cyber 刀出现，并应用于听神经瘤的立体定向分次放射治疗。文献报道肿瘤的控制率 94% ~ 98%，有效听力保留率 90% ~ 93%，几乎无面瘫和新的三叉神经功能受损，但平均随访时间均太短，不能反映长期疗效。国内王恩敏、潘力等 2011 年报道一组 29 例 Cyber 刀分次治疗听神经瘤的随访结果，肿瘤平均体积 $13.2cm^3$，周边剂量（15 ~ 22.8）Gy/（3 ~ 4）F，平均随访时间 21 个月，肿瘤控制率 96%，有效听力保留率 92%，1 例出现暂时性面瘫，6 例出现暂时性面部麻木，无永久性面及三叉神经功能受损。

（三）质子刀治疗

质子刀亦出现在 20 世纪 90 年代，利用质子射线的 Bragg 峰型深度剂量曲线进行听神经瘤的治疗，维护成本高且价格昂贵。文献报道肿瘤的控制率 84%～98%，有效听力保留率偏低，面神经和三叉神经功能保留率低于伽马刀放射外科。马萨诸塞州总医院的 Weber 等 2003 年报道一组 88 例质子刀治疗听神经瘤的随访结果，平均随访时间为 38.7 个月，2 年及 5 年的肿瘤控制率分别为 95.3% 和 93.6%，有用听力的保留率为 33.3%，5 年正常的面神经和三叉神经功能保留率分别为 91.1% 及 89.4%。Vernimmen 等 2009 年报道了一组 55 例质子刀分次治疗听神经瘤的随访结果，平均临床随访期为 72 个月，平均影像随访期为 60 个月，5 年的肿瘤控制率为 98%，有用听力的保留率为 42%，正常的面神经和三叉神经功能保留率分别为 90.5% 及 93%。

第六章

乳腺肿瘤

第一节　乳腺癌的病因学

一、诱发乳腺癌的主要因素

1. 年龄　在女性中，发病率随着年龄的增长而上升，在月经初潮前罕见，20 岁前亦少见，但 20 岁以后发病率迅速上升，45 ～ 50 岁较高，但呈相对的平坦，绝经后发病率继续上升，到 70 岁左右达最高峰。死亡率也随年龄增加而上升，在 25 岁以后死亡率逐步上升，直到老年时始终保持上升趋势。

2. 遗传与家族因素　有家族史的妇女中如有第一级直亲家族的乳腺癌史者，其乳腺癌的危险性明显增高，是正常人群的 2 ～ 3 倍；且这种危险性与绝经前后患病及双侧或单侧患病的关系密切。绝经前乳腺癌患者的一级亲属危险性增加 3 倍，绝经后增加 1.5 倍；双侧乳腺癌患者一级亲属的危险性增加 5 倍；如果是绝经前妇女双侧乳腺癌，其一级亲属的危险性增加 9 倍，而同样情况对绝经后妇女的一级亲属危险性增加为 4 倍。乳腺癌家族史是一个重要危险因素，这可能是遗传易感性造成的，也可能是同一家族具有相同的生活环境所致。遗传异常的 BRCA1 或 BRCA2 基因突变也使乳腺癌发病危险性明显增高。

3. 其他乳房疾病史　有关乳腺癌发生的公认假设为持续数年的持续进展的细胞增殖改变：正常乳管→管内增生→不典型增生→导管原位癌→浸润性导管癌。在部分女性体内导管内细胞的增殖导致了导管增生，少部分进一步发展为小叶原位癌和导管原位癌；部分最终发展为恶性浸润性癌。现认为，不会增加癌变风险的良性乳腺疾病，包括腺病、乳腺导管扩张、单纯纤维腺瘤、纤维化、乳腺炎、轻度上皮增生、囊肿及大汗腺和鳞状上皮组织化生等。会轻度增加乳腺癌发病风险的良性乳腺疾病包括复杂性纤维腺瘤、中度或重度典型或非典型上皮增生、硬化性腺病和乳头状瘤。而不典型导管或小叶增生则会使乳腺癌发病的风险升高 4 ～ 5 倍，如果同时伴有一级亲属患有乳腺癌，则可升高至 10 倍。

4. 月经初潮年龄、绝经年龄　初潮年龄 <12 岁，绝经年龄 >55 岁者，行经年数 >35 年为各自独立的乳腺癌危险因素。初潮年龄 <12 岁者乳腺癌发病的危险性为年龄 >17 岁者的 2.2 倍；而绝经年龄 >55 岁者比 <45 岁的危险性也相应增加，绝经年龄越晚，乳腺癌的风险性越高；行经期 >35 年比行经期 <25 年的妇女发生乳腺癌的危险性增加 2 倍。

5. 初产年龄、生育次数、哺乳月数是 3 个密切相关的生育因素　首次怀孕年龄较晚、最后一次怀孕年龄较大都可增加患乳腺癌的危险度。生育次数增加则可降低乳腺癌发生的危险度。哺乳也可降低乳腺癌发生的危险性，随着哺乳时间的延长，乳腺癌发生的危险呈下降趋势，其机制可能与排卵周期的抑制而使雌激素水平下降，催乳素水平升高有关。

6. 口服避孕药和激素替代治疗　流行病学研究证实，乳腺癌发病危险增加与使用口服避孕药无关联或仅有轻微关联。但是，在某些特殊类型的女性中，使用口服避孕药会增加乳腺癌发生的危险度，包括一级亲属患有乳腺癌的女性和 BRCAI 基因携带者。并且，年龄较小时使用口服避孕药的女性和使用较早规格口服避孕药的女性发生乳腺癌的风险均较高。

绝经后妇女如长期服用雌激素或雌激素加孕激素替代治疗，可能会增加乳腺癌的危险性，特别是超过 5 年的长期治疗者。

7. 饮食与肥胖　长期高脂肪膳食的情况下，肠道内细菌状态发生改变，肠道细菌通过代谢可能将来自胆汁的类固醇类物质转变为致癌的雌激素。高热量膳食可使妇女月经初潮提前和肥胖增加，肥胖妇女可代谢雌烯二酮成为脂肪组织中的雌激素，其血清雌酮也增高。这些因素都可以增加乳腺癌的危险性。

8. 饮酒　近20年来的绝大多数流行病学研究均表明饮酒和乳腺癌发病危险的增加有关。随着酒精消耗量的增加，乳腺癌发病相对危险度持续升高，但是效应量很小；与不饮酒者相比，每天平均饮酒129的女性（近似一个典型酒精饮料的量）乳腺癌发病的相对危险度为1.10。

9. 吸烟　较早年龄开始主动吸烟的女性会使乳腺癌发病危险度轻度增加；未生育且平均每天吸烟≥20支的女性以及累计吸烟≥20年的女性，乳腺癌发病的危险度明显增加。

10. 电离辐射　随着电离辐射暴露剂量增加，乳腺癌发病危险性升高。

11. 精神因素　性格内向、长期烦恼、悲伤、易怒、焦虑、紧张、疲倦等不良情绪，均可作为应激源刺激机体，产生一系列应激反应，通过心理→神经→内分泌→免疫轴的作用，导致机体免疫监视、杀伤功能降低，T淋巴细胞减少，抑制抗癌瘤的免疫，在致癌因子参与下促使癌症的发生、发展。

12.其他系统疾病　一些疾病如非胰岛素依赖型糖尿病会增加乳腺癌发病的危险性；而另一些疾病如子痫、先兆子痫或妊娠期高血压疾病则会减少乳腺癌发病的危险性。

虽然许多乳腺癌危险因素都有很高的相对危险度，但是几乎没有一种乳腺癌的危险因素在人群中的影响高于10%～15%。年龄是乳腺癌的最主要的危险因素之一。2001年美国女性浸润性乳腺癌的发病率和年龄的关系、乳腺癌的常见危险因素及其相对危险度和归因危险度如表6-1所示。

表6-1　乳腺癌的传统危险因素及它们的相对危险度和人群归因危险度

危险因素	基线分类	危险分类	相对危险度	暴露率（%）	人群归因危险度
初潮年龄	16岁	<12岁	1.3	16	0.05
绝经年龄	45~54岁	>55岁	1.5	6	0.03
初产年龄	<20岁	没有生育或>30岁	1.9	21	0.16
乳腺良性疾病	未行切检或针吸检查	任何良性疾病 乳腺增生性疾病 非典型增生	1.5 2.0 4.0	15 4 1	0.07 0.04 0.03
乳腺癌家族史	一级亲属没有	母亲患乳腺癌 两个一级亲属患乳腺癌	1.7 5.0	8 4	0.05 0.14

注：人群归因危险度=[暴露率×（相对危险度-1）]÷{[暴露率×（相对危险度-1）]+1}。

二、发病机制

1. 遗传因素　Li（1988）报道，美国患有软组织恶性肿瘤的年轻人，而他们的孩子有的即患乳腺癌，这是乳腺癌综合征。研究证明了女性乳腺癌中有部分患者是由遗传基因的传递所致，即发病年龄越小，遗传倾向越大。随着遗传性乳腺癌发病机制的深入研究，将来可能会有一定的阐述。遗传性乳腺癌的特点：①发病年龄轻；②易双侧发病；③在绝经前患乳腺癌患者，其亲属亦易在绝经前发病。

2. 基因突变　癌基因可有两种协同的阶段但又有区别，即启动阶段和促发阶段。目前对癌基因及其产物与乳腺癌发生和发展的关系，已得出结论：有数种癌基因参与乳腺癌的形成；正常细胞第1次引入癌基因不一定发生肿瘤，可能涉及多次才发生癌；癌基因不仅在启动阶段参与细胞突变，而且在乳腺癌形成后仍起作用；在正常乳腺上皮细胞-增生-癌变过程中，可能有不同基因参与。

（1）放射线照射可引起基因损伤，使染色体突变，导致乳腺癌发生。

（2）内分泌激素对乳腺上皮细胞有刺激增生作用，动物实验表明雌激素主要作用于癌形成的促发阶段，而正常女性内分泌激素处于动态平衡状态，故乳腺癌的发生与内分泌紊乱有直接关系。

雌激素、黄体酮、催乳素、雄激素和甲状腺激素等与乳腺癌的发生发展均有关系。乳腺中的雌激素水平比血液中雌激素水平高若干倍。乳腺中的胆固醇及其氧化产物，即胆固醇环氧化物可诱发乳腺上皮细胞增生，且胆固醇环氧化物本身便是一种致突变、致癌、有细胞毒性的化合物。

（3）外源性激素，如口服避孕药，治疗用雌激素、雄激素等，都可引起体内上述内分泌激素平衡失调，产生相应的效应。

（4）饮食成分和某些代谢产物如脂肪与乳腺癌的关系：由动、植物油引起的高脂血症的小鼠乳腺肿瘤发生率增加。在致癌剂对小鼠致癌作用的始动阶段，增加脂肪量不起作用，但在促发作用阶段，脂肪喂量增加，肿瘤增长迅速加快。

3. 机体免疫功能下降　机体免疫力下降，不能及时清除致癌物质和致癌物诱发的突变细胞，是乳腺癌发生的宿主方面的重要因素之一，随着年龄的增加，机体的免疫功能尤其是细胞免疫功能下降，这是大多数肿瘤包括乳腺癌易发生于中老年的原因之一。

4. 神经功能状况　乳腺癌患者不少在发病前有过精神创伤，表明高级神经系统过度紧张，可能为致癌剂的诱发突变提供有利条件。

第二节　乳腺癌的组织学分类

一、非浸润性癌

（一）导管原位癌（ductal carcinoma in situ，DCIS）

肿瘤细胞仅限于导管内，没有间质浸润。导管内的癌细胞可排列成实性、筛状、乳头状、低乳头状、匍匐状等。依据核异型程度，结合管腔内坏死、核分裂及钙化等，通常将 DCIS 分为三级。当见到不同级别的 DCIS 混合存在或在同一活检组织或同一管腔中存在不同的 DCIS 结构，尽可能提示各种级别的 DCIS 所占的比例。

（二）小叶原位癌（lobular carcinoma in situ，LCIS）

病变位于终末导管小叶单位，75% 的病例可见伴有末梢导管的 paget 扩展。低倍镜下见小叶结构存在，一个或多个小叶的腺泡由于细胞的增殖导致不同程度扩张。常见类型（经典型）的增殖细胞单一、体积小、核圆形、大小均匀，核仁不清楚，染色质均匀分布，胞质稀少，细胞轮廓不清，排列松散，坏死、钙化及核分裂均少见。变异型是指大腺泡、多形细胞、印戒细胞、大汗腺细胞、粉刺型等。

（三）乳头派杰病（Paget's病）

在乳头、乳晕鳞状上皮内出现恶性腺上皮细胞，其下方常伴有导管内癌。当伴有显著的浸润性癌，则按浸润性癌的组织学类型进行分类，并注明伴发乳头派杰氏病。

二、微浸润性癌（Microinvasive carcinoma）

指在原位癌的背景上，在小叶间间质内出现一个或几个镜下明确分离的微小浸润灶。当不能确定是浸润时，应诊断为原位癌。

三、浸润性癌

（一）浸润性导管癌

（1）非特殊型：非特殊型浸润性导管癌是最大的一组浸润性乳腺癌，由于缺乏典型特征，不能像小叶癌或小管癌那样被单分为一种特殊的组织学类型。当浸润性导管癌伴广泛的导管原位癌成分时（指导管内癌成分占整个癌组织的 4/5 以上），提倡在诊断为非特殊型浸润性导管癌同时，应注明导管内癌所占比例。

（2）混合型：根据取材的切片，超过 50% 的肿瘤区域表现为非特殊型形态者，诊断为非特殊型浸润性导管癌。否则将其归入混合型，并提倡标注出伴有的特殊型癌分类及比例。

（3）多型性癌：多形性癌是高分级的非特殊型浸润性导管癌的一种罕见变型，以奇异的多形性肿瘤巨细胞占肿瘤细胞的 50% 以上为特征，背景多为腺癌或腺癌伴梭形或鳞状分化。

（4）伴有破骨巨细胞的癌：肿瘤间质中可见破骨细胞样巨细胞，并伴有炎细胞浸润、纤维母细胞增生、血管增生，可见外渗的红细胞、淋巴细胞、单核细胞，与组织细胞排列在一起，其中一些组织细胞含有含铁血黄素。巨细胞大小不一，围绕在上皮成分周围或位于由癌细胞构成的腔隙内，含有数目不等的细胞核。此型肿瘤中的癌组织部分常为高至中等分化的浸润性导管癌，但其他所有类型的癌均可出现，特别是浸润性筛状癌、小管癌、黏液癌、乳头状癌、小叶癌、鳞癌和其他化生性癌。

（5）伴有绒癌特征的癌：非特殊型浸润性导管癌的患者血浆中 β - 绒毛膜促性腺激素（β-HCG）可升高，60% 的病例可找到 β-HCG 阳性细胞。伴有绒癌特征癌的病例极少，仅有个别报道，均发生在女性，年龄在 50 ～ 70 岁之间。

（6）伴有黑色素特征的癌：有些发生于乳腺实质的罕见肿瘤，表现导管癌和恶性黑色素瘤共同的特征，有的还可见一种细胞向另一种细胞过渡的现象。

（二）浸润性小叶癌

浸润性小叶癌的组织形态学可分为经典型和变异型。经典型的癌细胞常呈单个散在，弥漫浸润于乳腺小叶外的纤维间质中或呈单行线状排列；亦可围绕乳腺导管呈同心圆样靶环状排列。癌细胞体积较小，均匀一致，彼此之间缺乏黏附性。胞核呈圆形或不规则的卵圆形，分裂象少见。胞质少，位于细胞边缘，细胞内偶见黏液。肿瘤背景结构紊乱，宿主反应较轻。大多数经典型浸润性小叶癌伴有小叶原位癌成分。变异型中较为常见的包括实性型、腺泡型、多形型三种。

（三）小管癌

一种特殊类型的乳腺癌，预后良好，其特征是具有高分化的小管结构，小管由单层上皮细胞组成。

（四）浸润性筛状癌

一种预后良好的浸润性癌，其组织形态类似筛状导管内癌，可混合部分（小于 50%）小管癌成分。

（五）髓样癌

髓样癌是一种特殊类型的乳腺癌，其形态学特点为肿瘤边界清楚、癌细胞呈合体样、异型明显、呈大片块状分布、缺乏腺样结构、间质成分少，并伴有大量淋巴细胞浸润。

（六）分泌黏液的癌

以产生丰富的细胞内和 / 或细胞外黏液为特征的乳腺癌。包括黏液癌、黏液性囊腺癌、柱状细胞黏液癌和印戒细胞癌。

（七）原发性神经内分泌肿瘤

是一组形态学特征与发生在胃肠道和肺部的神经内分泌肿瘤相同的肿瘤，肿瘤中有 50% 以上的癌细胞表达神经内分泌标志。本组肿瘤不包括神经内分泌标志染色有散在或局部阳性细胞的非特殊型乳腺癌。

（八）浸润性乳头状癌

浸润性乳头状癌大部分发生于绝经后妇女。镜下可见浸润性乳头状癌呈膨胀性生长、境界清楚、有纤细或钝的乳头状突起。癌细胞胞浆呈典型的双染性，可见顶部突起。核中度异型，肿瘤间质不丰富。

（九）浸润性微乳头状癌

浸润性微乳头状癌临床上通常表现为实性肿块，有 72% ～ 77% 的病例在发现乳腺肿物时即有腋下淋巴结转移征象。镜下特征肿瘤细胞排列成小的细胞簇，形成微乳头或微腺管，位于类似于脉管的间质裂隙中。纯型浸润性微乳头状癌罕见，多为混合型。浸润性微乳头状癌特殊的生长方式与其伴有的脉管浸润和淋巴结转移有关，其淋巴结转移率明显高于非特殊型浸润型导管癌，预后差。因此，镜下发现浸润性微乳头状癌成分即诊断，并标出所占比例。

（十）大汗腺癌

90% 以上的肿瘤细胞显示大汗腺细胞的细胞学和免疫组化特征。

（十一）化生性癌

是以腺癌成分伴有明显的梭形细胞分化、鳞化和 / 或间叶分化（伴骨化生的癌、伴软骨化生的癌、产生基质的癌、癌肉瘤）的一组异质性癌。化生的梭形细胞癌和鳞状细胞癌可不伴有腺癌成分而单独存在。化生性癌可依据肿瘤成分分成许多亚型。

（十二）富脂质癌

90% 的肿瘤细胞胞质内含有丰富中性脂质的乳腺癌。

（十三）分泌性癌

一种罕见的低级别恶性肿瘤，伴有实性、微囊状和小管结构，肿瘤细胞可产生丰富的胞内和胞外抗淀粉酶消化的 PAS 染色阳性物质。

（十四）嗜酸性细胞癌

由 70% 以上嗜酸细胞构成的乳腺癌。

(十五) 腺样囊性癌

一种具有低度侵袭潜能的恶性肿瘤，组织学特征与唾液腺同类肿瘤相似。

(十六) 腺泡细胞癌

是一类显示腺泡细胞（浆液性）分化的肿瘤。

(十七) 富糖原透明细胞癌

富糖原透明细胞癌是一种特殊类型的乳腺癌，其形态学特点为超过 90% 的癌细胞胞浆透明，其内富含糖原。

(十八) 皮脂腺癌

形态学上具有皮肤附件皮脂腺分化特征的一种原发性乳腺癌。目前尚无证据表明其来源于乳腺皮肤的皮脂腺。

(十九) 炎性乳腺癌

因癌细胞侵犯脉管所致淋巴回流受阻，显示特异临床表现的一种特殊形式乳腺癌。绝大多数病例的皮肤淋巴管明显受累。炎性乳腺癌属于局部晚期乳腺癌，临床分期为 T_{4d}。仅有皮肤淋巴管癌栓，但缺乏临床表现的病例不能被诊断为炎性乳腺癌。

第三节　乳腺癌的 TNM 分期

一、临床 TNM 分期（cTNM）

1. 原发肿瘤（T）　原发肿瘤的分期定义，无论是临床还是病理都是一样的。如果肿瘤的大小由体检得到的，可用 T_1、T_2 或 T_3 来表示。如果是由其他测量方法，如乳腺 X 线摄影或病理学测量得到的，那么可用到 T_1 的亚分类。肿瘤大小应精确到 0.1cm。

T_x　原发肿瘤无法确定

T_0　没有原发肿瘤证据

T_{is}　原位癌

T_{is}（DCIS）　导管原位癌

T_{is}（LCIS）　小叶原位癌

T_{is}（Paget's）　乳头派杰氏病，不伴有肿块

注：伴有肿块的 Paget's 病按肿瘤大小分类

T_1　肿瘤最大径 ≤ 2cm

T_{1mic}　微小浸润癌，最大径 ≤ 0.1cm

T_{ia}　肿瘤最大径 >0.1cm，但 ≤ 0.5cm

T_{1b}　肿瘤最大径 >0.5cm，但 ≤ 1cm

T_{1c}　肿瘤最大径 >1cm，但 ≤ 2cm

T_2　肿瘤最大径 >2cm，但 ≤ 5cm

T_3　肿瘤最大径 >5cm

T_4　无论肿瘤大小，直接侵犯胸壁或皮肤

T_{4a}　肿瘤侵犯胸壁，不包括胸肌

T_{4b}　乳腺皮肤水肿（包括橘皮样变），或溃疡，或不超过同侧乳腺的皮肤卫星结节

T_{4c}　同时包括 T_{4a} 和 T_{4b}

T_{4d}　炎性乳腺癌

2. 区域淋巴结（N）　如下所述。

N_x　区域淋巴结无法评价（例如曾经切除）

N_0　区域淋巴结无转移

N_1　同侧腋窝淋巴结转移，可活动

N_2 同侧腋窝淋巴结转移，固定或相互融合或缺乏同侧腋窝淋巴结转移的临床证据，但临床上发现＊有同侧内乳淋巴结转移

N_{2a} 同侧腋窝淋巴结转移，固定或相互融合

N_{2b} 仅临床上发现＊同侧腋窝淋巴结转移，而无同侧腋窝淋巴结转移的临床证据

N_3 同侧锁骨下淋巴结转移伴或不伴有腋窝淋巴结转移；或临床上发现＊同侧内乳淋巴结转移和腋窝淋巴结转移的临床证据；或同侧锁骨上淋巴结转移伴或不伴腋窝或内乳淋巴结转移

N_{3a} 同侧锁骨下淋巴结转移

N_{3b} 同侧内乳淋巴结及腋窝淋巴结转移

N_{3c} 同侧锁骨上淋巴结转移

3. 远处转移（M） 如下所述。

M_x 远处转移无法评估

M_0 无远处转移

M_1 有远处转移

4. 临床分期标准 如下所述。

0 期 $T_{is}N_0M_0$

Ⅰ期 $T_1N_0M_0$

Ⅱ A 期 $T_0N_1M_1$

$T_1N_1M_0$

$T_2N_0M_0$

Ⅱ B 期 $T_2N_1M_0$

$T_3N_0M_0$

Ⅲ A 期

$T_3N_1M_0$

$T_0N_2M_0$

$T_1N_2M_0$

$T_2N_2M_0$

$T_3N_2M_0$

Ⅲ B 期 $T_4N_0M_0$

$T_4N_1M_0$

$T_4N_2M_0$

Ⅲ C 期 任何 T N_3 M_0

Ⅳ期 任何 T 任何 N M_1

＊"临床上发现"指影像学检查（淋巴结闪烁扫描除外）、临床体检或肉眼可见的病理异常。

二、乳腺癌的病理 TNM 分期（pTNM）

pT- 原发肿瘤 病理学分期需进行原发肿瘤病灶的病理检查，标本切缘应无肉眼可见的肿瘤组织。如只在镜下观察到切缘存在肿瘤组织，可进行 pT 分级。进行病理学分期时肿瘤大小应依据浸润病灶的测量值。如果存在较大的原位癌病灶（如 4cm）和小的浸润病灶（如 0.5cm），肿瘤应属于 pT_{1a}。

pT_x 原发肿瘤无法被评估（如已切除）

pT_0 原发肿瘤未查出

pT_{is} 原位癌

pT_{is}（DCIS） 导管原位癌

pT_{is}（LCIS） 小叶原位癌

pT_{is}（Paget） 不伴肿块的乳头 Paget 病（伴有肿块的乳头 Paget 病应根据肿瘤大小分期）

pT_1 肿瘤最大直径 ≤ 2cm

pT_{1mic} 微小浸润，最大直径 ≤ 0.1cm

pT_{1a} 肿瘤最大直径 >0.1cm，但 ≤ 0.5cm

pT_{1b} 肿瘤最大直径 >0.5cm，但 ≤ 1cm

pT_{1c} 肿瘤最大直径 >1cm，但 ≤ 2cm

pT_2 肿瘤最大直径 >2cm，但 ≤ 5cm

pT_3 肿瘤最大直径 >5cm

pT_4 不论肿瘤大小，直接侵犯胸壁（包括肋骨、肋间肌和前锯肌，但不包括胸肌）或皮肤

pT_{4a} 肿瘤侵犯胸壁

pT_{4b} 患侧乳房皮肤水肿（包括桔皮样改变）、溃烂，或卫星结节

pT_{4c} 兼有 T_{4a} 和 T_{4b} 的表现

pT_{4d} 炎性乳腺癌

注：①微浸润是指肿瘤细胞突破基底膜侵入邻近组织，形成局部病灶最大直径 ≤ 0.1cm。当形成多个局部病灶时，根据最大病灶的直径大小进行分期。多灶性微浸润应注意是否伴有多发较大的浸润性癌。②乳腺炎性癌的特征是弥漫性皮肤发硬，边缘类似丹毒，通常其下方不伴肿块。如果炎性癌（T_{4d}）皮肤活检结果阴性并且局部无可测量的原发性癌存在，病理分级应归为 pTX 类。除 T_{4b} 和 T_{4d} 外，T_1、T_2、T_3 类肿瘤存在皮肤凹陷、乳头内陷或其他皮肤改变，不影响其分类。

pN- 区域淋巴结

pN_x 区域淋巴结无法评估（手术未包括该部位或以前已被切除）

pN_0 无区域淋巴结转移

pN_{1mi} 微转移（最大直径 >0.2mm，但 ≤ 2mm）

pN_1 1 ~ 3 个患侧腋窝淋巴结转移，和 / 或前哨淋巴结活检发现内乳淋巴结转移，但临床上未发现 **

pN_{1a} 1 ~ 3 个腋窝淋巴结转移，至少 1 个最大直径 >2mm

pN_{1b} 前哨淋巴结活检发现镜下内乳淋巴结转移，但临床上未发现 **

pN_{1b} 1 ~ 3 个腋窝淋巴结转移及前哨淋巴结活检发现镜下内乳淋巴结转移，但临床上未发现 **

pN_2 4 ~ 9 个患侧腋窝淋巴结转移；或临床上发现 * 患侧内乳淋巴结转移而无腋窝淋巴结转移

pN_{2a} 4 ~ 9 个患侧腋窝淋巴结转移，至少 1 个 >2mm

pN_{2b} 临床上发现 * 内乳淋巴结转移，但无腋窝淋巴结转移

pN_3 10 个或 10 个以上患侧腋窝淋巴结转移；或锁骨下淋巴结转移；或临床表现有患侧内乳淋巴结转移伴 1 个以上腋窝淋巴结转移；或 3 个以上腋窝淋巴结转移伴无临床表现的镜下内乳淋巴结转移；或锁骨上淋巴结转移

pN_{3a} 10 个或 10 个以上腋窝淋巴结转移（至少 1 个 >2mm）或锁骨下淋巴结转移

pN_{3b} 临床上发现 * 患侧内乳淋巴结转移，并伴 1 个以上腋窝淋巴结转移；或 3 个以上腋窝淋巴结转移，伴前哨淋巴结活检发现镜下内乳淋巴结临床上未发现 ** 的微小转移

pN_{3c} 锁骨上淋巴结转移

注：①"临床上发现 *"'指影像学检查（淋巴结闪烁扫描除外）或临床体检异常。"临床上未发现 **"指影像学检查（淋巴结闪烁扫描除外）或临床体检未发现异常。②区域淋巴结只有孤立肿瘤细胞团（ITC）属 pN_0；ITC 是指单个的肿瘤细胞或小的细胞簇（最大直径不超过 0.2mm），通常由免疫组化或分子生物学方法检测到，但也可通过 HE 染色观察证实。ITC 通常不表现典型的肿瘤转移活性（如增殖或间质反应）。③无临床表现是指体格检查或影像学检查不能检测出（除外放射性核素淋巴结显像）④有临床表现是指体格检查或影像学检查可检测出（除外放射性核素淋巴结显像）或肉眼检查可见。

pM- 远处转移

pM 分期与临床 M 分期标准相同

pM_x 远处转移无法评估

pM_0 无远处转移

pM_1 发生远处转移

微信扫码
- 临床科研
- 医学前沿
- 临床资讯
- 临床笔记

第四节　乳腺癌的临床表现和相关检查

一、临床表现

要做到乳腺癌的早期发现和早期诊断，必须系统地了解和掌握乳腺癌的临床表现，特别是早期乳腺癌的临床表现，如乳腺局限性腺体增厚、乳头溢液、乳头糜烂、乳头轻度回缩、局部皮肤轻度凹陷、乳晕轻度水肿及绝经后乳腺疼痛等。

1. 乳腺肿块　乳腺肿块是乳腺癌患者最常见的临床表现，80% 的乳腺癌患者以乳腺肿块为主诉就诊。乳房肿块多由患者或其配偶无意中发现，但随着肿瘤知识的普及和防癌普查的开展，患者行乳腺自我检查和医生常规查体发现的乳房肿物比例逐渐增加。发现乳腺肿块后应注意其所具有的特征。

（1）部位：经过乳头划一条横线和一条竖线，两条垂直线将乳房分成 4 个象限，分别为外上象限、内上象限、内下象限、外下象限。以乳头为圆心，以乳晕外 2cm 为半径画一个圆，圆内的部分称为中央区。临床研究发现，乳房外上象限是乳腺癌的好发部位，1/3 以上的乳腺癌原发于外上象限。

（2）数目：乳腺癌以单侧乳房的单发肿块为常见，偶尔也见单侧多发肿块及原发双侧乳腺癌。

（3）大小：乳房肿块就诊时的大小有明显的地区差异，这与民族习俗及医疗保健水平有关。已往因就诊较晚，5cm 左右较大的肿块多见。近年随着乳腺自我检查的普及和肿瘤普查的开展，≤ 2cm 肿块的比例明显增多，且不少为临床 T_0 癌。T_3 期乳腺癌逐渐减少。

（4）形态及边界：乳腺癌一般为不规则的球形块，边界欠清。有的也可呈扁片状，表面结节感，无清楚边界。应当注意的是，肿瘤越小，上述特征越不明显，有时可表现为表面光滑，边界比较清楚，很像良性肿块。即使较大的肿块，如有些特殊型癌，因浸润较轻，也可表现为边界较清楚、活动度良好。

（5）硬度：乳腺癌肿块大多为实性，较硬，有的似石样硬，但富于细胞的髓样癌也可稍软，甚至个别浸润性导管癌临床也可表现为囊样感。少数发生在脂肪型乳腺（多为老年人）的小肿块，因被脂肪组织包绕，触诊时可有表面柔软的感觉。

（6）活动度：肿块较小时，活动度较大。但值得注意的是，这种活动的特点是肿块及其周围的软组织一起活动，与腺纤维瘤可广泛推动性不同。在双手用力掐腰使胸大肌收缩时，如肿瘤侵犯胸大肌筋膜，则活动性减少；如果累及胸肌，则活动性消失。晚期肿瘤累及胸壁时，完全固定。

（7）伴发症状：乳腺癌的肿块通常是无痛性肿块，乳腺肿块不伴发疼痛是乳腺癌延诊的主要原因。仅 ≤ 10% 的病例可自述患处有轻微不适。少数病例，即使肿块很小，癌瘤区域也可出现疼痛。

2. 乳头溢液　乳头溢液有生理性与病理性乳头溢液之分，生理性的乳头溢液主要包括：①妊娠期和哺乳期的乳汁分泌现象；②口服避孕药物、镇静剂、三环类抗抑郁药以及多潘立酮等引起的溢液；③绝经前后女性可有少量溢液。病理性乳头溢液是指非生理状态下的乳腺导管泌液。临床所谓的乳头溢液仅指后者。病理性乳头溢液是易引起患者注意的乳腺疾病的临床表现，患者常以此为主诉而就诊。乳头溢液可因多种乳腺疾病所引发，发生率仅次于乳腺肿块和乳房疼痛，是乳腺疾病常见症状之一。

溢液的肉眼性状多种多样，可为血性（血色或棕色液）、血清样、浆液性、水样、脓性或乳样溢液等，其中浆液性、水样和乳样溢液较为常见，血性液多见于老年妇女；乳样液多见于年轻妇女；浆液性、水样液和脓性液则与年龄无明显的相关性。病变位于大导管时，溢液多呈血性；位于较小导管，可为淡血性或浆液性；如血液在乳管内停留过久，可呈暗褐色；病变合并感染时，分泌液可混有脓汁；坏死组织液化可呈水样、乳样或棕色液等。尽管乳腺癌时血性溢液较浆液性溢液常见，但血性溢液多由良性病变引起。生理性乳头溢液多为双侧性，其分泌液常呈乳汁样或水样液。

乳头溢液原因较多，可分为两大类，即全身性系统性原因（乳外因素）和乳腺自身病变（乳内因素）。乳外因素：泌乳系催乳素刺激乳腺腺体分泌所致。催乳素主要由垂体的催乳素细胞产生，人催乳素细胞受到由垂体门脉系统释放出来的一些因子的长期遏制。下丘脑 – 垂体机能异常及一些外源性因素可引起非产妇的血催乳素过多，引发乳头溢液。严重的产后出血造成的垂体坏死（席汉综合征）可造成持续性的溢乳。垂体和下丘脑的病变（如垂体的催乳素瘤、原发性甲状腺功能低下和库欣综合征）可伴发乳头溢液。胸壁损伤包括胸廓切开术、胸神经疱疹感染可引起乳头溢液，这是由于来自胸神经的刺激，像婴儿吸吮一样，促进催乳素的分泌。许多药物可导致血催乳素过多并产生乳头溢液。这些药物有吩噻嗪类药物、三环类抗抑郁药、口服避孕药、利血平和甲基多巴等。此外，持续的机械刺激，如长期反复的吸吮乳头或长期反复的乳房揉摸均可引发乳头溢液。血催乳素过多引起的乳头溢液多为双侧性，溢液为乳汁样、浆液性或水样。细胞学检查可见泡沫细胞、脂滴和丰富的蛋白背景。乳内因素：非妊娠、哺育期乳腺作为一个功能器官，可以持续产生并回收分泌液。分泌液中的蛋白水解酶降解脱落的导管及小叶上皮细胞，使之通过导管静脉丛重吸收。乳管开口下数毫米处的括约肌阻止正常情况下分泌液的溢出。各种乳腺自身疾病只要干扰了分泌与重吸收的平衡，使导管内压力超过了括约肌的约束力，就可出现乳头溢液。引起乳头溢液的乳腺疾病有外伤、炎症、退化性病变、增生性病变、良性和恶性肿瘤等。在引起乳头溢液的各种乳腺疾病中，导管内乳头状瘤、囊性增生症和乳腺癌占异常溢液的主因，约占 75% 以上。此外，亦可见于大导管肉芽肿、腺纤维瘤、叶状囊肉瘤、乳腺结核和浆细胞性乳腺炎等。

乳腺导管内乳头状瘤（癌）引起的乳头溢液最常见，溢液性质多为血性、浆液性，偶可表现为清水样，大多为单孔溢液。乳管内乳头状瘤多发于乳晕区的 Ⅱ、Ⅲ 级乳管，瘤体较大时可于乳晕部扪及小结节，挤压结节乳头出现溢液，结节缩小。乳管内乳头状瘤病多发生于末梢乳管，可在乳腺周围区域扪及边界不清、质地不均的肿块。乳腺导管内乳头状瘤在病变早期，导管内的乳头状突起 <1mm，超声难以发现，或仅见乳晕区导管扩张，病程较长瘤体较大者，采用高分辨率的超声仪和 10 ~ 20MHz 的高频探头，可发现在扩张的导管内壁有实性低 – 中回声向腔内隆起，有蒂与管壁相连，但导管内壁连续性好，无中断或被侵蚀的征象。乳腺导管造影可见单发或多发的圆形、椭圆形或分叶状充盈缺损，可有近端或远端导管扩张，或出现导管梗阻，梗阻处呈弧形杯口状，管壁光滑、完整，无浸润现象。乳管内镜下表现为导管内红色或红黄白相间的实质性占位，可呈球形、长圆形、草莓状或桑葚状，表面呈小颗粒状，而周围管壁光滑有弹性，多有蒂，可在管腔内小范围地移动。

乳腺癌：肿瘤侵蚀导管，肿瘤内部的出血，坏死和分泌液的潴留，癌周扩张的乳腺导管腔内分泌物的潴溜，黏液腺癌的黏液湖与导管相通，是乳腺癌发生乳头溢液的病理基础。溢液性质多为血性，少数表现为清水样、浆液性，多为单侧乳头溢液。其高危险因素包括：年龄 >50 岁；血性乳头溢液；单侧甚或单一导管溢液；伴有明显肿块者。乳头溢液对乳腺癌的早期诊断具有重要价值，乳腺癌早期，当乳房超声和钼靶 X 光片所显示的恶性征象不典型，而患者出现乳头溢液时，采用乳头溢液细胞学检查、乳腺导管造影、乳管内镜、乳头溢液 CEA 测定，可以提高早期乳腺癌的诊断率。乳头溢液细胞学检查的阳性率在 60% 左右。乳腺导管造影可见虫蚀征、鼠尾征、断续征、潭湖征以及肿瘤堵塞导管扩张等征象。乳管内镜下可见沿管腔内壁纵向伸展的灰白色不规则隆起，瘤体扁平，常较乳头状瘤大，直径 >2mm，基底部较宽，无蒂，管壁僵硬，弹性差，有时可见质脆的桥氏结构，癌先露部常伴有出血。乳头溢液 CEA 测定诊断乳腺癌的阳性阈值为 100ng/ml，良性乳头溢液 CEA 一般 <30ng/ml，乳腺癌或癌前变大多 >100ng/ml。同时，乳房超声和钼靶 X 光片这些基础检查也不容忽视。

综合文献资料，可将乳头溢液的病例分为患乳腺癌的高危人群和低危人群。伴有以下因素者为高危人群：①患者年龄 ≥ 40 岁，特别是 ≥ 60 岁；②溢液为血性；③单侧或单导管溢液；④伴发乳房肿物。低危人群则为：①患者年龄 <40 岁；②乳样、绿色或脓性液；③双侧性溢液；④无乳房肿物伴发。

3. 乳腺局限性腺体增厚 乳腺局限性腺体增厚系指乳腺局部有较正常腺体增厚区，触诊为"片膜状"肿块，边界不清，肿块的范围难以准确测量。乳腺局限性腺体增厚是临床甚为常见但常被忽略的体征，由于该类病变临床检查无明显的恶性特征，大多数被诊断为乳腺增生症。值得注意的是，在一些增厚的腺体中有隐藏着癌的可能性。

4. 乳房皮肤改变 乳腺癌表面皮肤的改变与肿瘤部位深浅和侵犯程度有关，癌瘤初期或肿瘤位于乳腺组织的深部时，表面皮肤多正常。随着肿瘤的发展，乳房皮肤可出现不同的改变。

（1）皮肤粘连：肿瘤侵犯腺体和皮肤之间的 Cooper 韧带，使之短缩，牵拉皮肤，肿瘤部位的皮肤发生凹陷，状如"酒窝"，称为"酒窝征"。发生在末端导管和腺泡上皮的乳腺癌，与皮肤较近，较易出现这种现象，可为乳腺癌的早期临床表现之一。当肿瘤较小时，引起极轻微的皮肤粘连，如不仔细检查，有时不易察觉，检查应在良好的采光条件下，检查者轻轻托起患者的乳房，使乳房皮肤的张力增加。然后轻轻推动乳房肿块，随着乳房的移动，常可见到肿块表面的皮肤有轻微的牵拉、皱缩和紧张象，这种早期的轻微的皮肤粘连现象的存在，是鉴别乳腺良、恶性肿瘤的重要体征之一。

（2）皮肤浅表静脉曲张：生长较快或肿瘤体积较大的乳腺肿瘤，肿瘤表面的皮肤菲薄，其下浅表血管，特别是静脉常可曲张。这种征象乳腺癌少见，多见于乳腺的巨纤维腺瘤及叶状囊肉瘤。

（3）皮肤红肿：乳腺皮肤红肿和局部皮温升高常见于急性和亚急性乳腺炎，但也可见于乳腺癌，典型的是炎性乳腺癌。其皮下淋巴管中充满了癌栓，皮下的癌性淋巴管炎可使皮肤呈炎性改变，颜色由淡红到深红，开始比较局限，随着病情进展，可扩展到大部分乳房皮肤，同时伴有皮肤水肿。触诊时，在其边界线可感到皮肤增厚、粗糙和表面温度升高，其范围常比肿块的边界范围要大。

（4）皮肤水肿：乳房皮肤水肿是因各种原因引起的乳房皮下淋巴管回流受限所致。乳腺癌的皮肤水肿是由于乳房皮下的淋巴管为癌细胞所阻塞，或位于乳腺中央区的肿瘤浸润使乳房浅淋巴液回流受阻所致。由于皮肤与皮下组织的连结在毛囊部位最为紧密，因而在毛囊处形成许多点状小孔，使皮肤呈"橘皮样"，这一体征被称为"橘皮样变"。乳腺癌的皮肤凹陷并非均为晚期表现，但淋巴水肿所致的橘皮样变却属典型的晚期表现。肥胖而下垂的乳房，常在外下方有轻度皮肤水肿及皮肤的移动性减少，如双侧对称，乃因局部循环障碍所致；如为单侧发生，则要慎重查明原因，不可遗漏癌瘤。

（5）皮肤溃疡：乳房皮肤溃疡形成是典型的晚期乳腺癌直接侵犯皮肤的临床表现，现已不常见到。皮肤溃疡的形成过程多先是皮肤红晕发亮或呈暗红色，继之直接浸出皮肤，形成累及皮肤的肿块，肿块进一步增大破溃形成溃疡。有时大的肿块表面形成多个小溃疡灶，有时形成一个大的溃疡。大溃疡的边缘往往高出皮面，基底凹陷、高低不平，覆以坏死组织，可有不同程度的渗血和出血，多合并细菌感染，发生异样气味。

（6）皮肤卫星结节：乳腺癌晚期，癌细胞沿淋巴管、腺管或纤维组织直接浸润到皮内并生长，在主癌灶周围的皮肤形成散在分布的质硬结节，谓之"皮肤卫星结节"。结节的数目常为数个或十几个，直径数毫米，色红或暗红。复发性乳腺癌因淋巴回流受阻，淋巴管内癌栓逆行扩散所引发的皮肤广泛结节常出现在术区瘢痕周围，也可表现为大片状结节，伴皮肤红肿。

5. 乳房疼痛　疼痛不是乳腺肿瘤常见的症状，乳腺良性肿瘤和乳腺癌通常是无痛性肿物，但肿瘤部位的疼痛偶尔是早期乳腺癌的唯一症状，可在临床查到乳腺肿块之前出现。有报道，绝经后妇女出现乳房疼痛，尤其是伴有腺体增厚者，乳腺癌的发生率升高。尽管乳腺癌性肿块很少伴有疼痛，但某种形式的乳腺轻度不适却是不少见的，患者可有牵拉感，向患侧卧位时尤甚。晚期乳腺癌的疼痛常是肿瘤直接侵犯神经所致。

6. 乳头改变　乳腺癌的乳头异常主要有乳头脱屑、糜烂、回缩、固定及乳头溢液等。

（1）乳头脱屑、糜烂：为乳头湿疹样癌的特有表现，常伴有瘙痒感，约2/3患者伴有乳晕附近或乳腺的其他部位肿块。病初，绝大多数表现为乳头表皮脱屑，或发生小裂隙，随后可伴有乳房肿块；部分患者可先发生乳腺肿块，而后出现乳头病变；有的还伴有乳头血性或浆血性溢液。乳头脱屑常伴有少量分泌物并结痂，揭去痂皮可见鲜红的糜烂面，经久不愈。糜烂逐渐向周围蔓延，除乳头外，还可累及乳晕，甚至乳房大部分皮肤。在病变进展过程中，乳头可回缩或固定，常见乳头部分或全部溃烂。

（2）乳头回缩、固定：乳头回缩并非均为病理性，部分可为先天发育不良造成，乳头可以深陷，但可用手指拉出，无固定现象，多见于无哺乳史的妇女，乳腺慢性炎症及乳管扩张症亦可引起乳头回缩。成年女性发生的乳头回缩并逐渐加重和固定，常为乳腺癌的表现，此时乳头常较健侧升高。因肿瘤病灶距乳头的远近，乳头回缩既可为乳腺癌的早期体征，又可为晚期体征之一。当癌瘤位于乳头深面或与乳头甚为接近，早期即可造成乳头回缩；癌瘤位于乳腺的边缘区域或位于深部乳腺组织内，因癌侵犯大乳管或管周围的淋巴管，使大导管硬化、抽缩，造成乳头上升、下降、扭向、回缩乃至固定，此为晚期乳腺癌的表现。

7. 同侧腋淋巴转移的表现　乳腺癌最多见的淋巴转移部位为同侧腋淋巴结，其次为同侧内乳区淋巴结。表现为转移部位淋巴结肿大、质硬，甚至融合成团、固定。腋淋巴结转移的晚期，可压迫腋静脉，影响上肢的淋巴回流而致上肢水肿。小的胸骨旁淋巴结转移灶临床不易发现和查出，晚期可有胸骨旁隆起的肿物，质硬（系转移肿瘤顶起肋软骨所致），边界不清。

8. 锁骨上淋巴结转移的表现　乳腺癌可发生同侧锁骨上的淋巴结转移，甚至转移至对侧锁骨上淋巴结。锁骨上淋巴结转移者多有同侧腋淋巴结转移，尤其是有3水平腋窝淋巴结转移，但亦有锁骨上淋巴结转移症状及体征出现早于腋淋巴结转移者。锁骨上淋巴结转移常表现为锁骨上大窝处扪及数个散在或融合成团的肿块，直径在0.3～5.0cm不等。转移的初期淋巴结小而硬，触诊时有"沙粒样感觉"。部分锁骨上淋巴结转移病例触不到明显的肿物，仅有锁骨上窝饱满。以锁骨上淋巴结转移为首发症状的隐性乳腺癌少见，但以锁骨上淋巴结肿大就诊而发现的乳腺癌病例并非少见。这种病例多是患者对自己身体的变化反应比较迟钝，锁骨上病变系由他人发现而促其就诊。左文述等曾前瞻性地研究了可手术乳腺癌锁骨上淋巴结的隐性转移情况，研究结果表明，在临床无锁骨上淋巴结转移征象的可手术乳腺癌患者，锁上淋巴结隐性转移率达 13.0%（6/46）。可见，术后较早期锁骨上淋巴结的区域复发多是在手术治疗前即发生而仅于术后一段时间内得以表现而已。因此，乳腺癌的治疗前，应对锁骨上淋巴结进行细致的检查，对可疑的病例，必要时需行锁骨上淋巴结活检。

9. 远处转移的表现　癌细胞通过血行转移至远处组织或器官时，可出现相应的症状及体征。是乳腺癌的主要致死原因。常见的转移部位是胸内脏器、骨、肝和脑。

（1）对侧腋淋巴结转移：文献报道，一侧乳腺癌发生对侧淋巴结转移者占 4% ~ 6%，多发生在晚期病例。其转移途径可能是通过前胸壁及内乳淋巴网的相互交通。以对侧腋淋巴结转移为首发症状的乳腺癌是罕见的。

（2）胸内脏器转移：胸内脏器转移占有远处转移乳腺癌病例的 50% 左右。血行及淋巴途径均可引起胸膜转移，转移的初期可有胸部疼痛，以吸气为著。晚期可引起胸腔积液，有气促、呼吸困难、呼吸动度减低、气管向对侧移位、胸部叩实及呼吸音减低等胸腔积液的临床表现与体征。乳腺癌的肺实质转移常见，多为血行转移所致。转移的早期多无临床表现，仅在常规胸部乳房 X 线摄影平片发现单发或多发的结节阴影，以双肺多发为多。转移的晚期才出现胸痛及干咳等症状。痰中带血为转移瘤侵犯较大的支气管的症状。乳腺癌的晚期可有肺门或纵隔淋巴结转移，初期多无症状，仅在乳房 X 线摄影胸片上表现为纵隔增宽。晚期可有呼吸困难及进食阻挡感等压迫症状。少数病例可因肿瘤压迫喉返神经而引起声嘶。

（3）骨转移：占乳腺癌血行转移的第 2 位，有些患者是以骨转移症状（如压缩性骨折）就诊而发现乳腺癌。骨转移以多灶发生为多见。常见的转移部位依次是骶骨、胸及腰椎、肋骨、骨盆和长骨。骨转移的初期多无症状，晚期可有转移部位的疼痛、压痛、压缩性骨折、甚至截瘫等临床表现。部分病例骨转移发展的特别迅速，短期内突发性全身多处骨转移，很快出现各种功能障碍，预后恶劣。

（4）肝转移：血行或淋巴途径均可转移到肝脏。肝转移多发生在晚期病例，占临床统计资料的 10% ~ 20%。转移的初期无任何症状和体征，在出现肝区疼痛的临床表现和肝大、肝功能障碍、黄疸及腹腔积液等体征时，往往伴有全身的广泛转移。

（5）脑转移：占临床统计的乳腺癌病例的 5% 左右。以脑膜转移较常见。以脑占位症状为首发症状的乳腺癌病例罕见。

（6）卵巢转移：单发的乳腺癌卵巢转移并不多见，占临床统计资料的 2% 左右。但不伴有腹腔广泛转移的单发卵巢转移的特殊现象确实存在，这种特殊现象可能是乳腺癌细胞与性激素依赖性器官的特殊"亲和性"有关，即"种子－土壤"学说。卵巢转移的初期无任何症状和体征，在有卵巢占位的临床表现和体征时，往往伴有腹腔的广泛转移。

二、辅助检查

1. 乳房 X 线摄影检查　如下所述。

（1）肿块型：最多见，>70% 的乳腺癌属于此型。乳房 X 线摄影主要表现为大小不等的肿块：密度较高、形态不规则、分叶状、毛刺状为恶性征象。肿块内外可有钙化，呈簇状分布，钙化多呈泥沙样或混合小杆状、曲线分支状。肿块合并簇状微细钙化可作为定性诊断。较表浅而具有毛刺的肿块常合并局部皮肤增厚、酒窝征及乳头乳晕等改变。

（2）片状浸润型：8% ~ 10% 的乳腺癌在乳房 X 线摄影上表现为局部或弥漫的致密浸润阴影，呈片状、小片状，无明确肿块轮廓可见。约 1/3 浸润灶有沿乳导管向乳头方向蔓延之势，此型较易合并有皮肤广泛增厚、乳头内陷及钙化。钙化的数目较多，范围较广泛。部分病灶浸润边缘有较粗毛刺呈牛角状、伪足状突起，诊断不难。早期乳腺癌可表现为新出现的小灶致密影，应引起重视。单纯片状浸润灶尤其发生在致密型乳腺中，乳房 X 线摄影诊断困难，可借助 B 超检查。

（3）钙化型：乳房 X 线摄影上以钙化表现为主，无明显肿块、致密阴影等改变，乳腺癌中约 7% 属于此型。钙化可较密集遍布于乳腺的 1/4 ~ 1/2 范围，也可只表现为小范围簇状分布的微小钙化，需仔细搜寻极易漏诊。单纯钙化可以是早期乳腺癌唯一的乳房 X 线摄影征象。

2. 超声检查　如下所述。

（1）形态：乳腺恶性肿块形态多不规则，常为虫蚀样或蟹足样向周围组织浸润性生长，占 70%。

（2）边界：多数乳腺恶性肿块边界不清晰。

（3）边缘：肿块周边厚薄不均的强回声晕环为恶性肿瘤的特征性表现，占 23.3%。据有关文献报道不规则强回声晕在病理上与癌组织浸润及周围纤维组织反应性增生有关；而肿瘤周边无恶性晕环者则多与淋巴细胞浸润有关。

（4）纵横比：恶性肿瘤纵径多数大于横径，占 56.7%。

（5）内部回声：多数乳腺恶性肿块内部回声为弱回声或低回声。

（6）病灶后方回声：恶性肿瘤后方回声可增强、无变化或衰减，其中后方回声衰减为恶性肿瘤特征之一，占 13.3%；无变化，占 46.7%；衰减，占 40.0%。部分病例侧壁见声影。

（7）微小钙化灶：细砂粒样钙化为乳腺癌特征之一，占 16.7%。乳腺恶性肿瘤的微小钙化属于营养不良性钙化，是恶性肿瘤组织变性坏死和钙盐沉着所致。粗大钙化则多见于良性肿瘤。

（8）彩色多普勒表现：多数乳腺恶性肿瘤内部和或周边探及丰富血流信号，阻力指数多数 >0.7，占 83.3%。穿入型血流为乳腺癌表现之一。肿瘤内血流的分布及肿瘤滋养血管的内径多不规则。肿块大小、分化程度及患者年龄对血流丰富程度有显著影响，其中以肿块大小对血流丰富程度影响最大，患者年龄对血流丰富程度影响最小。肿瘤越大，血流越丰富；组织分级增高，血流越丰富；年龄越大，血流越不丰富。

（9）淋巴结转移：晚期病例于腋窝、锁骨上扫查发现肿大淋巴结，占 40%。表现为腋窝圆形或椭圆形低回声结节，髓质偏心或消失，大多数淋巴结血流丰富。

3. 乳房 MRI 检查　MRI 对乳腺疾病的检查始自 20 世纪 80 年代初，特别是 1994 年以后，由于造影剂（Gd DTPA）的广泛应用，使 MRI 对乳腺良恶性病变的鉴别更具特点。一般情况下，良性病变为均匀强化且边界清楚，而乳腺癌多出现强化不均，特别是边缘不整且较中心增强明显，另外，用时间增强曲线反映出乳腺良恶性病变在注射造影剂后不同的动态变化：乳腺癌在增强后 2min 内信号强度迅速增高，而良性病变的信号强度则明显较低。乳腺肿物 MRI 图像表现：一般情况下，乳腺癌往往在 T1 及 T2 加权像呈现较低的信号，而部分良性病变，特别是囊性病变在 T_2 加权像信号较高，可与乳腺癌相鉴别。乳腺癌边缘不光滑，出现"毛刺征"为乳腺癌的诊断提供了重要依据，这一特征在早期乳腺癌也可以见到，尤其在脂肪抑制成像中更加清楚，约 87.5% 的病例可以观察到"毛刺征"。乳腺癌的另一个特征是其内部信号不均匀，约 70.8% 的病例呈现出。网眼"或"岛状"表现。良性病变一般边界清楚且光滑，其内部信号也较均匀。

造影后病变增强效果的动态观察：快速静脉推注 Gd DTPA 后测定 2min 内病变的 MRI 信号强度，乳腺癌在增强后 2min 内 MRI 信号强度均显著高于良性病变，差异有显著意义（P<0.01），同时对病变的增强效果进行动态观察，并绘出时间增强曲线，乳腺癌在 2min 内 MRI 信号迅速增强，形成高圆形曲线，而良性病变则为低平或低平上升曲线。

4. CT 检查　乳腺癌的 CT 表现：大部分肿块表现为不规则或分叶状，少数呈椭圆形或圆形，边缘不光滑或部分光滑，可见分布不均匀、长短不一的毛刺；多数肿块密度较腺体高或略高，少数密度相仿；肿块内可见条索状、丛状、颗粒样钙化，较大肿块的中央可出现低密度坏死区、高密度出血灶；累及皮肤可见皮肤增厚，呈橘皮样改变，脂肪层模糊、消失；累及胸壁可见乳房后间隙消失，局部肌肉受侵犯，肋骨骨质破坏；乳晕区的乳腺癌可见乳头内陷；Cooper 韧带受累，见其增粗、扭曲、收缩，局部皮肤凹陷；如有淋巴结转移，可见腋窝、内乳及纵隔淋巴结肿大；肺转移，可见肺内结节状转移灶。较少见的炎性乳腺癌，呈片状或大片状病灶，密度高或略高于乳腺，边界不清，无明确局灶性块影，边缘可见长短、粗细不一的毛刺，导管腺体结构紊乱、消失。增强扫描表现为病灶均匀或不均匀的明显强化，较大肿块内的低密度坏死区、高密度出血灶不强化。一般认为增强前后 CT 值增高到 50Hu 或更大，则认为诊断为乳腺癌的可能性更大；增强前后 CT 值增高 <20Hu 或更小，则诊断为乳腺良性病变的可能性更大。

5. 乳腺活组织病理检查　用于乳腺癌诊断的活组织病理检查方法有切取活检、切除活检、影像引导下空芯针穿刺活检、真空辅助活检、溃疡病灶的咬取活检和乳管内镜咬检等。文献报道，通过乳房 X 线摄影检查发现而临床不可触及的乳腺病变（nonpalpable breast lesion，NPBL）呈逐年上升的趋势，有 20%～30% 为乳腺癌，随着乳房 X 线摄影等先进的筛检设备的广泛应用，使得大量影像学异常而体检未扪及肿块的亚临床病灶被检出并需要行活检来明确性质。微创活检技术已成为乳腺疾病，尤其为亚临床病灶活检的趋势。

（1）指征：临床发现下列问题需要进行乳腺活检：①不能肯定性质的乳腺肿块、长期存在或有扩大趋势局限性腺体增厚，特别是绝经后伴有乳腺癌易感因素者；②乳头及乳晕部的溃疡、糜烂或湿疹样改变，乳头轻度回缩，局部皮肤轻度凹陷、乳晕轻度水肿等可疑为早期乳腺癌症状者；③乳腺 X 线摄影表现为可疑肿块，成簇的微小钙化、结构扭曲区域等早期乳腺癌的影像；尤其 BI-RADS 分级为低到中度可疑（2% ~ 50%）和高度怀疑（50% ~ 80%）病灶。④乳腺高频彩色 B 超、高频钼钯 X 片及 MRI 影像学异常而体检未扪及肿块的乳腺亚临床病灶。⑤乳头溢液，伴有或不伴有乳腺肿块；⑥非炎症性乳腺皮肤红肿、增厚等。

（2）方法

1）切取活检：切取部分病变组织进行组织学检查的方法。适用于较大的肿瘤性病变（直径 >3cm）；术中基本确定为乳腺增生性病变等。切取活检有促进肿瘤转移的可能，除非肿瘤很大，尽量避免行切取活检。对术中疑为癌的病例，在没有进行即可手术治疗的情况下，一般不做肿瘤的切取活检，否则，切口缝合后，局部因渗血等原因而压力升高，有促进癌细胞进入血管、淋巴管的可能性。

切取病变时，切忌挤压瘤体，要用锋利的手术刀，不用剪刀。切取的组织最好带有一定量的正常组织。乳腺癌切取活检应取足够大的组织以便同时行激素受体等免疫组化测定。

2）切除活检：自肿瘤缘外一定距离，将肿瘤及其周围部分乳腺组织一并切除的活检方法。如果肿物小而浅，良性病变或良性肿瘤的可能性大，可于门诊手术室局部麻醉下进行。如果肿物稍大而深，或考虑恶性可能性较大时，则以住院手术为妥，采用一步法或二步法处理。

手术活检和根治手术在一次手术中完成的做法，称为一步处理法（one-step procedure）。切除活检和根治性手术分两次进行的做法称为两步处理法（two-step procedure）。由于常规病理诊断组织学类型及分级、DNA 倍体测定及 S 期比例、受体状况和肿瘤有否广泛的导管内癌成分等分析，对治疗方案的确定、手术方式（是切除乳房还是保留乳房等）的选择等有重要意义，美国国立卫生研究院推荐在大多数病例中，应采用诊断性活检与决定性治疗分开施行的二步处理法。国内则多采用切除活组织冰冻切片病理检查、根治性手术一期进行的一步处理法。两步处理法的安全性一直存在争议，但目前取得了较一致的共识，即切除活检后 8 周内行根治性手术，对预后无不良影响。

切除活检应注意的事项有：①≥ 30 岁的患者切除活检前应行双乳 X 线摄像，以便确定有无需行切检的多灶病变。②切除范围要将肿块连同周围少许正常乳腺组织一并切除。③术中疑为癌的病例，切除标本应同时送部分组织作激素受体等免疫组化测定。④对于瘤体较小的病例，手术医生应对切除标本的病变定位标记，为病理科医生标明标本的方位。⑤术中应严密止血，一般不要采用放置引流条的引流方式。⑥对于术中诊断为良性病变不需行进一步手术的病例，乳腺组织最好用可吸收线缝合，对于切取组织大，残腔大的患者，为预防术后乳房变形，可在严密止血的前提下不缝合残腔，必要时在乳房下弧线的隐蔽点戳孔放置细管引流。⑦病理科医生在取材前，应用印度墨汁或其他标记溶液涂擦其表面，以准确地观察所有切缘。对于要求保留乳房治疗的乳腺癌患者，如活检切缘无癌残留，则原发部位无需再行切除。

3）钩针定位下的手术活检：无论是针定位下的手术活检还是空心针穿刺活检，乳腺亚临床病灶的活检都需要定位装置来引导穿刺和活检，定位准确与否是决定穿刺活检是否成功的最关键因素。目前，常用的病灶定位针定位下的手术活检（needle localized beast biopsy，NLBB）系统有计算机辅助 X 线立体定位系统、B 型超声波定位系统和 MRI 引导定位系统 3 种。其中以立体定向钼靶摄片引导下的活检（stereotactic need lecore biopsy，SNCB）最为普及。

计算机辅助 X 线立体定位系统是通过将乳腺 X 线摄片后的影像（一般为 3 张从不同角度曝光的图像）通过数字化处理后输入计算机，经电脑运算后自动设定病灶的三维方位以及穿刺针的进针点和进针深度。该装置的优点是：①计算机辅助处理数据和定位，操作简便；②图像清晰直观，可随意调节病灶与周围组织的对比度。缺点是：①为避免过度暴露于放射线而无法对定位穿刺和活检过程进行动态跟踪；②患者在活检过程中必须固定体位，稍一移动便会导致定位不准确。

B 超定位系统引导的穿刺活检适用于超声检查发现的乳腺亚临床病灶，而且由于其能够实现动态实时显像以及具有安全、操作灵活和不压迫乳房等优点，因而成为诊断此类病灶的首选措施。它的缺点是对操作者的技术要求相对较高；而对于大量 B 超无法发现的乳腺亚临床病灶，如乳腺的微小钙化灶，只能借助于 X 线立体定位活检。

乳腺 X 线摄像术检出的临床触不到肿块的乳腺病变，如成簇的微小钙化、可疑肿块、乳腺组织致密或结构扭曲区域，切检证实导管内癌占 20% ~ 50%。高频彩超显示可疑结节及结构紊乱伴血流丰富的病变，及 MRI 检测到 X 线、B 超未能检测到的病变，最初对这些微小病变的切检主要依靠染料注射或插入细针作为标志进行乳腺腺叶或象限切除，这不仅可因过多切除了正常的乳腺组织而造成的乳房畸形，更重要的是容易遗漏肿瘤。随着乳腺定位穿刺系统的建立，可以确定病变的精确位置。几乎在乳房的任何部位，定位金属丝均可安放在距离病灶 ≤ 1cm 的位置，>90% 的病变可以定位在 ≤ 0.5cm，减少了正常乳腺组织的切除量，大大提高了切检的准确性。

切检在局部麻醉下进行。在靠近金属丝入口处做皮肤切口，沿其到达病变所在的深部。通常切 2 ~ 3cm 直径的标本，标本切下后立即拍标本的 X 线片，与术前片比较，了解病灶是否确已切除，再送病理检查，以免遗漏。对活检诊断为非癌性的患者，术后 2 ~ 3 个月内应行随访性乳腺 X 线摄像检查。

4）影像引导下空芯针穿刺活检：采用 NLBB 来确诊亚临床病灶，结果发现有 60% ~ 90% 为乳腺的良性病变，所以广泛开展手术活检无疑会造成医疗成本与效益的失衡。影像导向下空芯针穿刺活检（core needle biopsy，CNB）与传统的金属丝定位切除活检相比，患者的痛苦小，对乳腺组织结构的破坏不明显，其诊断和术后病理确诊的一致性高达 84%，尤其对于高级别病变的诊断。此外 CNB 还具有经济省时的特点，国外统计显示，粗针穿刺较手术活检可节省 77% 的费用，并且省去了术前准备、术后复查等复杂过程，对于多发性病灶的活检，穿刺的优越性就更加显著。

影像导向下的经皮活检术患者俯卧位，乳房通过一开口向下悬垂，取样的操作在下方进行，采用一个带切割功能的大孔径针头，经 B 超或 X 线立体定位引导，通过皮肤戳孔对乳腺病变穿刺切割取样，一般需多次穿刺取得标本送病理组织学检查。近年来 SNCB 的操作已经有了很多标准可寻，包括采用 14 号的粗针、俯卧位、数字化显像设备、穿刺前后的定位摄片、钙化样本的扫描、对比影像学和组织学两种结果的一致性等，从而使误诊率大大降低。在空芯针活检的同时将一个惰性材料制成的定位夹（clip）置入切除的病灶部位，不仅可为手术活检做定位，而且也便于随访。

目前一致认为，影像学诊断 BI-RADS 分级为低到中度可疑（2% ~ 50%）和高度怀疑（50% ~ 80%）病灶行 SCNB 意义较大，而恶性可能性为 2% ~ 20% 的病灶从中获益最大。X 线检查有以下表现为 SNCB 的适应证：①主要表现成簇状细小钙化伴或不伴肿块；②局限性致密影或结构紊乱区；③孤立的肿块影或结节；④放射状毛刺或星芒状影；⑤局部腺体边界缺损凹陷；⑥两侧乳腺不对称致密，随访病变有所增大。但是某些特定病变的结果仍有组织学低估的发生，它仍不能鉴别乳腺非典型增生（ADH）和导管内癌（DCIS），也不能鉴别 DCIS 和浸润性癌，穿刺活检要取得明确的诊断一般需获取 5 块以上的标本，因而需进行多次乳腺穿刺操作。

5）真空辅助活检：Mammotome 是在 B 超或 X 线引导下的真空辅助活检（vacuum-assisted breastbiopsy，VABB）系统。该系统可安置 3 种型号旋切针（8、11、14gugue），常用为 11 号，其获取组织量 3 倍于 14 号针。皮肤切口处局部浸润麻醉，超声引导下将 Mammatome 旋切刀穿刺到病灶深面，固定旋切刀不动，用真空吸引将组织吸入针槽内，旋转切割刀截取标本，经探针套管取出标本。可旋转旋切刀方向多次旋切，对较小的病灶，可将病灶完全切除，超声探测无残留。利用纤维软管通过旋切刀套管，将标记夹置入在已被活检的组织周边。

Mammotome 具有准确性高、标本量足和并发症少的特点，定位准确性与立体定位自动核芯活检枪、导丝定位活检等方法无差异，但 Mammotome 可在 B 超或 X 线引导下进行，设备更具灵活性，一次穿刺即可获得足量标本，足量的标本保证了病理确诊的准确性，而核芯活检枪需反复多次穿刺。且组织病理学检查的准确性明显高于细针穿刺细胞学检查。Mammotome 一次穿刺即可完成操作，旋切刀的自动传输装置使取样标本从探针内移到体外减少了针道种植肿瘤的机会。

乳腺亚临床病灶的空芯针活检有可能将病灶完全切除。特别是由于近年来越来越多的直径 <1mm 的病灶被发现以及采用 VABB，使得这种情况的发生率增加。尽管完全切除标本可能会减少组织学低估的发生，但它却影响了进一步手术的定位以及行保留乳房手术时病灶边缘的确定。

目前，无论是标准的 SCNB 还是定向真空辅助空芯针活检都不可能完全取代手术活检。推荐的补充手术活检的指征包括：①穿刺活检提示高危病灶（如 ADH）或 DCIS；②标本量不足或穿刺结果提示为正常乳腺、皮肤和脂肪等组织；③穿刺结果与 X 线影像学诊断极不相符；④随访中，若 X 线发现病灶增大或钙化点增多应该建议再次活检。

6）咬取活检：适用于已破溃的肿瘤。一般在肿瘤破溃的边缘咬取部分肿瘤组织进行组织学检查及受体等免疫组化测定。咬检钳要锋利，取材时切忌挤压肿瘤组织，同时要避开坏死区，以免影响诊断。

7）乳管内镜咬取活组织检查：乳管内镜是一种微型内镜系统，直观乳管内病变，定位定性准确，运用乳腺定位钩针在乳管镜协助下将乳腺定位针通过溢液乳孔放置病灶处，并用钩针钩住病灶部位，定位针固定后不易移动，乳管内镜检查对乳管肿瘤诊断的准确性为 95%，特别是对 DCIS 的诊断，54% 由乳管内镜发现。

乳管内镜有助于手术定位，还可进行乳管内活检和一些相关的治疗。乳管内镜可确定病变的准确位置和性状，特别是从乳管开口部到病变部位的距离，通过内镜咬取组织活检，不仅提供准确的术前诊断，而且能对乳腺癌病例确认病变乳头侧乳管内浸润的情况，为施行保留乳头的乳腺癌根治术或保留乳房手术提供可靠的组织学依据。

6. 肿瘤标志物检查　如下所述。

（1）CEA：是位于细胞表面的糖蛋白，1965年由Gold和Freeman在人胎儿结肠组织中发现，应用于乳腺癌已近30年。CEA种酸性糖蛋白，基因编码于19号染色体上。早期认为是结肠癌的标志物（60%～90%患者升高），但以后发现胃癌及乳腺癌（60%）等多数腺癌也有较高表达。CEA水平可反映乳腺癌的进展程度。Ⅰ、Ⅱ期乳腺癌阳性率为13%～24%，而Ⅲ、Ⅵ期乳腺癌阳性率则为40%～73%，有转移的患者尤其是有骨转移的乳腺癌，CEA明显升高。有研究认为，CEA水平尚可反映治疗效果。因其灵敏性和特异性不高，不适宜用于筛选和诊断。

（2）CA15-3：CA15-3是乳腺细胞上皮表面糖蛋白的变异体，即是糖链抗原，并由癌细胞释放在血液循环中的多形上皮黏蛋白，存在于多种腺癌中。乳腺癌患者Ⅰ、Ⅱ期阳性率为0～36%，Ⅲ、Ⅵ期阳性率为29%～92%，对乳腺癌特异性为85%～100%。其血清水平与乳腺癌的进展呈正相关，与治疗效果呈负相关，可作为监测指标，因其灵敏性及特异性相对较高，有取代CEA的趋势。

（3）CA125：1984年美国学者Bast发现，是从卵巢癌中提出的一种高分子糖蛋白抗原。CA125单独不能用于早期诊断和反映病程，但与CA15-3联合，或再加上CEA显著提高灵敏性，但特异性下降，三者均阳性者可视为晚期乳腺癌，对选择必要的辅助治疗有应用价值。

第五节　乳腺癌的鉴别诊断

一、乳腺纤维囊性增生

乳腺纤维囊性增生可表现为乳房腺体局限增厚或整个乳房腺体结节感，特别是局限性，硬化性腺病质地较韧、硬，需与乳腺癌相鉴别。乳腺囊性增生症多好发于40岁前的妇女，多为双侧，多伴有不同程度的疼痛，并可放射到肩、背部，月经来潮前明显；而乳腺癌一般无疼痛，即使有疼痛，也常为胀痛、刺痛，与月经周期无明显关系；囊性增生症伴乳头溢液者，多为双侧多孔的浆液性溢液，而乳腺癌多为单孔溢液。乳腺增生症扪诊常为散在、结节或增厚，囊肿病时可扪及局限性肿块，有时边界不清；而乳腺癌多为边界不清，质地坚硬，活动性差的肿块。并且有时伴有皮肤及乳头的改变。乳腺囊性增生症乳房X线摄影中表现为散在斑片状或高密度增高影，密度不均，边缘模糊，形似云团或棉花样，B超检查多无实质占位、可有结构不良表现，不均质的光斑回声增多，囊肿病可见大小不一的椭圆或圆形致密影，密度均匀，边界清楚，B超检查可见椭圆形病变，边界清楚完整，后壁有回声增强效应。而乳腺癌的X片和B超具有与此不同的特殊征象。对高危人群而临床可疑者以及局限性腺病，仍须作针吸活检或切除活检。

二、乳腺导管扩张症

常表现为边界不清，质地较硬的包块，可伴有皮肤粘连及橘皮样变，也可出现乳头内陷及腋窝淋巴结肿大等酷似乳腺癌的症状。因此常被误诊为乳腺癌，石松魁等报道术前32.6%误诊为乳腺癌。乳腺导管扩张症急性期常伴有疼痛，或出现乳腺炎的表现，但对抗感染治疗反应较差。肿大腋窝淋巴结可随病程延长而缩小，而乳腺则疼痛较小，腋淋巴结随病程延长逐渐长大加重，穿刺细胞学检查是较好的鉴别方法，前者可查到炎性细胞浸润，后者可查到癌细胞。

三、乳腺结核

常表现为乳房局部肿块，硬，边界不清，常伴疼痛。可穿破皮肤形成窦道或溃疡，可有腋窝淋巴结肿大，乳腺乳房X线摄影片可出现患部皮肤增厚，片状，边缘模糊的密度增高区，或伴有钙化等乳腺癌相似之影像。乳腺结核约5%可合并乳腺癌。该病多见于中青年妇女，常继发于肺、颈淋巴及肋骨结核等其他部位结核，可有全身结核中毒症状，抗结核治疗病灶及腋窝淋巴结缩小。而乳腺癌多发生于中老年，无全身结核中毒症状，抗结核治疗无故。确诊困难者需经针吸活检或切除活检予以鉴别。

四、乳腺纤维腺瘤

好发于 18 ~ 25 岁的妇女，乳腺肿块呈圆形或椭圆形，有时为分叶状，边界清楚，表面光滑，质地韧、活动度好。生长较慢。B 超显示为边界清楚，回声均匀的实性占位病变。这需要与界限清楚的乳腺癌鉴别。不过乳腺癌肿块有时虽然界限较清楚，但是其活动度差，质地坚硬，生长较快，并且可以有腋窝淋巴结肿大。确诊仍需粗针穿刺活检或切除活检。

五、急性乳腺炎

好发于哺乳期妇女，先为乳房胀痛，后出现压痛性肿块，皮肤渐红，水肿，皮温升高，可伴腋淋巴结肿大，需要与炎性乳腺癌鉴别。前者发病较急，疼痛明显，常同时伴有全身感染中毒表现，脓肿形成时可扪及波动感，血常规检查 WBC 升高，B 超检查可发现液性占位，边界不规则，穿刺抽出脓液；而炎性乳腺癌皮肤可呈红或紫红色，皮肤厚而韧，常伴橘皮样变或卫星结节，无全身感染中毒表现，无疼痛或轻微胀痛，年龄偏大，40 岁以上多见。针吸活检可明确诊断。

六、脂肪坏死

好发于中老年，以乳房肿块为主要表现，肿块硬，边界不清，活动差，可伴有皮肤发红并与皮肤粘连，少数可有触痛，乳腺乳房 X 线摄影片表现为带毛刺的包块，点或棒状钙化及皮肤肿厚等似乳腺癌样改变。但脂肪坏死可有乳腺外伤的病史，乳腺肿块较长时间无变化或有缩小，而后者肿块会逐渐长大，确诊靠针吸活检或切除活检。

七、积乳囊肿

好发于30岁左右或哺乳期妇女，表现为乳腺肿块，合并感染者可有疼痛，触诊可扪及界清光滑的活动肿块，如合并感染则边界不清。乳房 X 线摄影片可见界清密度均匀的肿块影。B 超显示囊性占位，囊壁光滑。穿刺抽得乳汁即确诊。

八、导管内乳头状瘤

乳头溢液为该病的主要临床表现，溢液多为血性，其部位主要位于大导管，多数仅有溢液，较少扪及肿块，即使可扪及肿块，多在乳晕附近，其直径一般 <1cm。而有乳头溢液的乳腺癌多数在溢液的同时可扪及肿块，特别是 ≥ 50 岁妇女有乳头溢液伴有肿块者应首先考虑为乳腺癌。可借助导管造影，溢液涂片细胞学检查或内镜检查进行鉴别诊断。

九、腋窝淋巴结肿大

其他部位原发癌转移或炎性肿块（如慢性淋巴结炎）等常可表现为腋淋巴结肿大，隐性乳腺癌的首发症状也常常是腋窝淋巴结肿大，因此需要仔细鉴别。如为其他部位的转移癌，可有原发病灶的相应表现，必要时可借助病理，或特殊免疫组化检查进行鉴别。慢性腋淋巴结炎一般局部可有压痛，肿块质地相对较软。

十、乳房湿疹

乳房湿疹与湿疹样癌均发生于乳头乳晕区，应予鉴别。前者为乳房皮肤过敏性炎症病变，多为双侧，表现为乳房皮肤瘙痒、脱屑、糜烂，结痂或皮肤肥厚，破裂，一般病变较轻，多数不累及乳晕及乳头，不形成溃疡。外用氟轻松等皮质激素药物，效果好。而湿疹样癌为单侧，皮肤上可有增厚隆起，也可溃烂发红。后期可使乳头变平或消失、常可在乳晕下扪及肿块，创面印片细胞学检查，可发现特征性派杰细胞。

第七章

腹部肿瘤

第一节　剖腹或腹腔镜结合结肠镜息肉切除术

　　腹腔镜探查和手术对腹腔内尤其是胃肠道病变有明显的优势，但在胃肠道小病灶的手术上有一定的局限，与开腹手术相比缺少了手的触觉反射，当然对于部分较小病变如良性息肉或小的早期肿瘤即使在开腹状态下也很难找到病灶，这是需要借助术前或术中的内镜定位，确定病灶部位，指导手术。当然，在对于比较大的结直肠良性息肉，如拟行结肠镜下切除，为避免肠道穿孔的发生及及时发现和治疗肠穿孔，还有肠镜下因息肉位置视野不好，亦可在腹腔镜辅助下行结肠镜息肉切除术。

一、剖腹结合结肠镜息肉切除术

（一）适应证

（1）宽基底息肉 >2.0cm。

（2）有蒂息肉、但蒂 >2.0cm。

（二）禁忌证

（1）严重的心肺疾病患者。

（2）有出血性疾病者。

（三）术前准备

略。

（四）麻醉和体位

硬脊膜外阻滞麻醉，或气管插管全身麻醉。截石位或平卧分腿位。

（五）手术步骤

　　（1）根据术前肠镜大概确定部位选择小切口，常规入腹腔，先行探查，如探查中无法发现目标息肉，则经肛门行结肠镜检查，找到息肉先行标记。如息肉为多发，则标记完成，退出肠镜后分别行息肉切除术。

　　（2）于息肉旁边结肠带上做纵行小切口，切口直径小于息肉的直径。将息肉提出肠腔，如为有蒂息肉，在息肉根部先行结扎，后缝扎，切除息肉；如息肉为广基息肉，则将息肉及所在肠壁一并切除。而后全层及浆肌层间断缝合关闭肠壁切口。

　　（3）将切除息肉送冰冻检查，如为恶性则行根治性手术治疗，如为良性则关闭腹腔切口，结束手术。建议留置腹腔引流管。

二、腹腔镜结合结肠镜息肉切除术

（一）适应证

（1）宽基底息肉 >2.0cm。

（2）有蒂息肉、但蒂 >2.0cm。

（二）禁忌证

（1）有腹部复杂手术史，可能存在腹腔内的广泛粘连。

（2）严重的心肺疾病者。

（3）有出血性疾病者。

（三）术前准备

略。

（四）麻醉和体位

气管插管全身麻醉。平卧分腿位。

（五）手术步骤

（1）同腹腔镜常规手术，建立气腹，由脐周置 trocar 插入腹腔镜镜头，根据术前肠镜结果选择其他 trocar 孔位置，另置入 2 个 trocar，入钳行腹腔探查，如不能发现目标息肉，则由肛门插入结肠镜寻找目标息肉。此时应将腹腔镜光源调暗或退出光源，腹压降低 2 ~ 3mmHg，肠镜下找到目标息肉，由腹腔镜光源与肠镜光源配合，腹腔镜无损伤钳钳夹肠管，找到息肉所在部位，标记（钛夹、缝线缝扎或点状灼烧等）该处肠壁。

（2）如该处肠管游离，可于腹壁对应肠段位置做一小切口，将肠管提出体外，注意保护切口，如同"剖腹结合结肠镜息肉切除术"方法，行息肉切除术。如该处肠管较固定，则在腹腔镜下行肠管游离，待游离充分，再行息肉切除术。

（3）同"剖腹结合结肠镜息肉切除术"切除息肉均应送冰冻检查，建议留置腹腔引流管。

（六）术后处理

两种术式术后处理相同，同结肠部分切除术。

（七）术后并发症

腹腔镜手术除了增加腔镜手术的可能存在的如入腹过程中刺穿肠管、血管，皮下气肿等并发症外，其他并发症与剖腹相同。

1. 切口感染　肠腔内容物含有较多细菌，加之小切口将结肠提出腹腔操作时，肠腔内容物更易溢出，污染切口。

2. 肠漏　结肠肠壁薄弱，血供较小肠差，如肠道准备欠佳，肠腔胀气，则增加肠漏机会。

第二节　右侧结肠切除术

一般情况下，应根据手术中发现结肠癌局部病灶的位置、大小和病理性质来选择手术范围，是部分切除或是次全切除术。位于盲肠、升结肠和横结肠肝曲的结肠癌，都采用右侧结肠切除术。结肠肝曲或横结肠右侧的结肠癌，切除范围需更为广泛些（图 7-1）。

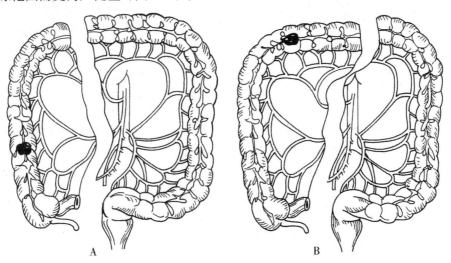

图 7-1　右侧结肠癌切除范围

（一）适应证

（1）结肠癌、位于盲肠、升结肠或结肠肝曲的癌，无远处转移。

（2）右侧结肠损伤程度严重，组织已无生机。

（3）溃疡性结肠炎并发狭窄、瘘形成。

（4）回结肠肠套叠发生坏死，回肠扭转发生坏死。

（二）术前准备

（1）手术前 3 日半流质食，术前 1～2 日流质食。

（2）术前 3 日每晚口服蓖麻油 30ml

1）升结肠癌切除范围。

2）结肠肝曲癌切除范围。

（3）术前 3 日每晚盐水灌肠一次，术前晚清洁灌肠。

（4）预防性抗生素，口服新霉素 1g，术前 1 日，16 小时，8 小时各一次；术前半小时一次静注二代头孢菌素。

（5）根据病情需要在术前补充 VitK，电解质、晶体液、要素饮食、肠内或肠外营养。全胃肠道清洗视具体病情采用之，情况差者慎用。

（三）手术步骤

1. 体位　仰卧位。

2. 切口　右侧经腹直肌或右侧正中旁切口。

3. 探查病变　剖入腹腔后，先探查癌灶部位、大小、活动度、系膜淋巴结情况，以及肝脏有无转移，以决定是否能施行根治性切除术；肿瘤局部情况允许切除仍应争取切除。即使有肝转移灶，还可同时行肝肿瘤切除或消融治疗等。如肿瘤侵犯周围邻近组织器官，视情况一并切除。

4. 显露右侧结肠　用盐水纱布垫将小肠及大网膜向内侧推开，显出右侧结肠。按血管分布及淋巴引流方向，切开回肠末端和横结肠中段的系膜，一结扎并切断结肠右动、静脉，回结肠动、静脉及结肠中动、静脉的右侧各分支（图 7-2），各血管近端需双重缝扎（图 7-3）。再将肿瘤上、下两端各 5cm 处的肠腔扎紧（图 7-3），并用纱布包扎好。使此段肠腔与腹腔组织完全隔离。

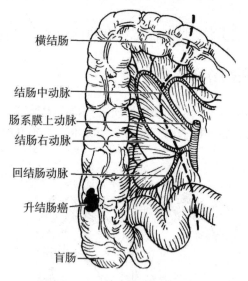
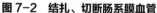
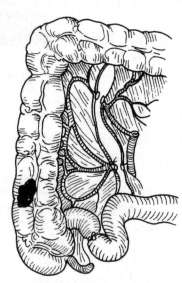

横结肠
结肠中动脉
肠系膜上动脉
结肠右动脉
回结肠动脉
升结肠癌
盲肠

图 7-2　结扎、切断肠系膜血管　　　**图 7-3　扎紧肿瘤上、下端肠管**

5. 分离并切除右侧结肠　切开升结肠外侧的后腹膜（图 7-4）。钝性游离出自回盲部至升结肠的肠段，此时需注意避免损伤其后上方的十二指肠和右侧输尿管（图 7-5），再切开肝结肠韧带和胃结肠韧带的右侧，分离出横结肠右段（图 7-6）。然后将横结肠系膜沿肠壁边缘分离 2cm 左右。再用十二指肠钳钳夹右侧结肠的两端并加以切断，近端为回盲瓣以上的 15cm 处回肠末端；远端为横结肠中段（图 7-7）。

6. 吻合回肠和横结肠　将回肠断端与横结肠断端拉拢，行对端吻合术，后壁全层间断缝合，内翻肠壁（图 7-8）。前壁同样全层间断缝合，也需内翻，前后外层浆肌层间断褥式缝合。

7. 关闭肠系膜裂孔间隙　将回结肠系膜之间的裂孔间隙间断缝合闭合，右侧腹膜后切开的裂口，也应对拢缝合或使用肠系膜缝合固定。

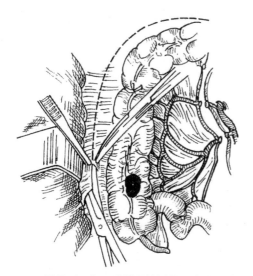

图 7-4 切开升结肠外侧的后腹膜

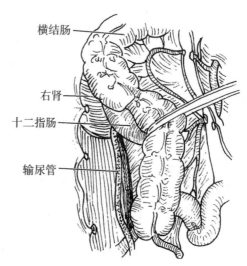

横结肠

右肾

十二指肠

输尿管

图 7-5 分离右侧结肠

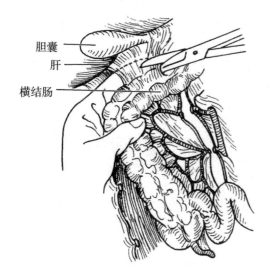

胆囊

肝

横结肠

图 7-6 分离出横结肠右段

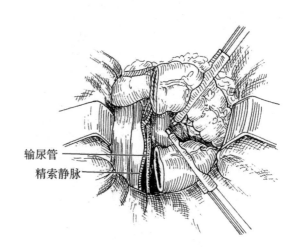

输尿管

精索静脉

图 7-7 切除右侧结肠

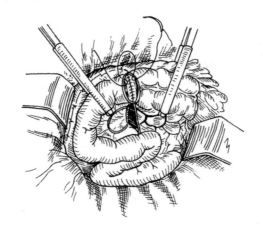

图 7-8 吻合回肠和横结肠

（四）术中注意事项

（1）术中注意勿损伤周围组织器官,特别是切开右侧后壁翻起升结肠和结肠肝曲时,注意勿损伤十二指肠、右侧输尿管和右肾等。

（2）施行回肠横结肠对端吻合时, 注意防止污染术野, 并注意两端肠管的血供和张力, 防止吻合口瘘的发生。

（五）术后处理

（1）胃肠减压 1～2 日。

（2）肛管排气 1～2 日。

（3）使用抗菌药物防治感染。

（4）术后 3 日开始流质食物后逐渐恢复至正常饮食。

（5）术后 1 周内禁用灌肠。

第三节　左侧结肠切除术

包括结肠脾区、降结肠和乙状结肠的左侧结肠，其切除方法与右侧相同。对于左侧结肠癌的切除范围，可按图 7-9 所示。

切除手术步骤及术中注意事项基本与右侧切除相同。

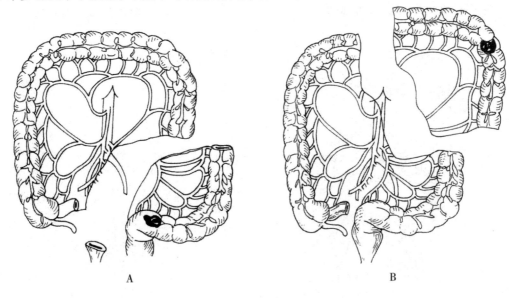

图 7-9　左侧结肠癌切除范围

A. 乙状结肠癌切除范围；B. 结肠脾曲癌切除范围

1. 显露左侧结肠　在 Treitz 韧带下方切开后腹膜，分离切断肠系膜下动、静脉（图 7-10）。再沿主动脉旁清除淋巴结，切开降结肠左侧缘的后腹膜（图 7-11），显露左侧结肠系膜，再切开脾结肠韧带，分离结肠脾曲，切开胃结肠韧带左侧部分，分离横结肠左侧段。

随后将乙状结肠远端两侧的腹膜切开，将其游离，此时也需注意防止损伤膀胱和双侧输尿管下端。在横结肠中段和乙状结肠末段分别钳夹切断，切除左侧结肠。

2. 横结肠直肠吻合　使用开放法或吻合器对端吻合横结肠和直肠。

微信扫码
◆临床科研
◆医学前沿
◆临床资讯
◆临床笔记

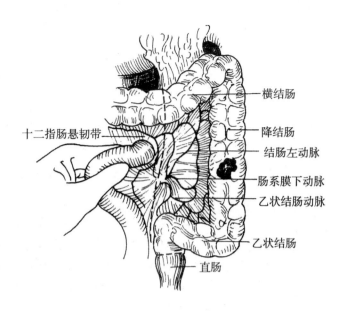

图7-10　分离切断肠系膜下动静脉

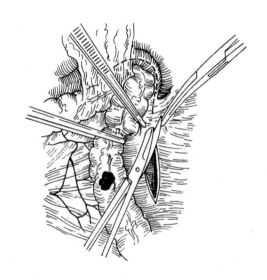

图7-11　切开横结肠外侧腹膜

第四节　全结肠切除术

有些病情的需要行全结肠切除术，全结肠切除术目前常用的方法有三大类：①结、直肠全切除及永久性回肠腹壁造口术；②结肠全切除、回直肠吻合术或结肠直肠次全切除、升结肠直肠吻合术；③结肠全切除、直肠远端黏膜剥除、回肠贮袋肛管吻合或结肠全切除直肠黏膜剥除，回肠经直肠肌鞘与肛管吻合，加暂时性回肠造口。

（一）解剖要点

结肠一般分为盲肠、升结肠、横结肠、降结肠和乙状结肠，其中盲肠、升结肠、降结肠为腹膜间位器官，相对固定于后腹壁。而横结肠和乙状结肠为腹膜内位脏器，活动度较大。结肠与胃、肝、脾、横膈间有相连的网膜组织，分别称为胃结肠韧带、肝结肠韧带、脾结肠韧带和膈结肠韧带。结肠的血液供应来自肠系膜上、下动脉。其中右半结肠的血供由肠系膜上动脉分出的结肠中动脉右支、结肠右动脉和回结肠动脉提供，横结肠血供直接由肠系膜上动脉分出的结肠中动脉提供，而左半结肠血供则由肠系膜下动脉分出的左结肠动脉和乙状结肠动脉提供。结肠的所有静脉和淋巴管均与动脉伴行，最终分别汇入肝门静脉和经肠系膜上、下淋巴结到主动脉旁淋巴结，最后流入胸导管。因此，结肠手术时应将所属的血管全部切断结扎。

（二）适应证

（1）溃疡型结肠炎经内科规则治疗无效，或出现并发症。

（2）家族性息肉病疑恶变者。

（3）结肠多发性癌。

（三）手术前准备

（1）术前营养不良者，应予以纠正，可进食高蛋白、高热量、富含维生素的食物。

（2）并发水、电解质紊乱的患者，术前应予以纠正，必要时可以输血、血浆以恢复血容量。

（3）肠道准备。术前 1 ~ 2 天可进流质饮食，术前清洁灌肠。

（4）插胃管、导尿管。

（5）术区、会阴部备皮。

（四）手术步骤

1. 体位，切口　截石位，一般取左旁腹正中切口，以便于向上、向下延伸，显露良好。

2. 探查　全面探查，确定病变范围，观察其他器官有无病变，腹腔内有无粘连。如是恶性肿瘤探查有无肠系膜淋巴结或肝脏的转移，能否做彻底的切除。探查完毕后，用自动腹腔拉钩或框架拉钩将腹壁撑开，保护膜保护腹壁切口，用纱布垫将小肠包裹，并推向左下方。

3. 游离右侧结肠　首先分离升结肠，将升结肠拉向左侧，显露出右侧结肠旁沟，自盲肠开始，切开右侧侧腹膜，向上达结肠曲。将盲肠提出切口外，切断回肠末段的系膜，使盲肠、阑尾和末段回肠充分游离。继续钝性分离升结肠和后腹壁之间的疏松结缔组织。注意右侧输尿管的走行，不可将其与疏松结缔组织一起分离出来，以免误伤、误扎。

4. 游离横结肠　分离结肠肝曲，切断肝结肠韧带。注意勿伤及此处结肠后面的十二指肠的第三段。将大网膜向上翻并提起，沿结肠上方大网膜返折处自右向左分离，切断、结扎大网膜。继续向左分离至脾曲，切断脾结肠韧带。注意分离此韧带时勿过度用力，以免撕裂脾下极，引起出血。切断脾结肠韧带要尽可能离脾远一些，以留有余地。剪断横结肠系膜，然后沿左结肠旁沟向下剪开降结肠与乙状结肠左侧的腹膜。

5. 游离左侧结肠　沿左结肠旁沟自脾曲向下切开侧腹膜，分离至乙状结肠，并将降结肠自腹后壁上分离下来，同时注意保护左侧输尿管，生殖血管。

6. 切除吻合　距末端回肠 15cm 处，切断末端回肠，辨认结肠系膜内的血管，在靠近肠管处分离、切断，并用 7 号线结扎。较大的血管还用 4 号线贯穿缝扎，以防线结脱落出血。恶性肿瘤手术需清扫肠系膜及系膜血管周围淋巴结。

7. 常用吻合术式　主要有以下几种。

（1）回肠末端造瘘：取右髂前上棘和脐连线的中点偏下，用 Allis 钳将此处的皮肤提起，以 Allis 钳为中心切除直径约 2cm 的圆形皮肤、皮下组织。用 Allis 钳提起右侧腹膜切缘拉紧，以防腹膜切口不在适当位置。右手示指伸入腹腔，将右侧腹壁顶起，使造瘘口处的腹壁组织绷紧，用刀将腹外斜肌腱膜呈十字切开，分开其下面的腹内斜肌和腹横肌，十字切开腹横筋膜和腹膜。将回肠末段拖出造瘘口。一般情况下将系膜放在头侧。注意小肠系膜勿扭转，以免影响造瘘肠管的血液循环。皮肤外的回肠应足够长，一般 5 ~ 6cm。用小圆针和 1 号线，自腹膜、腹横筋膜开始，逐层间断缝合固定。有时将回肠末段黏膜外翻，并将其和皮肤切缘固定。用 1 号线间断缝合小肠系膜和右侧腹膜壁之壁层腹膜，使两者之间的间隙封闭，以防术后形成内疝。如果右侧壁层腹膜比较松弛，要尽可能地将右侧结肠旁沟用腹膜覆盖，使其腹膜化，以减少术后的粘连。很困难时，不必勉强。

（2）回肠直肠吻合术：游离末端回肠并保留直肠残端 12 ~ 15cm。吻合口一般在骶骨岬水平，吻合可以是端端吻合或端侧吻合。目前这种吻合常借助吻合器完成。

（3）回肠贮袋肛管吻合：全结肠切除术后，将回肠末端做成囊性贮袋，行回肠肛管吻合。对溃疡型结肠炎患者还可行直肠黏膜剥除，回肠经直肠肌鞘与肛管吻合，加暂时性回肠造口。

第八章

肝癌的介入治疗

第一节　经动脉化疗栓塞术在原发性肝癌中的应用

一、TACE 在肝癌临床治疗中的地位及原理

未经治疗的肝癌患者平均生存时间只有 1～4 个月，外科切除后生存率提高至 10%～19%，但切除率较低（仅 0～33%），手术死亡率较高（10%～35%）。对于无外科手术机会的肝癌患者，TACE 治疗是一项突破性的进展。事实上，TACE 是在肝动脉阻断术（HAO）的基础上发展起来的，HAO 包括肝动脉结扎术、完全去肝动脉化和肝动脉栓塞术。由于在 TACE 治疗过程中联合使用末梢及中央型栓塞剂，能够有效地阻断肿瘤主干及侧支血供，使其去血管化的作用远优于前两者，目前已基本取而代之。自 Goldstein 于 1976 年首次使用 TACE 治疗肝癌以后，TACE 即在临床上被广泛地推广。随着介入放射学理论和技术的发展，栓塞材料及治疗方法的不断改进，TACE 治疗后肝癌患者的生存率明显上升，已成为不能手术切除患者的首选治疗方案。Chung 等早期报道 TACE 治疗后平均生存期为 11.5 个月；Nakamura 比较了碘油乳剂与碘油乳剂加用明胶海绵两组治疗患者的 1、2、3 年累计生存率，分别是 45.2%、16.3%、3.8% 和 53.8%、33.3%，17.6%；Ohishi 报道 523 例 TAE 治疗后 1、2、3 年的生存率是 60.4%、42.9%、28%；目前国内最大宗的一组报道 1、2、3 年的生存率为 46.0%、11.8%、4.2%。与吴孟超报道的手术切除治疗的结果相比较（1、2、3 年生存率分别是 63.1%、46.3%、28.4%），近期疗效基本相似，而远期疗效不甚理想。其中最重要、不容忽视的因素是病例的筛选与分组，即行 TACE 治疗的患者没有手术适应证。由于没有多中心、大样本的前瞻、随机性分组研究结果，所以对治疗方法的优劣进行评价尚缺乏足够的证据。

正常肝脏的血供 25% 来自于肝动脉，75% 来自于门静脉。早在 1952 年，Markowitz 在动物实验的基础上提出肝动脉阻断治疗肝癌的新概念；1954 年，Breedis 等发现肝癌的血供主要来源于肝动脉，只要阻断肝动脉的血流，就可使肿瘤缺血坏死而产生治疗效果；Gelin 等（1968）证实肝动脉结扎后，肿瘤血供减少 90%，而肝脏供血只减少 30%～40%，证明对肿瘤的治疗作用远大于对肝脏的损害。栓塞治疗的机制：①阻断肝癌的动脉血供，可使肿瘤发生缺血坏死，诱导肿瘤细胞凋亡；②减少肿瘤血供，使其缩小，以利于手术切除；③减少肿瘤产生的异常激素；④刺激机体免疫反应。这些研究局限于大体形态和镜下观察，而对栓塞后肿瘤细胞的生化代谢及机体对栓塞治疗的整体反应研究甚少，对栓塞后的免疫状态与栓塞的因果关系及有无产生特异性抗原等问题有待探讨。

近代分子生物学的发展，衍生出许多关于 TAE 治疗机制的新课题、新思路。例如，不同栓塞材料对治疗后 VEGF 的影响：TAE 后肿瘤的转移和复发的基础研究；TAE 后肿瘤耐药性基因的表达等，特别是与外科手术后的比较性研究有待深入。

提高肝癌治疗的总体疗效必须依赖于综合治疗已成为业界的共识，而介入治疗在肿瘤多学科治疗中的地位，也集中地体现在原发性肝癌的综合治疗中。综合介入治疗肝癌是指多种介入治疗方法相联合，以及介入治疗与肿瘤生物治疗、物理治疗、外科手术治疗、分子靶向治疗等手段相结合的治疗措施，其目的在于发挥各种治疗方法的优势而避免其缺点，协同作用，获得单一治疗方法所无法得到的疗效。综合介入治疗肝癌的一般原则是：①增效而不增加不良反应；②最大限度地消灭肿瘤，减少肿瘤负荷；③最大限度地保存机体；

④根据患者的个体差异采用不同的综合治疗方案。

二、TACE 治疗的解剖学基础

正常肝脏接受门静脉及肝动脉的双重血供，其中门静脉血供占 70% 以上。肝癌的血供主要来源于肝动脉，因此了解肝动脉的血供特点及侧支循环通道是开展肝癌 TAE 治疗的前提与基础。

（一）肝动脉的解剖与变异

教科书所描述的左、中、右三支肝动脉发自腹腔 – 肝总动脉干的经典分布在实践中只略多于 50%。1966 年，Michels 等通过解剖 200 例尸体，对肝动脉的解剖变异进行详细的描述并分为 10 个类型：①典型分布为 55%，即由腹腔 – 肝总动脉干分出左、中、右 3 支肝动脉；②肝左动脉异位发自胃左动脉，肝中、右动脉发自腹腔 – 肝总动脉干（3%）；③肝左、中动脉发自腹腔 – 肝总动脉干，肝右动脉异位发自肠系膜上动脉（10%）；④肝中动脉发自腹腔 – 肝总动脉干，肝左、右动脉分别起源于胃左、肠系膜上动脉；⑤腹腔 – 肝总动脉干发出肝左、中、右 3 支肝动脉，另有一支副肝左动脉由胃左动脉发出（12%）；或⑥另有一支副肝右动脉由肠系膜上动脉发出（5%）；⑦腹腔 – 肝总动脉干发出肝左、中、右 3 支肝动脉，另有 2 支副肝动脉，左右分别起自胃左动脉和肠系膜上动脉；⑧异位肝右动脉与副肝左动脉并存或异位肝左动脉与副肝右动脉并存；⑨腹腔动脉干缺如，肝动脉主干起自肠系膜上动脉；⑩肝动脉主干起自胃左动脉。除肝动脉典型分布外，这些变异可分为胃左动脉供血型、肠系膜上动脉供血型及两者同时供血型。

（二）肝动脉的终支与吻合

Mitra 等通过灌注法对肝动脉的终支分布进行了研究，证实肝动脉的终支分布有 4 条途径：①在胆管壁形成毛细血管丛，再由短小静脉引流至门静脉，少部分血流直接进入肝窦；②小动脉与门静脉分支伴行在肝小叶边缘部开口于肝窦，大部分血流通过动 – 门静脉吻合支进入伴行的门静脉；③小动脉与门静脉吻合，小动脉末端直接注入门静脉或通过吻合支注入门静脉；④形成血管壁的滋养血管。其中，胆管周围血管丛的作用最重要，它既构成"胆管周围门静脉系统"，又有效地缓冲了肝动脉内压。

（三）肝动脉的侧支循环与吻合

Michels 根据尸体解剖资料，认为可能存在的肝动脉侧支通道有 26 条。其中 10 条为上述的肝动脉分支变异通道；6 条为经小网膜、大网膜及胰腺血管与肝动脉主干形成的侧支通道；另外 10 条为腹腔，肝总动脉以外的血管侧支，包括：肠系膜上动脉通过胰十二指肠动脉和胰横动脉；膈下动脉、胸廓内动脉与膈上动脉及肋间动脉与后腹壁动脉通过肝脏周围韧带及膈肌血管形成侧支；通过门静脉、肝静脉、下腔静脉的滋养血管及胆管壁的周围血管丛形成侧支循环。Michels 同时发现不仅肝左、右动脉主干在肝门及肝内存在较多侧支吻合，而且在肝的被膜下，特别是脐切迹、静脉切迹与肝门处存在许多横行小动脉，这些分属于肝左、右的小动脉间存在吻合支。膈下动脉等侧支通道也是通过这些小动脉进入肝脏。Charnsangvej 通过分析因各种原因导致肝动脉闭塞的肝癌患者再次的血管造影资料，不仅证实了 lichels 提出的 26 条侧支循环通道，而且将肝动脉的侧支循环分为肝内、外两种。肝内侧支分为 4 组：①肝包膜支；②鞘膜支，即门静脉、胆管的周围滋养血管；③叶间、段间侧支，以及叶、段内侧支；④少数分支，如终末小动脉入窦与终末门静脉支交通。肝外侧支分为 9 组：①胰十二指肠弓，包括胰十二指肠下动脉、胰背动脉、Buhler 弓；②门静脉周围途径，包括胆总管侧支、十二指肠后或十二指肠上动脉、胆囊动脉、胰背动脉右支和肝门区的无名支；③胃左途径，包括胃左、右动脉的吻合支和通过小网膜从肝左至肝右动脉的分支；④膈下动脉途径；⑤右结肠旁沟途径，包括来自右或中结肠动脉分支及直接与肝区粘连的侧支血管；⑥网膜动脉分支；⑦内乳动脉和上腹动脉；⑧肋间动脉和腰动脉；⑨右肾包膜支。当肝动脉栓塞或闭塞时，肝脏可通过以上侧支循环通道获得动脉血供。

（四）肝动脉侧支或吻合支的开放及"寄生性血供"的形成

众多学者通过活体血管造影证实：肝动脉间的吻合支在正常状态下并不开放，当一侧肝动脉结扎或栓塞后，另一侧肝动脉会通过吻合支充盈。Koehler 发现在肝固有动脉结扎后 4h 血管造影便显示由胃十二指肠动脉发出的侧支随肝门结构进入肝脏，随时间的推移，这些侧支逐渐增多、增粗。Plenvganit 发现结扎肝动脉远端血管后，通过侧支血管由外周向中央"逆向充盈"。通常中央性栓塞形成肝外侧支，而外周性栓塞形成肝内侧支。动脉侧支吻合形成、开放的机制是：栓塞形成的血流中断或减少使栓塞远端动脉压力降低与近端动脉压力差增加，迫使潜在的小血管开放，以减少两者间的压力差；栓塞造成组织缺血缺氧，血管活性产物增加，促使侧支血管开放。田建明等认为，部分侧支血管的开放与肝动脉的闭塞无直接的联系，而与肿瘤的所在部位和范围有关，肿瘤通过直接侵犯、粘连周围的组织器官或与其有吻合支获得血供，即形成"寄生性血供"。近期的分子生物学研究结果显示：缺血缺氧刺激肝癌细胞分泌 VEGF 等调控因子促进血管形成，这也是"寄生性血供"形成的一个重要因素。

三、TACE 治疗中栓塞剂的选择及作用

TACE 治疗中使用的栓塞剂品种繁多，选用何种栓塞材料，很大程度上取决于术者的经验。但目前在临床上使用的各种栓塞材料各有优缺点。理想的 TACE 栓塞剂应具备以下特点：无毒、无抗原性，具有良好的生物相溶性；迅速闭塞血管，能按需求闭塞不同口径、不同流量的血管；易经导管传送，不粘管，易取得，易消毒；无致畸和致癌性；不易被吸收；对全身及局部无严重反应；不透 X 线，便于随访观察；能够同时作为末梢和中央栓塞剂；能充当核素或化疗药的载体。栓塞材料的研制与改进一直是介入放射诊疗学研究领域中较活跃的内容。

（一）栓塞材料的分类及其特点

1. 固体栓塞材料　固体栓塞剂（如弹簧圈、明胶海绵等）进入靶血管后，在其直径相仿的血管内停留下来，形成机械性栓塞，栓子周围和被栓血管的远端常可以并发血栓形成，造成局部血流中断，多用于栓塞小动脉或动－静脉瘘，不能超选择性插管时也可以用于保护性栓塞。

（1）永久性固体栓塞材料：临床上应用较多的永久性固体栓塞材料有聚乙烯醇（PVA）颗粒、海藻酸钠微球、微弹簧圈、白芨粉、真丝、自体毛发等。目前微弹簧圈的制作材料有铜、钨及铂等，由于铂对 X 线的穿透性不好，且非常柔软，其弹簧性能极好地适应栓塞部位的形状和大小，因此临床多用铂制微弹簧圈。而海藻酸钠微球无毒，组织相溶性好，且栓塞彻底、作用持久，3～6 个月降解，有着广阔的应用前景。

（2）可吸收性固体栓塞材料：临床上已使用的可吸收性固体栓塞材料包括明胶海绵、自体血块、微胶原纤维止血剂（牛皮胶原的一种衍生物）、闭塞胶（玉米胶蛋白、泛影钠、罂粟油和丙二醇混合制成）等。目前临床应用较多的是明胶海绵，它能被组织吸收，堵塞血管后起到网架作用，能快速形成血栓。

2. 液体栓塞材料　液体栓塞材料可直接注入肿瘤组织内，完全适用于不同大小和各种形状的肿瘤，使肿瘤组织和栓塞材料之间不留任何空隙，从而达到完全性栓塞。而且液体栓塞剂（如无水乙醇、鱼肝油酸钠、碘化油等）多通过化学破坏作用损伤血管内皮，并使血液有形成分凝固破坏、呈泥状，淤塞毛细血管床，从而使液性栓塞剂较长时间滞留于肝窦内和微小动脉内，并引起小动脉继发血栓形成，多用于栓塞肿瘤的血管床和动脉。液性栓塞剂还可以作为载体，携带化疗药物等物质，在肿瘤内缓慢释放，起到延长治疗时间的作用。

（二）目前治疗原发性肝癌广泛应用的介入栓塞材料

1. 碘油　碘油即碘化油，是植物油与碘结合的一种有机碘化合物，含碘量为 37%～39%，不透 X 线，不溶于水。自 1922 年以来，放射科医生一直使用含碘的油性造影剂做子宫输卵管及淋巴管造影。目前，在 TACE 中普遍使用的是碘化油、超液态碘油等，其共同特点是含有碘的酯类化合物，临床简称为碘油。

在 TACE 治疗过程中，碘油能够同时做造影剂和栓塞剂，并成为多种化疗药物的载体。药代动力学研究表明：多种药物如多柔比星类、铂类、氟尿嘧啶、丝裂霉素、SMANCS 等与碘油制成乳剂后，具有缓释功能，与栓塞剂协同构成强大的化疗栓塞效果。碘油同时具备以下特点：可长期沉积在肿瘤血管内，发挥栓塞效果；碘油填充肿瘤后基本可勾勒出肿瘤的形态与大小；碘油显示子灶优于血管造影；不影响其他的治疗；碘油很少引起严重的不良反应。碘油作为一种油性栓塞剂，经肝动脉注入后，被血流冲刷成小油滴到达 25～500μm 的肿瘤小血管或血窦内，甚至癌细胞质、胞核内，发挥末梢栓塞的作用。其长期积聚在肿瘤血管内的机制可能是：肿瘤的新生血管结构不完整，扭曲不规则，缺少肌层，无弹性且无神经控制，使油性颗粒不易被冲散；肿瘤的单核—吞噬细胞系统不发达或缺如；肿瘤区血供丰富，"虹吸"效应使更多的碘油流向肿瘤区。通过对 [131]I 标记碘油进行核医学研究，碘油在体内的运行途径是：肝脏、肝静脉、下腔静脉、肺、主动脉、肾动脉，最终由尿排出。30%～50% 的碘油在第 8 天由尿液排出，3% 在第 5 天由大便排出，2% 在第 4 天从胆汁排出。

对于在 TACE 治疗中碘油的使用剂量及品种等问题，尚待进一步研究。国内外有学者指出：普通碘油主要积聚在病灶内，超液态碘油在病灶内外均有分布；超液态碘油在病灶内停留时间较短；超液化碘油同化疗药物混合后的缓释速度快于普通碘油。这些特点可能会限制超液态碘油的临床应用范围。

碘油化疗药乳剂配制推荐在完全密封的条件下进行，即先使用少量盐水稀释化疗药，在两个连接的注射

器内来回推注 20 ~ 30 次。这种操作不仅混合效果好，同时可避免化疗药物的污染。

在治疗前准确估计碘油用量，以获得最大的治疗效果和最小的毒性反应，但这是很难的。Nakao 报道，大剂量的碘油并不能得到长期、最好的疗效，反而有损于预后；当碘油用量的毫升数与肿瘤横径的厘米数相等或 <1.5 倍时，2 年后可观察到最好的效果；当碘油用量等于或大于横径的 2 倍时，累积生存率反而下降；更大剂量的碘油用量会损害肝实质，引起肝硬化。碘油的最大限量在基础研究中还没有最后测出，Kan 通过动物实验，提出不合并动 – 静脉瘘的情况时，0.3ml/kg 的碘油用量是合理的。临床研究也证实，当碘油用量 <20ml 时，很少发现明显的油性肺栓塞。

2. 明胶海绵　明胶海绵栓塞的作用机制是通过在血管内的阻塞血流作用，促进形成血栓。明胶海绵容易被机体吸收，血管再通，不能获得持久满意的栓塞效果。经高压蒸汽消毒后的明胶海绵制成的微粒栓塞效果明显增强，血管再通时间可延长至 2 周左右，具有中期栓塞效果。但在临床实践中发现，大量使用此种明胶海绵能获得永久性栓塞。成品的明胶海绵粉也有这种效果。因此，栓塞剂的作用效果与使用的剂量密切相关。

在 TACE 治疗中，除治疗动 – 门静脉瘘，不主张单纯使用明胶海绵栓塞，它的作用在于与碘油协同构成末梢和中央栓塞效果，减缓肝脏对碘油的廓清及血流的冲刷，强化碘油 – 化疗药乳剂的栓塞治疗效果，同时能够弥补两者的缺点。Raol 等报道在 TACE 后使用明胶海绵较单纯碘油 – 表柔比星乳剂栓塞血浆药物浓度明显降低，表柔比星的半衰期延长，药物的吸收可达到 60% 以上。涂蓉等通过观察 TACE 术后肝癌切除的病理标本，发现加用明胶海绵后，其肿瘤主灶及子灶的坏死率、肿瘤假包膜厚度作用均较单纯使用碘油 – 化疗药乳剂组明显。Kan 等通过活体显微镜观察各种栓塞材料对小鼠肝癌模型的治疗效果，发现单用碘油栓塞时，碘油很快被血流冲刷，瘤灶坏死不完全；单用明胶海绵，瘤灶无坏死；使用明胶海绵加碘油栓塞，肿瘤的坏死率与碘油用量呈正相关。

3. 聚乙烯醇（PVA）颗粒　由聚乙烯醇泡沫与甲醛经交联、干燥、粉碎、过筛而制成，为非水溶性，遇水性液体可膨胀，体积将增加 20%，生物相容性好，在体内不易降解吸收，为永久性栓塞物。PVA 颗粒为 150 ~ 1 000μm，使用时将其混入造影剂以悬浮液的形式经导管注入病变部位，机械性阻塞并诱发血栓形成，从而将血管闭塞。PVA 的弥散性或穿透性和其颗粒大小及悬浮液的浓度有关。小颗粒和低浓度的 PVA 多用于闭塞小的血管，大颗粒和高浓度的 PVA 多用于闭塞较大的血管。PVA 颗粒的优点是：注射时相对不受时间的限制，在微导管不能完全到位的情况下仍能进行栓塞治疗，注射过程相对简单，易于控制。缺点是：由于闭塞血管彻底、永久，因此再次栓塞治疗时肿瘤血管主干闭塞，导管难以超选择至后期形成的肿瘤侧支血管。另外，PVA 颗粒是一种化合物制剂，具有化学药物性能，栓塞后可引起化学反应，且输送注射 PVA 需要较大直径的导引微导管，对如脑 AVM 这样的病症，微导管不能理想地进入畸形团，而且由于畸形血管的直径粗细不一，需选用不同大小的颗粒进行栓塞，其效果势必受影响。彭怀玉等应用国产 PVA 颗粒对 10 例肝癌患者进行栓塞治疗并行疗效分析，结果 10 例患者肝区疼痛改善 90%，瘤体缩小 80%，AFP 下降 90%，有效且肝功能损害较轻，表明 PVA 颗粒栓塞肝动脉治疗肝癌疗效优于其他类型的栓塞材料。

4. 药物微球　TACE 治疗的理论认为，当栓塞至 200μm 左右的小动脉后，侧支循环难以建立。许多学者对微球进行了细致的研究。常用的微球包括生物可降解类和非生物可降解类。前者包括白蛋白微球、明胶海绵微球和淀粉微球、白芨微球等，可携带药物；后者有聚乙烯微球、乙基纤维素微球等，主要起永久性栓塞效果。

携药微球具有化疗栓塞的双重效果，解决了肝动脉栓塞术和肝动脉内化疗所存在的一些问题，倒如肝动脉栓塞只能引起肿瘤的不完全坏死，侧支血管容易建立；肝动脉化疗难以保持化疗药的持续高浓度等。携药微球作为周围型栓塞剂既能阻断肿瘤的血循环产生栓塞效应，又能携带化疗药物，起缓释效果，维持肿瘤区较高的化疗药浓度。携药微球在降解过程中，体积不断缩小，可进一步栓塞更小的血管，完全降解后血管再通，能重复治疗。广田使用此方法使肝癌患者的 1 年生存率达到 63%。近年来，国内外有报道使用核素微球，但由于制备复杂、半衰期短、有放射污染等问题在推广应用方面存在一些困难。

5. SMANCE　蛋白性治癌剂新治癌菌素（NCS；MW12kPa）结合了苯乙烯马来酸异分子聚合物产生出来的高分子化的治癌剂 SMANCS 经日本厚生省认可，已普遍应用于临床达 2 ~ 3 年。高分子化的主要优点是：药物向肿瘤部或炎症部的集聚性提高（向正常部位的集聚下降），其值相差数倍；药物在其局部的长期持续性滞留；血中半衰期的延长；对骨髓、心、肾等正常脏器的毒性降低等。研究表明，将 SMANCS 溶于油性造影剂碘化油中，经动脉灌注肿瘤营养动脉中，可使以上优点进一步增加 10 ~ 100 倍。不仅如此，其优点还包括混合碘化油后造影功能，对诊断有价值；追加药物时能对给药量定量进行设定，即以往设定治癌剂的给药量是基于药物的毒性值，遵照以最大的耐受量为基础的概念，而与此相反，SMANCS/碘化油动脉灌注时，遵循按肿瘤大小给药这一新概念。

SMANCS的作用机制：切断DNA和阻断DNA的合成；免疫功能的活化，指对巨噬细胞、NK细胞、T细胞的活化。主要不良反应包括碘过敏、发热、一过性肝功能障碍，白细胞减少占10%～20%。

6. 鸦胆子油 鸦胆子油具有栓塞、抗肿瘤和载体三重作用，它的制成品同时具有表面活性。鸦胆子油抗癌的活性成分是油酸和亚油酸。抗癌机制：抑制癌细胞的DNA合成；增加NK细胞对肿瘤细胞的敏感性；破坏肿瘤细胞生物膜结构；增强机体细胞的免疫活性；通过激活凝血系统形成血栓起栓塞作用。鸦胆子油既可直接用于动脉内灌注，也可以作为载体混合化疗药发挥缓释效果。

7. 放射性微球 肝癌的体外放疗治疗效果极差，自从发现碘油能够选择性集聚在肿瘤区后，国外有学者尝试使用放射性核素 ^{131}I 标记的碘油治疗肝癌，发挥放疗、栓塞的效果。YOO报道以巨块型和直径小于8cm者疗效较好。Kajiya报道疗效与使用剂量有关，剂量>50Gy时，肿瘤缩小>50%的占75%，1年生存率为67%；剂量<50Gy时，肿瘤50%缩小率者仅有22%，1年生存率为11%。颜志平使用90Y玻璃微球做内放射治疗，证明是安全、有效的。Hilgard等报道了90Y微球放疗栓塞在108例欧洲晚期HCC和肝硬化患者的研究结果，按照EASL标准，完全缓解率为3%，部分缓解率为37%，疾病稳定率为53%，首次疾病进展率为6%，疾病进展时间（TTP）为10.0个月，中位总生存期为16.4个月，未观察到肺或内脏毒性。

四、TACE治疗的病例选择

（一）适用人群

不能手术切除的中晚期原发性肝癌患者；能手术切除，但由于其他原因（例如高龄、严重肝硬化等）不能或不愿进行手术的患者。对于上述患者，放射介入治疗可以作为非手术治疗中的首选方法。

（二）肝动脉化疗灌注

适应证：失去手术机会的原发性或继发性肝癌；肝功能较差或难以超选择性插管者；肝癌手术后复发或术后预防性肝动脉灌注化疗。

禁忌证：肝功能严重障碍者；大量腹腔积液者；全身情况衰竭者；白细胞和血小板显著减少者。

随着新化疗方案的临床研究结果报道（如以5-FU、奥沙利铂、CF为主的FOLFOX方案），肝动脉化疗灌注的作用及地位再次引起学者们的关注，其内容在本章第五节讨论。

（三）肝动脉化疗栓塞术

适应证：肝肿瘤切除术前应用，可使肿瘤缩小，利于切除，同时能明确病灶数目，控制转移；无肝肾功能严重障碍、门静脉主干完全阻塞、肿瘤占据率小于70%；外科手术失败或切除术后复发者；控制疼痛、出血及动、静脉瘘；肝癌切除术后的预防性肝动脉化疗栓塞；肝癌肝移植术后复发者。

禁忌证：肝功能严重障碍，属Child-PughC级；凝血功能严重减退，且无法纠正；门静脉高压伴逆向血流以及门脉主干完全阻塞，侧支血管形成少者（若肝功能基本正常，可采用超选择性导管技术对肿瘤靶血管进行分次栓塞）；严重的门脉高压，胃底和食管贲门静脉重度曲张，有破裂出血的危险；大量腹腔积液和（或）自发性腹膜炎；感染，如肝脓肿；全身已发生广泛转移，估计治疗不能延长生存期；全身情况衰竭者；癌肿占据全肝70%或以上者（若肝功能基本正常可采用少量碘油分次栓塞）；胆管癌栓，血转氨酶明显升高，伴明显黄疸；肝静脉癌栓越过第二肝门。因食管胃底静脉曲张破裂出血行套扎处理后的急性期，为相对禁忌证。

下述病理类型肝癌一般也不宜行TAE治疗：①弥漫型少血供型肝癌；②胆管细胞型肝癌；③细胞分化属低分化或未分化型肝细胞肝癌；④硬化型肝癌。

（四）肝动脉化疗栓塞术（TACE）为主的"个体化"方案

（1）肝癌缩小后二期切除：在大肝癌介入治疗明显缩小且非肿瘤区肝脏代偿良好时，可采取外科手术。

（2）肝癌术后的预防性介入治疗：由于大部分原发性肝癌在肝硬化的基础上发生，多数病例为多发病灶。部分小病灶可能在术中未被发现。对于怀疑为非根治性切除的患者，建议术后40天左右做预防性灌注化疗栓塞。

（3）门静脉癌栓及下腔静脉癌栓的治疗：可采用放置支架和放射治疗。并非所有下腔静脉狭窄均是肿瘤侵犯所致，如果是肿瘤增大压迫引起，且患者无症状，可不放置支架，仅采用TACE，观察肿瘤能否缩小。

如果是肿瘤侵犯下腔静脉引起，主张在 TACE 治疗的同时放置下腔静脉支架或先放置支架。

（4）TACE 为主的个体化方案还涉及肝肿瘤破裂出血的治疗、肝癌伴肺转移的治疗、TACE 联合消融，放疗、基因和靶向治疗等方面。总之，应该强调积极采用以 TACE 为主的综合治疗措施，方能获得良好的疗效。

五、TACE 操作中的注意事项

在 TACE 操作中，包括消毒铺巾、Seldinger 穿刺、导丝导管选择血管、灌注药物及栓塞、拔鞘压迫等操作步骤时，常规的操作中有以下注意事项：

1. 消毒铺巾　TACE 的皮肤消毒范围是由脐水平线至大腿中上 1/3 水平的范围内，包括会阴部、外阴都必须消毒。消毒的顺序为左右股动脉穿刺点、周边皮肤、会阴外阴。铺巾顺序一般为遮羞巾盖会阴外阴、孔巾盖穿刺点、大单。

2. Seldinger 穿刺　Seldinger 穿刺时，由于指腹对搏动的感觉最敏感，一般使用指腹感受动脉搏动。进针时须将穿刺针针尖的斜面朝上，与皮肤成 30°～45°角沿着动脉走行缓慢进针，并根据动脉走行调整进针方向。如果是肥胖的患者，进针时穿刺针与皮肤的夹角可以大一些，瘦的患者，进针时穿刺针与皮肤的夹角可以小一些。待看见喷血后，拔出针芯，缓慢退针，注意此时不应松手，而应该继续固定穿刺针后引入导丝。

如果引入导丝后感觉阻力较大，很可能是进入了动脉小分支。此时可以通过透视调整导丝方向。如果仍未能进入股动脉，可拔出穿刺针，压迫止血后再次穿刺。

3. 导丝导管选择血管　在使用导丝、导管选择及超选择进入血管时，每个人习惯选择的导管都不同，最常用的是 Yashiro 与 Cobra 两种导管。在导管成袢时，一般优先选择在肾动脉成袢。选择肾动脉成袢的优点有：①即使有斑块脱落，也不至于斑块进入心脏及颈动脉等重要血管引起严重甚至是致命的并发症。②肾动脉成袢可减少透视时间。③肾动脉距离腹腔干较近，成袢后更容易选择进入腹腔干。

使用导丝超选择进入血管时，注意轻柔转动导丝并缓慢推进，切忌急速地推进导丝。急速推进导丝可能会使导丝切割动脉内膜，形成动脉夹层。

4. 灌注药物及栓塞　在灌注药物时，应当缓慢推注，保持 0.2～0.5ml/s 的速率进行灌注。使用 4-5F 导管超选择时，可以选择 10～50ml 注射器装载药物灌注。使用微导管超选择时，可使用 5～10ml 注射器装载药物灌注。这样可以减少导管管径的阻力，更容易匀速灌注药物。推注药物时，要注意不能拖拽已经超选择到位的导管，也不应快速推注药物。因为快速推注药物除了可能会损伤动脉内膜外，也可能会产生反向作用力，将已经到位的导管后退。

使用栓塞剂栓塞血管时，除了碘油外，都应该混入少量的对比剂，增加栓塞剂的可视性。在缓慢推注栓塞剂时，应尽量在透视下进行。一是可以观察栓塞剂栓塞的范围和效果，防止碘油经交通血管造成肺栓塞或者经动脉 – 门静脉瘘进入门静脉，造成门静脉栓塞以致肝功能衰竭。二是可以观察导管末端的位置，防止因导管后退后引起的误栓。

当遇到栓塞剂堵塞导管，尤其是使用微导管时，可暂停推注栓塞剂，使用导丝缓慢将栓塞剂推送出导管外。

5. 拔鞘压迫　在手术完毕后拔除血管鞘时，注意须先触及动脉搏动。另外，值得注意的是，许多介入的初学者压迫止血，都是压迫了皮肤的穿刺口，没有真正压迫血管的穿刺口。血管穿刺口一般位于皮肤穿刺口上方 0.5～1cm 的位置。沿着血管鞘的方向仔细感受，可感受到血管鞘在皮下走行后突然进入血管内。血管鞘突然"消失"的地方就可以认为是血管的穿刺点了。

压迫止血的时间一般为 5～10min，对于老年人及有透析病史、血液病史、血小板降低的患者，压迫的时间应该适当延长。如果出现了皮下的血肿而无法触及动脉搏动时，可使用超声探及血管破口，加压压迫一般均能止血。如果患者血肿持续增大乃至危及生命，可切开缝合血管破口。

六、TACE 的围手术期处理

（一）TACE 的术前准备

TACE 的术前准备包括饮食准备、心理准备、药物准备等。由于 TACE 是在局部麻醉下进行，患者在术中是清醒的，因此良好的术前准备，更有助于患者在术中的配合及术后的良好恢复。

1. 饮食准备　由于 TACE 是局部麻醉，术前不需要禁食。术前一般推荐比较清淡、易于消化的饮食。

2. 心理准备　在 TACE 的术程中，患者始终是清醒的状态，因此良好的术前心理准备有助于患者解除对手术的恐惧感。心理准备主要包括在术前要让患者充分了解手术的方式，术中可能会出现的不适，例如疼痛、呕吐、心悸等。手术时间的预计也会对患者产生一定的作用。术前对患者适当的鼓励、安慰都有助于患者放松，更好地配合手术。

3. 药物准备　TACE术前的药物准备主要包括局麻药，例如利多卡因，还有肝素钠、中枢止吐药物、化疗药物及超液化碘油。化疗药物主要有铂类，例如奥沙利铂、奈达铂、洛铂等；多柔比星类药物，主要是表柔比星、多柔比星等，最近还有脂质体多柔比星已经运用于临床；氟尿嘧啶类，如氟尿苷等。

由于少部分患者可能出现过敏反应，手术室内还应常备肾上腺素、地塞米松、阿托品等急救药物。

（二）TACE的术后观察及其临床医嘱计划

1. TACE的术后观察　TACE的术后观察主要是术后反应及并发症的观察。并发症及其防治将在下文叙述，本段将重点叙述术后常见反应的观察及治疗。

TACE常见的术后反应是栓塞后综合征，包括发热、呕吐、疼痛、呃逆等，以及全身乏力、食欲下降等。这些术后反应都是由于肿瘤及肝脏血管栓塞的急性缺血、炎症反应及化疗药物反应引起的。持续的时间长短不一，可为一过性反应，也可持续1个月。

（1）发热：现在认为TACE术后发热主要是由肝脏肿瘤细胞及正常肝脏细胞缺血坏死后，分解的细胞碎片及炎症因子，包括TNF-α、白介素111等引起的。这种发热是一种非感染性炎症，一般发热多在37.5～39℃，也会有部分患者高热至39℃以上。

对于TACE术后的发热，一般不需要抗生素治疗。首先可鼓励患者多饮水，然后可以物理降温，包括冰敷、乙醇溶液擦浴、使用降热贴等。对于38.5～39℃以上的患者，可以给予非甾体抗炎药解热镇痛治疗，能够快速降低体温。对于术后持续高热的患者，可以行超声检查，排除肝脓肿可能。

（2）呕吐：呕吐的发生可能是由于化疗药物对中枢的作用所致，也可能是由于栓塞后缺血导致迷走神经紊乱所致。对于呕吐的处理，一般可以使用中枢性止呕药物，例如帕洛诺司琼、托烷司琼等，也可以使用外周止呕药物，例如甲氧氯普胺。对与大量呕吐的患者，需注意患者因呕吐导致的低钾血症，及时补充水、电解质。

（3）疼痛：疼痛的原因主要是由于肝脏及肝包膜的急性缺血导致，在肝脏血供逐渐恢复后，疼痛的感觉可慢慢消退。对于TACE后腹部疼痛，须仔细与其他的急腹症鉴别，不可随意使用镇痛药物。镇痛药物的使用应当遵循三阶梯原则。

（4）呃逆：部分患者会在术后出现一过性的呃逆，也有患者出现较长时间的呃逆。对于呃逆，没有特别针对性的药物。长时间的呃逆，可导致患者的生活质量下降，睡眠质量下降，不利于术后恢复。对顽固性的呃逆，可考虑中药治疗或者是针灸治疗。

（5）全身乏力：导致全身乏力的原因有许多，低钾、白细胞下降、营养不良、体力下降、转氨酶升高等都可致全身乏力。针对全身乏力，主要治疗还是术后要有足够的休息，然后进行积极的护肝、支持治疗。

（6）食欲下降：食欲下降多是由于肝功能的下降所致。主要的治疗为术后清淡饮食，可以给予双歧杆菌、甲地孕酮等促进患者消化及食欲，然后同时予以积极护肝、降转氨酶治疗等。

2. TACE术后临床医嘱计划

（1）抗感染治疗：二代头孢类抗生素。

（2）护肝、降酶类：还原型谷胱甘肽、硫普罗宁、多烯磷脂胆碱等根据作用机制选择两组。

（3）止吐类：昂丹司琼等。

（4）止酸、保护胃黏膜：奥美拉唑等。

（5）增强免疫力：胸腺五肽等。

（6）中药辅助治疗：艾迪、康艾注射液等。

（7）营养支持：氨基酸、中长链脂肪乳等。

（8）镇痛、补钾。注意术后3天内的输液量应大于2 500ml，以充分水化。同时注意记录尿量。

3. TACE的并发症及其防治　TACE是一种被临床广泛认可、疗效确切的治疗方法。它不仅作为一种针对不可手术切除或术后复发的姑息性治疗方案，同时也应用于治疗可手术切除的小肝癌或一些肝转移性肿瘤。作为一种微创的治疗方法，同样存在术后并发症，但大多数并发症可以通过术前的干预措施避免发生或减缓对机体的损伤。为了提高治疗的安全性，有必要详细了解和掌握其各种并发症。通常将TACE后并发症分为

4种类型：操作并发症、肝脏损伤、肝外并发症及全身并发症。

（1）操作并发症：由于导管等医用设备的不断改进，经动脉穿刺造影术不再是一项高风险的操作，血管并发症的发生率日益降低。插管可致动脉内膜损伤或撕裂、动脉狭窄或闭塞、形成动脉瘤、误塞其他脏器如下肢及肾动脉等。反复穿刺、没有使用动脉鞘组、操作不熟练或动作粗暴、频繁更换导管、操作时间过长、术中肝素用量过大，穿刺部位可出现局部出血或血肿，老年患者和动脉硬化者更易发生。小的血肿可自行吸收，大的血肿如果压迫下肢动脉，出现肢体缺血，需及时切开血肿减压。此类并发症可通过规范和熟练操作规程、缩短操作时间、注意操作规范、轻柔并选择较好的器械来避免。

（2）肝脏损伤

1）肝功能损伤：TAE治疗后均有一过性肝功能损伤。栓塞后组织缺血缺氧和靶区肝组织恢复血液循环后的再灌注过程可以引起氧自由基对肝细胞的毒性损伤。灌注的化疗药物对癌肿及对正常肝组织均有杀伤性，尤其在未超选择插管时，将使大量的肝细胞受损，引起黄疸、腹腔积液、转氨酶升高、血清胆红素升高和白蛋白下降。直接和间接胆红素均升高说明黄疸出现不仅与肝细胞损伤有关，而且与水肿、坏死组织压迫肝内胆管及胆道缺血、痉挛和狭窄有关。临床上应及时给予抗炎、保肝、降酶等对症治疗。

2）肝功能衰竭：我国肝癌患者大部分合并肝硬化，致使肝脏的储备功能不足，代偿能力较低。栓塞剂量太大，易出现肝功能不全，甚至因肝功能衰竭而死亡。TACE前正确地估计患者的肝储备功能，有助于正确掌握栓塞剂量，减少肝功能不全的发生。传统的基于Pugh评分的Child-Pugh分级难以完整地反映肝脏的储备功能，van报道ICG15可较好地评估肝癌患者的储备功能。

3）肝脓肿：发生率各家报道不一，高桥正报道为1/30，Reed等报道为6/227，其形成可能与下列因素有关：肿瘤坏死形成积液、血运差、机体免疫力低、TACE造成的细菌侵入。前三者是相对稳定的因素，因此术后有必要常规应用抗生素，一般应用3～5天。

4）肝梗死：文献报道发生率约为0.3%。积极有效的治疗方法是经皮插管引流和经静脉使用广谱抗生素。

5）肝癌破裂出血：肝动脉栓塞术可作为肝癌自发性破裂的急诊治疗措施之一。TACE后肝癌自发性破裂较罕见，文献报道很少，Chung报道其发生率为0.8%。肿瘤破裂出血的可能原因：肿瘤巨大张力高；肿瘤本身血供不足及介入后栓塞所致的大面积缺血性坏死。大部分肝癌破裂出血呈自限过程，积极临床治疗常可奏效。

6）胆汁瘤：传统概念上的胆汁瘤是指继发于肝胆手术外伤后的并发症，是由于胆漏包裹后形成的胆汁瘤囊肿。介入治疗所形成的胆汁瘤则是由于TACE和（或）PEI的理化作用导致肿瘤或相应区域肝内胆管坏死。Chung报道TACE术后胆汁瘤的发生率为0.8%，略低于国内罗鹏飞报道的3.1%。Sakamoto等认为其形成机制是胆管周围毛细血管丛受损，可导致胆管坏死。胆汁经坏死的胆管漏向肝实质内，积聚成囊者为囊状胆汁瘤，沿坏死的胆管壁积聚者为柱状胆汁瘤。对单纯胆汁瘤病例的治疗，如无临床症状，均可以内科的消炎利胆为主，对引起阻塞性黄疸的病例，治疗以引流为主，必要时还可放置支架治疗。

（3）肝外并发症

1）上消化道出血：各医疗中心报道的TACE治疗后上消化道出血的发生率不同。Chung回顾性分析351例HCC患者经942次TAE治疗后上消化道出血的发生率为2.8%。其发病原因和机制是：TAE治疗中化疗药物应用、膈-肝动脉共干和近膈面的癌灶栓塞后的炎性反应刺激膈肌、栓塞后综合征等引起患者剧烈呕吐呃逆，使食管胃底黏膜撕脱而出血；插管不到位或其他原因（如靶动脉和胃十二指肠动脉共干等）导致化疗栓塞剂进入胃十二指肠动脉、胃右动脉可致应激性溃疡和出血；"节段性栓塞"和"完全栓塞"后碘油进入门静脉分支，加重门静脉高压症状；肝动脉栓塞后，通过自身调控机制，使门静脉血流速度增快，压力增高；应激性溃疡；门静脉高压性胃病。对有上消化道出血隐患的患者，术前术后预防性应用奥曲肽，既能明显降低门静脉压力又能保护胃肠黏膜，而且不良反应小，治疗效果优于垂体后叶素。

2）胆囊炎：Kuroda报道TACE术后胆囊炎的发生率为10%。在TACE治疗时，导管端应尽量超过胆囊动脉开口。术后剧烈的右上腹痛，使用一般止痛剂不能缓解、腹膜刺激征阳性者应高度警惕为胆囊炎。症状明显者应行抗炎、利胆、止痛治疗。

3）器官损伤：在TAE治疗中，碘油较容易反流到胃右动脉、胃十二指肠和胆囊动脉，损坏胃十二指肠黏膜，发生胃溃疡、急性胃十二指肠黏膜病变、上消化道出血、缺血性胆囊炎或胆囊坏疽，出现中上腹痛、消化道出血等症状。术后应加强对症、抗炎治疗。

4）心肌损害：化疗药物对心肌损伤较重的是 ADM、5-FU，尤以 ADM 明显，文献报道发生率为 2%～20%，与使用的剂量呈正相关。为减少 ADM 用量，多采用 ADM 与 MMC 交替使用，条件许可时尽量选用 E-ADM，术前、术后常规行心电图检查，发现有心肌损害者，避免使用 ADM 类药物。介入治疗手术前后应用心肌保护性治疗：极化液（10% 葡萄糖 + 胰岛素 + 氯化钾配液）静脉滴注可使有毒性的化疗药难以进入心肌细胞内，保护心肌细胞；可用 1，6- 二磷酸果糖等心肌营养药，增加心肌细胞的营养供应，保证心肌的正常功能；应用丹参及大剂量维生素 C 等以保护心肌；应用冠脉扩张药，扩张其末梢血管，增加冠脉的血液供应，减少心肌缺血的发生；术后进行水化治疗，促进化疗药物排出，减少化疗药物对心肌和房室传导神经的损伤。

5）胃十二指肠溃疡：原因包括腹腔动脉系统畸形；药物及栓塞剂反流至胃十二指肠，造成局部小动脉被栓，引起黏膜缺血、坏死，导致溃疡；化疗药物对正常细胞，尤其是增生活跃的胃肠道黏膜细胞产生损害，局部区域性大剂量的药物灌注，可引起炎性反应，使组织缺血、糜烂、破溃坏死，在 TAE 前后均使用肾上腺皮质激素，也是促发溃疡的因素；肿瘤患者本身即有免疫低下，TAE 机体免疫力损伤；TAE 后的疼痛、发热等应激反应，以及呕吐时胃和十二指肠压力差倒转，肠内碱性液体倒流入胃，均为溃疡促发诱因。

6）呃逆：原因包括 TAE 使肝脏缺血肿胀刺激膈肌，膈动脉起源变异等。除药物治疗外，嘱患者采取坐位或半卧位，使肝脏下移，减轻刺激，并可应用少量地塞米松，以减轻水肿。采用维生素 B_1 或 B_6 行合谷、内关、足三里穴位注射，或针灸治疗常能奏效。

7）布 - 卡综合征：罗鹏飞报道 TACE 治疗后出现 4 例布一卡综合征。其形成机制包括：栓塞区域的水肿加剧下腔静脉的压迫；血栓形成；肝静脉瘤栓延伸入下腔静脉内。TACE 治疗后出现布 - 卡综合征是一种非常严重的并发症，患者常在短期内因肝、肾功能衰竭死亡。当出现布一卡综合征的临床症状时，很容易误认为肝硬化发展所致而误诊。下腔静脉造影是诊断的金标准。治疗措施包括溶栓治疗和（或）支架置入术。

8）肺动脉栓塞：由于我国肝癌患者大部分有肝硬化背景，在肝硬化的形成过程中，动静脉分流的数目非常多，因此 TACE 治疗中出现肺动脉栓塞的发生率较高，甚至出现油脂性肺炎。在栓塞术前高质量的血管造影有利于显示、发现动一静脉瘘。在治疗中，要注意以下几点：注入碘油时要注意患者有无咳嗽、胸闷感；一次碘油用量不要超过 20ml；术后要加强观察有无肺栓塞的症状，必要时行胸片和血气分析；术后常规吸氧 6h。

9）化疗药物的不良反应：大量化疗药的灌注可导致骨髓抑制，造成白细胞减少及贫血，可用升白细胞药物和少量输血辅助治疗。

（4）全身并发症

1）栓塞后综合征：TACE 产生治疗作用时可引起机体发热、肝区疼痛、腹胀、恶心呕吐、黄疸、转氨酶升高等栓塞术后综合征，严重的栓塞后并发症的发生率约为 15.1%。栓塞后，由于栓塞区域水肿而致肝包膜紧张，可引起肝区疼痛；肿瘤坏死物吸收入血或毛细胆管炎可导致发热；化疗药物可引起恶心呕吐、腹泻等不良反应；肝动脉和门静脉化疗栓塞后，门静脉血流回流受阻，造成肠道淤血、肠壁水肿、肠道积气而引起腹胀。临床上对症处理后，一般可于数天至 2 周内消失。

2）弥散性血管内凝血（DIC）：较罕见。华中科技大学同济医学院协和医院报道 3 例。发生原因包括：肝癌患者常伴有肝病基础，严重肝病可影响机体的凝血功能；机体在恶性肿瘤存在的情况下，常导致凝血亢进；血小板质与量的异常，可能原因包括恶性肿瘤本身及多数化疗药物常可抑制骨髓的功能，肝硬化所致脾功能亢进，FDP 等纤维蛋白降解产物可抑制血小板功能；化疗栓塞的作用，由于化疗药物对肝细胞的毒性作用，肝动脉栓塞在阻断肿瘤血供的同时正常肝细胞血供亦发生障碍，使肝功能进一步受损，肝对体内有毒物质及促凝物质清除能力下降，对凝血系统的调节能力减弱，同时肿瘤组织大量坏死，释放出组织因子激活凝血系统；其他相关机制，如感染、手术应激等。在以下情况下应考虑代偿性 DIC 的可能：经常有自发性出血症状；肝硬化严重，肝功能差，伴脾功能亢进；实验室检查显示 PT、APTT 升高，FIB 下降，血小板计数下降；伴其他诱发因素如感染、组织损伤者，对这类患者，术前应及时进行相应的实验室检查，如发现异常及时进行相应的替代、补充治疗。术后应注意观察生命体征，有无瘀点、瘀斑，穿刺部位有无出血。并及时复查血小板、FIB、FDP 及 DD 等，争取早期发现可能的凝血机制异常。

3）免疫功能的影响：文献较多报道 TACE 治疗后对免疫功能的影响，临床监测指标的种类有多种。目前改善患者的免疫功能成为肝癌综合治疗的重要组成部分。

4）截瘫：较为罕见，文献报道发生率为 0.3%。在栓塞治疗时，仔细分析有无血管变异连接肋间动脉或膈动脉，推注碘油必须观察油滴的运动方向，以免发生脊髓误伤而导致截瘫。

5）死亡：TACE 术后 1 个月内发生的死亡均考虑与治疗有关。最常见的原因是肝功能衰竭，心功能衰竭是老年患者死亡的重要诱因。

4. TACE 并发症的防治策略

（1）严格掌握 TACE 适应证：晚期肿瘤（明显黄疸、腹腔积液或远处转移）、严重肝功能障碍、严重门静脉高压或近期曾有食管胃底静脉破裂出血、严重的门静脉癌栓、严重骨髓抑制，以及心、肺、肾等脏器功能不全者，应属 TACE 的禁忌证。

（2）有针对性地进行术前、术后防治：如肝功能异常可先进行保肝治疗，待肝功能好转后再进行 TACE 治疗，如通过使用抑酸剂、保肝药物等防治 TACE 术后上消化道出血、肝功能损害等并发症。

（3）合理使用化疗药物和栓塞剂：选择恰当的化疗药物和栓塞剂，避免使用能加剧患者基础疾病的药物，如肝癌合并冠心病者避免使用多柔比星等心脏毒性药。肝肿瘤巨大时栓塞剂不能使用太多，可分次分段栓塞。目前研制出的新材料栓塞剂，在肿瘤血管栓塞的靶向性以及对化疗药物的控释方面优于传统碘油、明胶海绵，对于减少 TACE 并发症具有重要意义。

（4）提高介入操作技术：加强 TACE 无菌操作观念，严格消毒，穿刺准确。医学影像学的发展为介入的超选择性插管提供了硬件支持，能充分显示肝组织的末梢血管情况，可发现有无肝动脉 - 静脉瘘和肝动脉 - 门脉瘘等危险因素。

（5）加强术后观察和护理：加强术后护理，密切观察患者生命体征，对于已发生并发症患者进行积极治疗。

第二节 HCC 的其他介入治疗方法

一、节段性动脉栓塞

自 1979 年开始以 TACE 治疗不能实行手术的肝癌患者以来，该技术得到了广泛应用。但是对于小肝癌，TACE 治疗的远期疗效并不令人满意。传统 TACE 主要存在的问题是：肿瘤不能完全坏死，组织学研究表明，病灶彻底坏死率小于 50%；反复行 TAE 可导致肝功能损害，加重原有的肝硬化；长期导管治疗会引起供血动脉主干闭塞，从而导致进一步介入治疗困难；TACE 后肝癌复发率高。目前影像学尚无法判断传统 TACE 后肝癌主瘤有无完全坏死、瘤包膜及隔腔中有无残留癌细胞。

节段性动脉栓塞术或经导管肝段及亚段动脉栓塞术（transcatheter hepatic segmental arterial embolization）是将微导管超选择插入肿瘤所在段或亚段动脉，对肿瘤供血血管注入碘油 - 抗癌药混悬剂和其他栓塞剂进行栓塞治疗，肿瘤周围 3 ~ 5 级门静脉分支显影提示栓塞足量。此疗法又称为"浇灌疗法"（cement therapy）。其特点是：动 - 门静脉双重栓塞的效果，对周围的非瘤区影响小，肝功能损伤轻、恢复快。术后病理学检查发现：主瘤与子灶坏死完全，周围结缔组织增生明显，文献报道 1 次治疗后 1 ~ 3 年的累积生存率为 93.8%、85.9%、85.9%，3 年累积复发率为 18%、30%、33%。动脉栓塞时出现门静脉分支显影的解剖学基础是肝动脉与门静脉间短路（arterioportal shunt, APS）。APS 是肝动脉与门静脉之间出现的器质性或功能性的交通，有以下几个途径：①经肉眼可见的瘘，常由于肝脏医源性损伤或外伤形成；②经肝窦性（trans sinusoidal），常见于肝静脉小支阻塞致肝窦腔压力升高，肝窦和门静脉小支（入口微静脉，inlet venule）间的腔内压力倒置，致使终末肝微动脉血液流经肝血窦后逆流入门脉小支；③经血管丛性（trans plexial），肝动脉胆管周围丛（peribiliaryplexus）主要引流入门静脉，少数引流至肝窦；④经血管性（trans vasal），肝动脉有分支（vasa sorum）直接穿过门静脉壁形成直接的短路，周围有括约肌，正常时不开放；⑤经肿瘤性（trans tumor）。其中②③④属于功能性的，正常情况下不开放。肝癌出现 APS 机制较复杂，综合文献报道认为以下几种途径：①经血管性，最主要，肝动脉造影容易发现，表现为肝门区有丰富的扭曲网状细小血管，供应肿瘤和 APS。其形成机制为：肝动脉的分支受侵犯阻塞后压力升高，Vas Vasorum 开放；与门静脉癌栓形成有关，癌栓的供血动脉来自门静脉壁滋养动脉。②经肿瘤性，肿瘤表面由肝动脉和门静脉双重供血，由于门静脉压力低，门静脉作为肿瘤的引流静脉，肝动脉造影常表现为肿瘤周边门静脉分支早显（周围型 APS）。③肿瘤对伴行的动脉和门静脉的破坏造成 APS。门静脉显影与碘油的过度灌注有关。Nakamura 等报道，门静脉内碘油量与肝动脉注入碘油量呈正相关，当动脉内注入量超过 10ml 时，29% 的患者可见直径大于 5mm 的门静脉内存在碘油，注入 10 ~ 20ml 碘油或大于 20ml 碘油后，可分别见 67%、86% 的患者出现门静脉内碘油。Kan 等动物实验发现门静脉内出现碘油的多少与肝动脉注入的碘油量有关；Uchita 等报告肝段或超选择性插管注入碘油，即使碘油量少于 10ml 也会见到门静脉内碘油影。吴汉平等通过对其出现的可能危险因素进行了 Logestic 回归分析，指出使用超液态碘油作为栓塞剂是出现动门静脉双向栓塞的最主要因素。

在行 TACE 中并不能一味追求动门静脉双向栓塞效果而加大碘油剂量，这是因为：双向栓塞的出现存在个体差异，栓塞治疗过程中碘油的具体用量应根据具体情况而定；双向栓塞时，在碘油中混合的化疗药物进入门静脉会导致门静脉的分支损伤，加重肝硬化。

二、肝静脉暂时阻断后肝动脉化疗栓塞术

经典的肝癌血供理论认为：肝癌由肝动脉、门静脉双重供血，尤其是肿瘤的周边部分、假包膜、卫星灶内，TACE 术后门静脉成为优势血供。

正常情况下门静脉与肝动脉的末梢通过肝窦连接，再汇入小叶中央静脉进入肝静脉。肝动脉与门静脉之间存在广泛的吻合支，要想达到动脉注入碘油同时栓塞门静脉必须超选择插管过量灌注并栓塞亚段。1964 年，Rousselot 等研究发现，阻断肝静脉后行肝动脉造影，可见门静脉分支显影。原因是区域性阻断肝静脉后，小叶中央静脉压力增高，受累区肝静脉、门静脉、肝动脉之间的交通支广泛开放，肝动脉内注入的碘油更容易进入门静脉，当重新开放肝静脉后，门静脉内栓塞剂被血流冲刷至末梢，达到动.门静脉双重栓塞的效果。1992 年，日本冈山大学金泽右研究发现，阻断肝静脉后肝动脉造影，阻断区域内肝动脉分支明显增多，肝实质期持续浓染；王峰等进行的 TACE-THVO 后药代动力学研究证实化疗药物在肿瘤局部作用时间延长，浓度增加。Wallace 及 Kanazawa 发现，如果肝段静脉阻断不超过 60min，其微循环改变是可逆的，不造成明显的肝功能损伤。

冈崎正敏等使用 TACE-THVO 治疗 26 例肝癌患者（肿瘤最大径 1 ~ 8cm，平均 3.4cm），报道的结果是：①通过血管造影及腹部摄片，亚段门静脉分支显影为 26 例（100%）。②TACE-THVO 术后 1 周 CT 扫描碘油集聚在肿瘤内为 26 例（100%），集聚在肿瘤周围肝组织有 24 例（92%）。③6 个月以上的随访期，除 3 例施行肝切除术，20 例 CT 扫描，11 例发现荷瘤肝段萎缩（55%）。④23 例中有 11 例在荷瘤同一亚段复发（48%），26 例中有 11 例在荷瘤亚段以外复发（42%），局部内复发者 8 例。局部累积无复发率：1 ~ 4 年分别是 81%、52%、37%、37%，平均无复发时间是 894 天；其他段累积无复发率：1 ~ 3 年分别是 82%、55%、40%，平均无复发时间是 733 天。⑤生存时间，除 1 例因其他病因死亡外，25 例中最长生存 4 年 9 个月，2 年以上 15 例。

操作步骤：肝动脉插管造影，明确肿瘤的区域及血管分布；将微导管超选择插入亚段动脉并确定为肿瘤供血动脉；将 7F 球囊导管经股静脉插入肿瘤的引流静脉内；充盈球囊，闭塞肝静脉，行肝动脉造影；经微导管注入化疗栓塞剂，当栓塞剂到达门静脉一级分支时，收缩球囊，栓塞剂经门静脉血冲刷至亚段内。

TACE-THVO 的优势在于：防止碘油通过肝动脉－肝静脉瘘引起肺栓塞；增加瘤区的药物、栓塞剂的沉积；提高节段性栓塞的效果。

TACE-THVO 适用于肿瘤局限于某一肝叶范围内，最好是单一病灶。多叶、跨叶的肿瘤须同时阻断 2 支以上的静脉，可使用球囊在肝静脉开口水平行暂时阻断，但可能会影响到下肢及腹部脏器的静脉回流，增加并发症。使用分次、分段治疗的方法可能会更安全、有效。

但有学者对这种治疗方法提出争议，许林锋等的动物实验研究发现 TACE-THVO 能够强化节段性 TACE 治疗效果，但不增加碘油在 HCC 中的聚集。近年来，已较少发现有关 TACE-THVO 的文献报道。

三、经动脉免疫疗法

临床应用最多的是白细胞介素-2（IL-2），它是一种淋巴激活杀伤细胞（LAK）、细胞毒素 T 淋巴细胞（CTL）和肿瘤浸润淋巴细胞（TIL）的免疫调节剂。经静脉或皮下注射疗效有限且不良反应大，动脉内灌注有明显疗效，文献报道可观察到新的转移灶退化坏死。干扰素、高聚金葡素、胸腺肽等生物制剂也可用于动脉内灌注或经药盒持续灌注。

四、肝脏隔离灌注（isolated liver perfusion，ILP）

隔离灌注是利用血流动力学的原理，通过某种途径释放高浓度的药物到肿瘤负荷区域，并避免增加化疗药物的全身性不良反应。隔离灌注化疗治疗恶性肿瘤已广泛用于肢体、头颈部和腹部脏器的肿瘤。由于肝脏双重供血的特殊性，不同于其他器官脏器，故隔离灌注化疗治疗肝脏恶性肿瘤的起步较晚，发展缓慢。

ILP 的基本方法是将肝脏的入肝血流和出肝血流通过体外转流装置和体循环隔离开来，从入肝血流处注入各种大剂量抗癌药物（可达正常全身用量的 30～50 倍），对肿瘤组织发挥作用。早在 1950 年，Klopp 提出应用化疗药物进行器官区域性灌注的理论；20 世纪 50 年代末 Ryan 和 Greech 在此项技术基础上联合应用体外循环系统开展了器官隔离灌注化疗药物的实验研究，结果显示肝脏可以从体循环中隔离并持续灌注化疗30min；1960 年 Aust 与 Ausman 将 ILP 技术用于肝脏恶性肿瘤患者的治疗。随着区域化疗的理论日臻成熟，学者们认识到药量剂量是化疗的关键因素。各国的研究人员在 80 年代相继进行了 ILP 的动物实验研究，以探讨 ILP 及加用化疗药物时对正常肝脏功能及肝脏肿瘤的影响，同时尝试进一步简化手术操作，并利用放射性核素标记物连续监测系统渗漏，使 ILP 化疗的可靠性、安全性进一步提高。90 年代以后，其基础与临床研究进一步深入，实验重点由研究隔离效果转向 ILP 术后肿瘤反应率及动物生存率。系列的研究逐步确立了 ILP 的临床应用价值及地位。由于介入放射学新技术的不断出现，使 ILP 的技术不断得到更新、发展，日本神户大学医学院 Ku 等创造了利用放射介入法将四腔二囊管通过股静脉置入下腔静脉以将肝脏与体循环隔离，通过体外循环机利用炭末吸附化疗药物后回输血液至体内。动物实验证明，经肝动脉注入的多种细胞毒药物，诸如 ADM、MMC、CDDP 等均能被系统清除。随着人们对肝脏肿瘤生物学行为的逐步认识，联合手术切除、高温、低氧、生物调节剂进行 ILP 化疗，使得这项技术正在发挥肝癌治疗的巨大潜力。

基本操作：使用介入放射技术，将双球囊导管置于下腔静脉内，头端球囊置于下腔静脉近心房段，尾端球囊置于肝静脉开口下方，造影观察隔离效果，并通过该球囊导管侧孔回收肝脏的回流血液，经活性炭容器过滤回输入体循环；股动脉行超选择肝动脉插管灌注化疗药物，同时栓塞有可能分流灌注药物的血管（如胃十二指肠动脉、胃右动脉等）。

疗效：Schwemmle 对 50 例不能手术切除的肝癌患者，联合应用 5-Fu、MMC 及 DDP 进行 ILP 化疗。随访41 例患者中 9 例（22%）肿瘤完全缓解，28 例（65%）部分缓解。Aigner 等运用 ILP 治疗 55 例肝转移癌，总有效率达 88%。

ILP 途径的探讨：有关灌注的途径曾有过争论，目前比较成熟的观点是，门静脉主要充当肿瘤的引流静脉，播散的肿瘤细胞首先在门静脉系统增殖，而化疗药物在低压力低流速灌注时能增加门静脉系统中肿瘤细胞与化疗药物的作用时间。但在临床实践中，考虑到门静脉给药的损伤太大，只推荐经肝动脉给药。

现代 ILP 的新理论：近年有研究者进行了高温低氧肝脏 ILP 的实验与临床研究。认为其对肝癌的抑制机制主要是：高温可导致肿瘤相关血管内皮细胞的通透性增加，可导致肿瘤血管壁坏死与血栓形成；肿瘤内血循环与正常组织不同，加温后可增强癌组织中化疗药物的毒性作用；低氧可使细胞周期中进行的分裂细胞停滞于 G1 期敏感状态；肿瘤处于低氧、低 pH 环境可增加高温对肿瘤细胞的杀灭作用；高温低氧可增强化疗药物杀伤肿瘤细胞的作用。高温低氧 ILP 治疗肝癌方法的建立使 ILP 这项技术的内容更加丰富，拓展了 ILP 治疗肝癌的广阔前景。

有待解决的问题及发展前景：①ILP 目前多用于治疗不能手术切除的肝癌，如果作为肝癌术前的辅助治疗措施，则需进一步研究 ILP 对肝脏再生功能及手术后患者恢复的影响；②ILP 时灌注温度、药物剂量与肝切除范围之间的关系还未明确；③利用 ILP 治疗肝癌目前仍处于临床Ⅰ、Ⅱ期的研究阶段，以单中心、小样本的术后生存时间和症状缓解来评估 ILP 的总体疗效是不全面的；④ILP 治疗肝癌的远期疗效、与其他治疗方法的横向比较及联合应用等问题有待进一步观察。

五、门静脉栓塞术

门静脉参与肝癌的供血已被许多动物实验和临床研究所证实，在设计肝癌的介入治疗方案及随访时，必须考虑到门静脉血供的问题，以期获得更好的治疗效果。但由于肝硬化时门静脉血流紊乱，以及门静脉在肿瘤血供的比例等问题，门静脉栓塞治疗途径还有待进一步探讨。笔者对 5 例患者使用经腹切口穿刺网膜静脉栓塞门静脉分支，发现门静脉分支供血不是很丰富，碘油集聚欠佳，术后患者反应重，恢复时间长，因此不推荐将此方法作为常规治疗措施。多次 TACE 治疗后复发病例，在排除侧支或寄生动脉血管供血的情况下，可使用肿瘤的消融治疗。开通门静脉通道的方法包括：经皮肝穿刺门静脉；经颈静脉由肝静脉穿刺门静脉；

经脐静脉开通至门静脉左支；开腹穿刺肠系膜或网膜静脉等。前两种方法操作简便、安全、损伤小，并可以由介入科医师独立完成。

六、选择性门静脉栓塞致肝叶扩大后二期切除术

手术切除仍然是肝癌（包括原发性肝癌、继发性肝癌）治疗的首选方法，肝切除虽从技术上已无禁忌，但临床上肝癌患者以中晚期为主，且 80% 以上合并肝硬化，使肝癌肝切除的程度受到很大的限制。过多的肝切除会导致术后肝功能衰竭、感染、出血，甚至死亡。长期以来肝癌肝切除率仅为 20% ~ 30%。术前选择性门静脉栓塞（preoperative selective eportal vein embolization，POSPVE）促使未栓塞侧肝叶肝细胞增生，预留肝体积增大，有效地扩大了肝癌切除的适应证，提高了手术的安全性，在国外得到广泛的应用。

门静脉内富含营养物质，在肝癌血供中占重要地位，尤其当肿瘤直径较大、缺乏包膜时。POSPVE 后，栓塞侧肝癌细胞发生凋亡、死亡，并可能对肿瘤细胞的生物学行为产生影响。对侧肝叶肝细胞增殖核抗原的表达增加，有丝分裂指数升高，线粒体结合蛋白、线粒体 DNA、线粒体 mRNA 升高，AMP、ADP、ATP 及肝能量负荷等指标与正常肝组织无明显差异，说明 POSPVE 后对侧增生的是有效的肝组织。Lee 等实验表明，70%POSPVE 与 70% 肝切除引起的对侧肝再生作用相似。Tanaka 等证实，POSPVE 能阻断肝癌自发性和医源性转移的途径，使术后复发率降低 10%。

文献报道不能手术切除的 HCC 患者 POSPVE 后 2 周，预留肝体积平均增幅为 28%，平均肝切除体积比由 70.0% 下降为 62.2%，2 ~ 3 周后 63.3% ~ 77.4% 患者可获得手术切除。文献报道 POSPVE 与二期手术的间隔时间差异较大，从 11 天到 63 天不等。过短的间隔时间，对侧肝再生不完全，间隔时间过长，可能出现血管再通，影响栓塞效果，同时可能出现肿瘤生长、转移等问题。嵇武等发现中晚期 HCC 栓塞后对侧肝叶增生第 1 周不明显，1 ~ 2 周时增生加速，2 ~ 3 周时增生趋缓。认为对不合并肝硬化的 HCC 患者，POSPVE 后手术时机以间隔 2 周左右为宜。对合并肝硬化患者，间隔 3 周左右较合适。具体应根据肝功能、肝储备功能的改变及各肝叶体积、肝切除体积比的动态变化，结合患者全身状况及肿瘤局部情况综合判定。

近期有使用肝动脉弹簧钢圈栓塞致对侧肝叶扩大后手术切除的研究报道。具体何种方法疗效更佳，尚缺乏对比性研究资料。

七、过继性免疫治疗

随着现代医学对肿瘤生物学特点理解的不断深入，肿瘤的治疗模式也发生着日新月异的变化，各种肿瘤治疗的新药物、新技术、新方法层出不穷。1985 年，美国国家癌症中心就把肿瘤的生物治疗列为肿瘤综合治疗的第四大模式，作为手术、放疗、化疗三大常规模式的有益补充。其中细胞生物治疗已经初露锋芒，成为肿瘤生物治疗中重要的发展方向。过继性细胞免疫疗法（adoptive cell immunotherapy，ACI）是肿瘤生物治疗的重要方法之一，在多种免疫活性分子的作用下，通过体外培养可以消除肿瘤患者体内的免疫抑制因素，有效活化和扩增免疫活性细胞，回输体内后直接杀伤或诱导免疫效应细胞杀伤肿瘤细胞，达到治疗肿瘤的目的。目前研究适合于该疗法的新型免疫活性细胞仍是一大热点，特别是随着介导免疫细胞间相互作用的细胞因子（cytokine，CK）的不断发现和重组成功，现代 ACI 已发展成主要采用由这些细胞因子激活的免疫细胞进行免疫治疗的方法。

细胞因子诱导的杀伤细胞（cytokine induced killer，CIK）最早是 1991 年由美国斯坦福大学 Schmidt-Wolf 等首次报道。CIK 细胞是一种新型的免疫活性细胞，它是将人外周血单个核细胞在体外用多种细胞因子共同培养一段时间后获得的一群异质细胞，具有 T 淋巴细胞强大的抗瘤活性和自然杀伤细胞（NK）的非主要组织相容性复合体（MHC）限制性杀瘤的优点。与其他过继性免疫治疗细胞相比，具有增殖速度快、杀瘤活性高、杀瘤谱广、不良反应小、对正常骨髓造血影响轻微等优点。因此，应用 CIK 细胞被认为是新一代肿瘤过继免疫治疗的首选方案。

CIK 细胞是多种细胞因子共同诱导培养的一群异质细胞群，多种细胞因子的作用是相互协同的，单一因子对效应细胞的增殖及细胞毒活性无作用或者作用小于多种细胞因子的联合作用。联合作用的机制是最终共同激活静止 T 细胞，提高细胞表达 IL-22 受体和产生 IL-22 的能力，启动自分泌途径 IL-22 依赖的 T 细胞激活反应。目前的研究显示，CIK 可通过 3 种途径发挥杀瘤、溶瘤的作用：① CIK 细胞对肿瘤细胞的直接杀伤作用，即靶细胞表面分子与效应细胞表面的相应受体结合；②进入体内活化的 CIK 细胞可分泌多种细胞因子，

如 IL-22、IFN-2^y、TNF-2a 等，不仅对肿瘤细胞有直接抑制作用，而且还可通过调节免疫系统间接杀伤瘤细胞；③诱导肿瘤细胞凋亡及坏死。

近年来，体外扩增 CIK 的技术日益成熟，为 CIK 的临床应用打下了坚实的基础。CIK 细胞的经典培养方式是在抽取患者外周血后分离单个核细胞，加入多种细胞因子诱导，经过 15 ~ 20 天的扩增培养，产生大量具有高杀伤活性的 CIK 细胞，然后将这些活性细胞回输到患者体内，使其发挥抗肿瘤作用。国内外诸多的机构、学者开始尝试应用 CIK 治疗癌症患者。Takayama 等报道了关于 150 例肝癌患者 CIK 治疗的临床实验结果，治疗无明显不良反应，治疗组复发率较对照组下降 18%，表明这一治疗方法能够降低术后肝癌患者的复发率，延长术后无复发的生存时间。Shi 应用自体 CIK 细胞治疗 13 例肝癌患者，发现患者的免疫功能、生活质量都有提高。此外，接受化疗及 CIK 治疗的患者，其 2 年生存率比单独接受化疗的患者有较大的提高。Weng 等在 85 名接受过微创治疗的肝细胞癌患者中观察 CIK 的疗效，发现微创技术治疗后再用 CIK 治疗能提高肝癌患者的免疫力，减少癌症的复发。刘继斌等对 53 例中晚期消化系统肿瘤患者进行 CIK 治疗并随访 3 年，总缓解率为 73.16%，随访 1、2、3 年的生存率分别为 92.14%、83.10%、75.15%，临床症状治疗前后明显改善，生存质量评分显著提高。

由于 CIK 细胞只杀灭肿瘤细胞而不破坏正常细胞，因此毒性不良反应很小。CIK 治疗最常见的不良反应是发热，多数可自行缓解，也可给予解热镇痛药退热。目前认为生物治疗中患者中度发热是机体免疫功能正常反应的结果，该反应对治疗有益。其他少见的不良反应有胸闷和恶心，尚未出现如过敏、肝肾功能衰竭等其他不良反应。

除了静脉输注 CIK 细胞进行全身治疗外，局部灌注 CIK 细胞联合栓塞治疗原发性肝癌，可以减少化疗药物对肝脏的毒性作用，提高局部效应细胞的浓度，增强对局部肿瘤细胞的杀伤力，提高患者机体的免疫功能，减少肝癌微创术后患者的复发和提高无复发肝癌患者的存活率，因而得到了更多研究者的关注。

第三节　肝癌综合治疗中介入治疗手段的选择

我国肝癌的临床诊疗工作已取得显著的快速发展并为世界所瞩目。同时，现代科学技术的迅猛发展，新的治疗方法不断问世，并在临床不断得以推广应用，但肝癌的总体发病率和病死率尚无明显改观，因此进一步提高疗效仍面临严峻挑战。肝癌患者病情复杂，主要表现为：①肝癌恶性程度高，极易发生早期播散和转移；②我国原发性肝癌多伴有严重肝硬化，往往存在肝功能失代偿；③相当部分的原发性肝癌为多中心发生。临床医生应该根据病变的具体情况和各种治疗方法的不同特点与适应证选择最佳方案。治疗方法的选择主要取决于：①肿瘤的具体病变（大小、数目、范围、癌栓、转移）；②肝功能代偿程度；③患者的全身状况（年龄、心肺功能、糖尿病及其他脏器病变）等。

目前，我国肝癌的介入诊治中存在一些问题，主要表现在：部分医疗单位因技术、设备的局限性导致治疗方法的局限；片面强调某种技术之长而否定其他技术的优势；经济利益的驱动影响到治疗方法的选择；片面夸大单一治疗的适应证。以上现象最终影响到患者的利益。近年来，综合治疗及序贯治疗的观点为多数学者所积极倡导，临床数据已证明，多模式综合治疗优于单一治疗。各种治疗方法的合理、联合、序贯应用，充分发挥各自的优势，增强互补，将有助于提高总体疗效。同时，肝癌治疗应具有整体观念，注意纠正免疫异常、改善重要脏器功能，增强抗肿瘤免疫，控制乙肝病毒的活跃及加强并发症的治疗。规范肝癌的治疗，为患者确定最佳首选方案和综合治疗方案，以提高肝癌的总体疗效，是当前肝癌临床研究的重要课题。近年来，肝癌的规范诊疗在国际上引起高度关注，如美国国家综合癌症网（NCCN）、美国肝病研究学会（AASLD）、英国胃肠病学会（BSG）、美国外科学院（ACS）均相继推出临床指南或共识。国内也曾制定多个原发性肝癌的诊疗指南或规范，随着临床研究的进展，有待进一步修订、补充和完善。

依据"早期、综合、微创、靶向"的原则和患者的具体病情，肝癌规范化综合治疗的大体方案可参考如下：对于小肝癌，如肝功能代偿、估计可切除者，应积极争取根治性切除，也可考虑 RFA 等局部治疗。如估计手术不能切除者，可行局部治疗或术中姑息性外科治疗。肝功能失代偿而无腹腔积液，结节数少者可首选 PEI 或 RFA 等毁损治疗，结节较多者可行 TACE 治疗。对于肿瘤累及二叶、肝功能代偿者可行 TACE 治疗，失代偿或 Child-Pugh C 级肝硬化者多数宜用生物治疗及最佳的支持治疗，仅少数病灶局限者可慎试 TACE 或瘤内注射治疗。对于肿瘤小而单个、合并门静脉癌栓者，可切除肿瘤及术中取栓，并留置门静脉导管术后化疗或术后行 TACE。肝功能较差者可试选择 TACE 或局部外放射治疗。对于晚期患者，应以靶向药物治疗为主，适当应用生物治疗及支持、对症治疗。少数因肝门区肝癌压迫所致梗阻性黄疸而肝功能较好者，应先选用 PTCD 引流，但黄疸下降接近正常时，仍可考虑选用 TACE 或消融原发肿瘤。对于肝内肿瘤可切除的肺部单个转移灶，可考虑切除肝内原发肿瘤后择期行肺转移灶切除。

在决定肝癌治疗方案时，预后是最重要的因素。其中总存活时间（OS）又应优先于局部肿瘤反应。研究表明，影响肝癌的主要预后因素与肿瘤状态（根据肿瘤结节数目和大小、血管浸润、肝外转移等情况进行评价），肝功能（根据 Child-Pugh 分级、胆红素、白蛋白、门静脉压力等进行评价）和整体健康状况（根据 ECOG 评分和症状表现评价）等密切相关。目前病因学尚不是独立的预后因素。

由于肝癌患者的治疗需要综合考虑多种因素，且肝癌患者个体差异极大，因此应根据每位患者的具体情况因人而异地制订出个体化的综合治疗方案，下面仅就包含重要介入技术手段的综合治疗方案进行简单的介绍。

（一）与经皮消融术联合治疗的原理和疗效

1. RFA 治疗与 TACE 的序贯性治疗肝癌　目前应用于临床的 RFA 一次产生的消融范围仅为 3.5～5.0cm，因此对于大肝癌的治疗，往往需要多点多次反复消融，难免出现肿瘤的残留，因此在美国 NCCN 指南上对于不可切除 / 无法手术病灶 >5cm 的肝癌不推荐使用 RFA 治疗。但是大多数患者确诊时已属晚期，RFA 可作为一种姑息性手段，联合其他治疗手段，如血管栓塞化疗（TACE）、瘤内无水乙醇注射术（PEI）、索拉非尼等，探索一条新的治疗临床路径。

联合治疗的机制：①TACE 治疗中，碘油可栓塞肿瘤供血血管，减少肿瘤内血液流动，降低"热流失效应"，使射频电极有效升温，促进肿瘤凝固坏死；②肿瘤组织在缺氧状态下对热更敏感，更易发生热损伤而变性坏死；在温度升高时肿瘤细胞对化疗药物会更加敏感，化疗药物在 RFA 过程中能更有效地作用于肿瘤细胞；③国人肝癌常发生在乙型肝炎肝硬化基础上，有多中心、多克隆发生，肝动脉造影对检出小病灶更为敏感，TACE 可对 RFA 术前影像学检查未能发现的一些潜在的微小病灶进行治疗，减少术后的复发和转移；④ TACE 后，肿瘤组织内碘油沉积，可作为穿刺的导向；⑤栓塞后肿瘤范围多有所缩小，有利于 RFA 术中消融范围尽可能完全覆盖肿瘤组织，从而达到完全损毁肿瘤的目的。

疗效：Yang 等对接受肝癌切除术后复发的 103 例肝癌患者进行 RFA 联合 TACE 治疗及单纯 RFA 或 TACE 治疗的比较，发现联合治疗的有效率明显高于单纯 TACE 治疗（93.5% 比 68.6%），联合治疗患者肝内复发率明显低于单纯 TACE（20.7% 比 57.1%）和单纯 RFA（20.70% 比 43.2%）；总体 1、3、5 年生存率在单纯 RFA 患者分别为 73.9%、51.1%、28.0%，单纯 TACE 患者为 65.8%、38.9%、19.5%，联合治疗者为 88.5%、64.6%、44.3%，差异有统计学意义，因此认为 RFA 联合 TACE 在治疗术后复发肝癌较单纯 RFA 治疗或单纯 TACE 治疗疗效更显著。VeltriA 等选取了 46 个不可切除肝癌的患者进行 TACE 联合 RFA 的治疗，共 51 个病灶，治疗后 1、2 年的总体生存率分别达到 89.7%、67.1%。而回顾性分析 114 例 TACE 联合 RFA 治疗的病例，结果显示全部患者 1、2、3、4、5 年的总体生存率分别为 90.4%、82.6%、73.2%、63.5%、49.1%。肿瘤无进展生存率分别为 77.1%、64.6%、54.6%、46.8%、36.4%。日本学者 Kagawa 等研究了 2000—2005 年收治的早期肝癌患者 117 例，其中 62 例纳入局部治疗组，患者的主要治疗方式是 RFA+ 介入栓塞治疗，另外 55 例纳入肝切除组，患者的主要治疗方式是肝切除术。两组的中位随访时间分别为 50 个月和 49 个月。结果表明，两组患者的年龄、肝功能和癌灶等情况基本相同；局部治疗组的 1、3、5 年生存率分别为 100%、94.8%、64.6%，肝切除组患者的 1、3、5 年生存率分别为 92.5%、82.7%、76.9%，两组相比结果无统计学差异。结果提示，RFA+ 介入栓塞治疗的疗效与肝切除术相同。

2. PEI 治疗与 TACE 的联合治疗肝癌　Tanaka 比较 TACE 和 TACE+PEI 的治疗效果，前者 1、2、3 年生存率为 68%、37%、0，后者为 100%、85%、85%。肿瘤的复发率及第一次治疗至复发的时间两组有显著差异，TACE+PEI 组明显优于单纯 TACE 组。对其中 11 例行手术切除（TACE 组 5 例，TACE+PEI 组 6 例）标本的病理学检查，在 TACE 组只有 1 例出现肿瘤完全坏死；TACE+PEI 组 5 例切除标本未找到存活的癌细胞。Koda 通过随机分组设计对 TACE 和 TACE+PEI 两种方法治疗小肝癌的效果进行比较，残癌发现率、复发率后组明显低于前组，而两组的累积生存率无显著性差异（P=0.458）；当肿瘤直径 <2cm 时，后组的累积生存率明显高于前组（P<0.01）。报道使用 TACE+PEI 联合方案治疗大肝癌的 1、2、3、4、5、6 年的累积生存率分别是 78%、54%、40%、22%、12%、5%。

3. PMCT 联合 TACE 治疗 HCC　PMCT 联合应用 TACE 可进一步扩大治疗范围。Seki 等对 18 例癌结节直径为 2 ~ 3cm 的肝癌患者先行 TACE 治疗，栓塞后 1 ~ 2d 行 PMCT，17 例癌结节呈完全坏死；Ishida 等通过 TACE 联合暂时性阻断肝静脉血流，达到同时阻塞肿瘤区的供血动脉和引流静脉后行 PMCT 较仅 TACE+PMCT 可获得更大的凝固范围，最大凝固直径分别为（42.9+8.3）mm 和（32.6+8.0）mm。Shibata 等通过插管球囊联合暂时阻断肝动脉和门静脉来减少肝血流的方法，使微波凝固最大直径由未阻断血流时的（26.9+8.5）mm 显著增大到阻断血流后的（41.1+9.3）mm。Takamura 等研究发现阻断门静脉或肝静脉血流均可显著增大微波凝固范围，但凝固范围与门静脉血流阻断与否的关系更为密切，他认为产生的原因是由于正常肝大部分血供来自门静脉，因此在肝血流所引起的散热作用中门静脉起了主要的作用，对凝固范围的影响更大。

TACE 与 PMCT 联合模式能够提高肝癌疗效的可能机制为：①TACE 起到栓塞和化疗的作用，可封闭肿瘤血管床，减缓肿瘤边缘血流，从而减少"热沉效应"的影响，同时碘油还可以通过动脉－门静脉交通支到达肿瘤周边，而暂时性地减少了瘤边门静脉血流，这样也减少了门静脉血流所致的吸热效应，有利于提高和保持微波消融温度；②TACE 术后肿瘤缩小，栓塞组织由于缺血、炎症反应等可导致局部水肿，有利于热量的产生及传导，促使凝固区域扩大；同时由于栓塞使肿瘤组织血供减少，瘤内 pH 下降，对热的敏感性增加，也增强了微波凝固疗法的肿瘤杀伤效应；③TACE 可以发现并治疗主灶外可能存在的子灶；④PMCT 的热效应提高了肝肿瘤组织对 TACE 治疗中化疗药物的敏感性，具有化疗增敏作用；⑤TACE 后机体免疫功能下降，PMCT 的提高免疫力作用对此进行了弥补。

4. 新的基础研究成果　通过对肝癌局部微波热疗后机体及肝癌治疗区细胞免疫反应规律的研究发现，治疗后外周血中 CD3、CD4、CD8、NK 细胞及巨噬细胞均增加，更重要的是肝癌癌灶内外 T 细胞、NK 细胞及巨噬细胞的浸润均明显增加，表明局部微波热疗能激活、增强机体免疫力。肝癌微波凝固提高机体的外周血免疫功能，推测其机制为：①微波凝固术减轻了患者的肿瘤负荷及肿瘤产生的免疫抑制因子，解除了机体的免疫抑制。②微波凝固在肿瘤局部造成了炎性环境，有利于抗原提呈细胞（即巨噬细胞）提取、加工肿瘤抗原，诱发抗肿瘤免疫。③热疗可以促进肿瘤组织合成热休克蛋白（HSP），HSP 在细胞内形成 HSP-抗原肽复合物，该复合物能被细胞毒 T 淋巴细胞（CTL）识别从而产生抗该复合物的特异性免疫反应。此外，HSP 在肿瘤细胞膜表面的选择性定位就是 NK 细胞的识别结构，可直接诱发 NK 细胞对肿瘤的杀伤作用。Schueller 等研究发现，热疗通过加强肝癌细胞 HSP70 和 HSP90 的表达，能增加对肝细胞癌的免疫能力。④热疗可刺激淋巴细胞活化，释放大量的细胞因子，通过细胞因子网络调节作用，增强机体免疫力。⑤高水平的 AFP 对机体免疫系统有明显抑制作用，微波凝固术后患者 AFP 明显下降，进一步解除了机体的免疫抑制。

针对术后复发和转移，国内学者完成了大量的研究。董宝玮报道在 PMCT 和外科手术后，均存在患者外周血中脱落肿瘤细胞增多；外周血细胞免疫功能手术后降低，而微波消融后得以很好保护。王知力报道，无论是手术切除还是微波消融后都会经历一个血清 VEGF 浓度增高的过程，有可能会促进肝癌的转移复发；王知力发现，小肝癌 PMCT 后血清中 HGF 的浓度发生了一定的变化，这种变化反映了机体在微波消融后的修复过程，同时也可能与小肝癌的转移复发有关。

5. 发展方向　扩大热消融范围，针对患者肿瘤的个体差异进行三维适形治疗。这不仅要重视消融技术的改进，同时需要深入研究活体组织的生物物理学的热特性以及与能量的相关性；肿瘤 PMCT 要达到一次成功，必须要解决治疗前的布阵设计、治疗中的实时监控与调整以及治疗后即刻的有效评估；阐明术后肿瘤复发的机制及途径，联合多种治疗手段（如分子靶向药物、CIK 免疫疗法等）延长生存时间。

（二）与门脉高压介入治疗手段联合应用的可行性

如果病灶不位于穿刺道上，可使用 TIPSS，栓塞食管胃底曲张的静脉丛，同时获得分流与断流双重效果，合理降低门静脉压，防止出血。

（三）与阻塞性黄疸介入治疗联合应用的可行性

位于肝门区域的 HCC 常压迫肝管，引起梗阻性黄疸。此类患者的治疗必须将 TAE 与 PTCD 结合。原则是：①判断黄疸的原因是梗阻性；②肝细胞性肝癌，应先行 TACE 治疗，可达到积极治疗肿瘤、病灶缩小、肝管复通的作用，2 周左右再次行 PTCD 或胆道支架治疗；③胆管细胞癌应先行 PTCD 引流，促进肝功能恢复，再行 TACE 治疗。TACE 治疗后病灶压迫肝管导致的梗阻性黄疸，也可以使用 PTCD 引流术。

（四）作为降级治疗手段在手术切除术前的应用

对于 TACE 作为手术切除的术前辅助治疗，其对手术切除的预后是否存在影响，一直存在争议。目前在国内比较倾向于 TACE 作为术前降级治疗手段，患者尚不能受益。罗运权、王义、吴孟超等观察 126 例患者，术前经肝动脉化学药物栓塞组（TACE 组）62 例，术前未经肝动脉化学药物栓塞组 64 例。认为手术中发现术前 TACE 组胆囊壁增厚、萎缩、粘连及癌灶与膈肌、侧腹壁和网膜粘连远比非 TACE 组多。TACE 组肝硬化加重，手术时间延长，术中失血量及术后 1、2、3 天腹腔引流量多，两组之间手术并发症差异无显著意义。因此，术前 TACE 使手术难度及危险性增加，对可切除肝癌术前进行 TACE 应持慎重态度。周建平等认为大肝癌术前 TACE 使肝功能受损，增加手术难度及手术风险，并有可能贻误手术时机。王超、吴力群等认为不能一期切除的肝细胞肝癌患者，经 TACE 后行手术治疗，其无瘤生存率及预后与直接手术相似。因此，术前 TACE 并没有成为外科手术切除的常规降级手段。

但是，对于一小部分手术切除后无足够正常残余肝脏代偿的患者，可以考虑先行 TACE 治疗，等待正常残余肝脏能够代偿增生至承受手术切除。此时 TACE 并非是作为手术切除的降级手段，而是作为为手术切除创造条件的手段。

（五）作为降级治疗手段在肝移植术前的应用

在中国，由于肝癌的患者数量庞大，因此在肝移植中并没有施行严格的米兰标准。一部分超出米兰标准的肝癌患者也会等待肝源进行肝移植手术。对于这部分超出米兰标准的患者，在等待肝移植期间，如何能抑制肿瘤的进展，甚至能缩小肿瘤体积达到米兰标准，TACE 给移植科医生提供了一个很好的方法。

TACE 作为降级治疗手段在肝移植术前的应用，其优势在于：①TACE 是微创的肝癌治疗方法，对肝脏的动脉、静脉、门脉及胆管均不会造成损伤，不影响后续肝移植的进行。对于 RFA 等消融治疗，由于存在肿瘤针道转移的风险，因此在其对比于 TACE 作为降级治疗手段在肝移植术前应用，目前尚无明确的定论，值得进一步探讨。②TACE 对肿瘤的控制率较高，能够有效抑制肿瘤的进展。据日本报道，动脉化疗栓塞可以获得 5%～55% 的部分缓解率，并可以明显延缓肿瘤进展和血管浸润。孙建、侯宝华等认为对于进展期肝癌患者等待肝移植期间采取 TACE+RFA7PEI 治疗以抑制肿瘤进展，术后配合全身辅助化疗可以显著提高患者生存率、降低肿瘤复发率。

值得注意的是，TACE 作为降级治疗手段在肝移植术前应用时，应尽量超选择栓塞肝脏肿瘤，保护肝脏功能，不影响后续肝移植的进行。

（六）TACE 与索拉菲尼联合治疗 HCC 的机制和研究进展

TACE 针对 HCC 的富血管性及主要通过肝动脉获取血供的特点，采用药物与碘油乳化制成栓塞剂，或用明胶海绵等其他栓塞制剂，阻塞肿瘤血供从而诱导肿瘤死亡。两项前瞻性随机研究和荟萃分析的结果证明，TACE 治疗可将中期 HCC 患者 16 个月的自然生存时间显著延长至 20 个月，成为这部分患者的标准治疗手段。但患者的肝功能状况、肿瘤大小、血管浸润及转移情况均可影响 TACE 治疗的效果，并限制获益人群；介入治疗本身的栓塞不全和介入后侧支循环的建立也可影响治疗的愈合；TACE 后肿瘤局部缺氧反馈性诱导的新生血管增生也是导致复发和转移的重要原因。

索拉非尼是一种小分子化合物，已在多种肿瘤模型中证实能抑制肿瘤细胞增殖和肿瘤血管形成，并促使肿瘤细胞凋亡。其作用机制为抑制丝氨酸—苏氨酸激酶 Raf-1 和 B-Raf，以及血管内皮生长因子受体（VEGFR）1、2、3 和血小板源性生长因子受体 β（PDGFR-β）的受体酪氨酸激酶活性。Raf-1 和血管内皮生长因子（VEGF）介导的细胞信号转导途径参与了 HCC 的分子生物学机制，这也是索拉非尼用于治疗该疾病的理论基础。索拉非尼能使晚期 HCC 患者的总生存期延长近 3 个月。鉴于该病在全世界发生率不断上升并且缺乏有效的治疗手段，这个发现具有重要的临床意义。索拉非尼与安慰剂对照治疗晚期 HCC 的欧美多中心、随机对照Ⅲ期临床研究（SHARP 研究）在 2005—2006 年共入组 602 例患者。其结果在 2007 年美国临床肿瘤学会（ASCO）年会上首次报道，随后在《新英格兰医学杂志》上正式发表。研究显示，索拉非尼可显著延长 HCC 患者的中位生存时间（OS）和至疾病进展时间（TTP）。其治疗组和安慰剂组的 OS 分别为 10.7 个月和 7.9 个月（HR=0.69，P<0.001），提示治疗组的死亡风险下降了 31%；两组中位 TTP 分别为 5.5 个月和 2.8 个月（HR=0.58，P<0.001），治疗组的疾病进展风险下降了 42%。索拉非尼成为第一个显示可以显著延长晚期 HCC 患者 OS 的系统性治疗药物。2008 年 4 月，在第 43 届欧洲肝脏研究学会（EASL）上，盖尔（Galle）教授报告了该研究的亚组分析结果，结果显示，索拉非尼对于既往接受根治性治疗或 TACE 治疗的 HCC 患者均具有生存益处。旨在探讨索拉非尼对于亚太人群肝癌的安全性和疗效的多中心、随机对照Ⅲ期临床研究几乎与 SHARP 研究同时在亚洲展开。该研究在 2005—2007 年间入组了 226 例晚期 HCC 患者。研究结果首先在

2008 年 ASCO 年会上揭晓，并随后在《柳叶刀肿瘤学》杂志（Lancet Oncology）上正式发表。与 SHARP 研究相似，该研究显示索拉非尼可显著改善亚太患者的 OS 和 TTP，其中位 OS 分别为 6.5 个月和 4.2 个月（HR=0.68，P=0.014），中位 TTP 分别为 2.8 个月和 1.4 个月（HR=0.57，P<0.001）。这两项大型研究均证实了索拉非尼在不同人群、不同地域的 HCC 患者中应用的安全性及有效性，为晚期肝癌治疗提供了一种新选择。

近年来对肿瘤血管新生的研究表明，血管新生在实体肿瘤的恶变、生长、转移等方面至关重要。血管内皮生长因子（VEGF）是一种选择性促内皮细胞有丝分裂原，它能增加血管通透能力，促进内皮细胞增殖，对肿瘤的浸润和转移有重要影响。大量研究表明，肿瘤血管新生可作为判断肿瘤患者预后的一个独立指标，VEGF 在 HCC 的发生发展过程中发挥重要作用，血清高水平 VEGF 是肝癌患者的不良预后因素。通过抑制 VEGF 途径抑制肝癌血管的生成可能阻断或延缓肝癌细胞的生长及转移，为肝癌治疗提供一种新途径。

TACE 治疗后的复发率和转移率较高是影响其远期疗效的重要因素。TACE 后转移和复发可能与血管新生有关。与血管新生有关的因子包括 b-FGF、uPA 和 VEGF 等促血管生成因子。VEGF 不仅与肿瘤血管的发生及增殖有关，而且直接参与肿瘤的浸润及转移。肿瘤供血动脉被栓塞后导致组织缺氧，反馈刺激缺氧诱导因子（HIF）及 VEGF 等表达上调，促进肿瘤血管生成。VEGF 等因子诱生的新生血管基底膜极不完整，肿瘤细胞极易透过基底膜进入血循环而发生转移。在肝癌动物模型 VX2 兔中开展的一项研究表明，经导管动脉栓塞（TAE）后 2h 血中 HIF-la 表达即明显增高；并有研究表明，HIF-la 表达增高继发血中 VEGF 水平升高，表明组织缺氧可能引起血管新生及肿瘤进展。国内外多项研究显示，VEGF 在 TACE 治疗后表达增加，且基线高水平的 VEGF 是 TACE 治疗效果不良的预后指标。临床应用肿瘤血管抑制剂联合栓塞化疗可更好地阻断肝癌血供，抑制肿瘤的复发和转移。

很多因素可以导致 VEGF 的发生，其中 TACE 可以导致肿瘤微环境的改变，缺氧和 pH 的升高刺激 VEGF 的发生，VEGF 与细胞受体的绑定，使得内皮细胞激活，使血管发生，细胞发生增殖、迁移及存活。

TAE 后诱发的上述促进肿瘤血管再生的反应能否通过相应的治疗得到抑制，目前已经在动物实验上得到验证。有研究报道，在肝细胞癌荷瘤小鼠体内通过腺病毒载体高表达血管生成抑制因子能够抑制动脉栓塞后的肿瘤血管新生，并且与单纯 TAE 相比可显著延长荷瘤小鼠的生存时间，为化疗栓塞联合抗血管生成抑制剂治疗 HCC 提供了理论依据。TACE 后肝肿瘤缺血、坏死，刺激残存肝肿瘤细胞 VEGF 表达，后者促进了 TACE 术后肿瘤血供的重建。

一项 TACE 联合索拉非尼的全球多中心、随机双盲对照的 II 期临床研究（SPACE）也已经开展，该研究将多柔比星缓释微球用于 TACE 治疗，治疗后将患者随机分入索拉非尼或安慰剂组，预计入组 300 例 HCC 患者，中国有多个中心参加并将入组 60 例患者。

另一项即将在亚太地区开展的多中心 TACE 联合索拉非尼 II 期非对照临床研究将入组 300 例 HCC 患者，中国将入组 120 例 HCC 患者。

另外，关于联合治疗的多项回顾性研究结果也初步显示出联合治疗的优势，王建华教授回顾了 90 例中期肝细胞癌患者，其中 45 例采用联合治疗，45 例采用单一 TACE 治疗，结果显示，联合治疗组中位生存期明显优于对照组（27 个月比 17 个月，P=0.001）。而在韩国宏教授一项采用联合治疗 177 例 BCLC-C 期患者的研究中显示，联合治疗可使 OS 延长到 12 个月（95% CI 10.1 ~ 13.9），其中术前体能状态评分、肝肿瘤数量、肝功能 Child-Pugh 分级及大血管侵犯是影响预后的主要影响因素。提出风险因子计算公式为 R=5×（血管侵犯：没有计 0，有计 1）+6×（CP:A 计 0，B 计 1）+7×（损伤：1 ~ 2 处计 0，≥3 处计 1）+8×（ECOG:0 处计 0，≥1 处计 1），并认为联合治疗不但对于中期肝癌（BCLC-B）有效，对于部分晚期肝癌（BCLC-C）仍不失为一种安全有效的方法。笔者通过对 43 例联合治疗和 91 例单纯 TACE 治疗的患者进行对照研究，发现除 1 年生存率存在明显差异外（93.0% 比 57.1%，P=0.027），TACE 重复间隔时间联合组也较对照组明显延长（2.92 个月比 2.05 个月，P<0.001），这可能有利于减少反复 TACE 所带来的肝功能损害。这些临床研究和实践经验将有助于我们进一步了解 TACE 联合索拉非尼治疗 HCC 的疗效及安全性，为改善 HCC 的治疗预后提供新的希望。